Geschlechtersensible Hospiz- und Palliativkultur in der Altenhilfe

Diese Publikation basiert auf der Tagung „Gender Care“,
die im Juni 2009 an der Fakultät für interdisziplinäre Forschung
und Fortbildung (IFF) – Palliative Care und OrganisationsEthik
der Alpen-Adria-Universität Klagenfurt in Wien veranstaltet wurde.

Sie wurde gefördert von:
dem Jubiläumsfonds der Österreichischen Nationalbank,
dem Österreichischen Bundesministerium für Wissenschaft und Forschung
sowie dem Forschungsrat der Alpen-Adria-Universität Klagenfurt.

Elisabeth Reitinger ist Psychologin und Sozial- und Wirtschaftswissenschafterin. Sie arbeitet als Assistenzprofessorin an der Fakultät für interdisziplinäre Forschung und Fortbildung (IFF), Abteilung Palliative Care und Organisations-Ethik der Alpen-Adria-Universität Klagenfurt.

Sigrid Beyer ist Pädagogin, Soziologin, Projektmanagerin und Gender-Expertin. Sie ist als Projektleiterin und wissenschaftliche Mitarbeiterin im Dachverband Hospiz Österreich beschäftigt und arbeitet freiberuflich im Projekt Gender Care der IFF.

Elisabeth Reitinger, Sigrid Beyer (Hrsg.)

Geschlechtersensible Hospiz- und Palliativkultur in der Altenhilfe

Mabuse-Verlag
Frankfurt am Main

Bibliografische Information der Deutschen Nationalbibliothek

Die Deutsche Nationalbibliothek verzeichnet diese Publikation in der Deutschen Nationalbibliografie; detaillierte bibliografische Angaben sind im Internet unter http://dnb.d-nb.de abrufbar.

Informationen zu unserem gesamten Programm, unseren AutorInnen und zum Verlag finden Sie unter: www.mabuse-verlag.de.

Wenn Sie unseren Newsletter zu aktuellen Neuerscheinungen und anderen Neuigkeiten abonnieren möchten, schicken Sie einfach eine E-Mail mit dem Vermerk „Newsletter" an: online@mabuse-verlag.de.

Kasseler Str. 1 a
60486 Frankfurt am Main
Tel.: 069 – 70 79 96-13
Fax: 069 – 70 41 52
verlag@mabuse-verlag.de
www.mabuse-verlag.de

Satz: Björn Bordon/MetaLexis, Niedernhausen
Umschlaggestaltung: Alex Feuerherdt, Bonn
Umschlagfoto: © panthermedia.net/Elke Elizabeth Rampfl-Platte

Druck: Prisma-Verlagsdruckerei, Saarbrücken
ISBN: 978-3-940529-68-8
Printed in Germany

Inhaltsverzeichnis

Elisabeth Reitinger, Sigrid Beyer
Gender-Care:
verschiedene Sichtweisen
für eine gelingende Integration 9

1. Kapitel: Ethische Grundhaltungen: Care, Körper, Spiritualität, Berührung

Christa Schnabl
Gender – Care – Gerechtigkeit –
Fürsorgearbeit als Gestaltungsaufgabe
moderner Gesellschaften. 21

Angelika Walser
Autonomie und Angewiesenheit:
ethische Fragen einer relationalen Anthropologie 33

Gertrud M. Backes, Martina Wolfinger
Perspektiven einer gender-körpersensiblen Altenpflege 45

Birgit Heller
Gender und Spiritualität am Lebensende. 61

Rebekka Hofmann
Der berührte Mensch
Berührungspotenziale erkennen in der Betreuung
und Begleitung alter und sterbender Menschen 73

2. Kapitel: Professionelle Blicke aus und auf unterschiedliche Versorgungskontexte(n)

Cora van der Kooij
Gender und Mäeutik
Entmedikalisierung und Neuprofessionalisierung der Pflege 87

Lucia Straschil
Demenz, Care und Gender –
ein Bericht aus der Praxis der Angehörigenberatung 101

Ingrid Windisch
Gib mir den Mantel, den ganzen!
Palliative Care in der hausärztlichen Betreuung von Frauen im Alter: ein narrativer Zugang 117

Angelika Feichtner
Palliative und Gender Care im Pflegeheim 131

Christof Eisl
Gender-Betrachtungen aus der Hospiz- und Palliativpraxis . . 147

3. Kapitel: ForscherInnenperspektiven in der Verschränkung aus Betroffenheit und Strukturen

Katharina Gröning
Gender und Care –
diskursanalytische Aspekte und Reinterpretationen eines gesellschaftlichen Problems 165

Sabine Pleschberger, Claudia Wenzel
Die versteckte Kategorie –
Erkenntnisse zur Bedeutung von Geschlecht aus der
Forschungstätigkeit in häuslicher Palliativversorgung **181**

Manfred Langehennig
In der Angehörigenpflege ein richtiger „Mann" bleiben –
Anmerkungen zur genderkonstruierten Angehörigenpflege. **197**

Klaus Wegleitner, Katharina Heimerl
Gender in der ambulanten Pflege:
eine unterrepräsentierte Perspektive **211**

Erich Lehner
Schmerz und Depression –
die Bedeutung von Gender im Erleben von Leid **231**

4. Kapitel: Diversity und Organisation

Anne-Elisabeth Höfler
Betrachtungen zu Leitung in Hospizarbeit und Palliative Care unter Gender-Aspekten. 245

Christian Hamm
Village-Pflegeetage in Berlin –
Europas erste lesbischschwule Pflegeeinrichtung **255**

Wolfgang Trauner
Altenhilfe und ältere MigrantInnen –
ein interkultureller Gestaltungsraum. **267**

Bärbel Traunsteiner
Diversity & (Health) Care –
soziale Vielfalt als Bereicherung in der Pflege **283**

Elisabeth Reitinger
Gender: Care und palliative Kultur in Organisationen der Altenhilfe 299

Sigrid Beyer
Gendersensibilität in Alten- und Pflegeheimen
Chance und Ressource 315

Autorinnen und Autoren 327

Elisabeth Reitinger, Sigrid Beyer

Gender-Care: verschiedene Sichtweisen für eine gelingende Integration

Einleitung

Das Leben mit und die Betreuung und Pflege alter Menschen mit Unterstützungsbedarf bis an ihr Lebensende gewinnt als gesellschaftliche Aufgabe an Bedeutung. Sie wird – bezogen auf Geschlechterverhältnisse – in unterschiedlichen Strukturen und Rollen bearbeitet und gelebt. Die „Fremde Welt Pflegeheim" (Koch-Straube 1997) ist eine Frauenwelt. Sowohl die Bewohner/-innen von Altenpflegeeinrichtungen als auch die Betreuung von alten Frauen und Männern ist in erster Linie weiblich geprägt. Professionelle und pflegende Angehörige sind vorwiegend Frauen. Auch in der ambulanten Pflege und Betreuung und im Bereich der informellen Pflege dominiert der Anteil an weiblichen Beschäftigten. Gender als Beobachtungs- und Entwicklungsperspektive ist daher gerade in diesem Forschungs- und Arbeitskontext notwendig (vgl. Backes, Lasch, Reimann 2006). Der gesellschaftliche Stellenwert von (Für-)Sorgearbeit und im speziellen Altenpflege und -betreuung entspricht nicht der Bedeutung, den diese Arbeit für unser Leben in einer Gemeinschaft einnimmt.

Es ist daher naheliegend, Gender als integrierte Perspektive in einem ersten Schritt bewusst zu machen und sie im Weiteren als Ressource zu entwickeln. Sowohl im interdisziplinären wissenschaftlichen Diskurs zu Alter(n), Betreuung und Pflege in Verbindung mit Hospiz- und Palliativkultur als auch in der transdisziplinären Zusammenarbeit mit Praxispartnern/-innen haben wir diese Spur aufgenommen. Dafür veranstalteten wir im Juni 2009 an der *IFF – Palliative Care und OrganisationsEthik* in Wien eine Tagung mit Workshop-Charakter zu „Gender-Care", in dem die unterschiedlichen Perspektiven dargestellt, miteinander in Beziehung gebracht und Widersprüche sichtbar gemacht werden konnten. Fragen, die uns im Rahmen dieser Tagung und in weiterer Folge in der vorliegenden Publikation beschäftigen:

- Was bedeutet Gender für die Bedürfnislagen von alten Frauen und Männern mit Unterstützungsbedarf und in der Betreuung bis an ihr Lebensende?
- Wo und wie wirkt Gender in den Betreuungs- und Pflegebeziehungen?
- Welche Herausforderungen bringen Gender-Perspektiven für die Organisation von Pflege und Betreuung mit sich?
- Welche ethischen Grundüberlegungen sind für eine angemessene Bearbeitung der Gender-Perspektive notwendig?

Diese Fragen leiteten und leiten uns vor dem Hintergrund verschiedener Projekterfahrungen, in denen Gender, Palliative Care und das Leben und Sterben alter Frauen und Männer mit Professionellen und Betroffenen bearbeitet wurden. In ihrer Untersuchung zum Sterben von Frauen geht Sigrid Beyer Fragen nach Gemeinsamkeiten und Unterschieden im Erleben der Sterbephase nach und führt dazu Gespräche mit betroffenen Frauen und Betreuungspersonen (Beyer 2008). Körper – Frauenkörper, ihre Fragilität, Vulnerabilität, Schönheit, in ihren Beziehungen zu und Fürsorglichkeiten für andere – spielen dabei eine zentrale Rolle. Im transdisziplinären Projekt zu ethischen Entscheidungen im Alten- und Pflegeheim zeigte sich Gender als widersprüchliche Kategorie. Die einerseits offensichtliche Bedeutung von Geschlecht in Themen wie „Waschen", hierarchischen Strukturen der Organisation und sozialen Beziehungen wie traditionellen Familienmustern bildete ein Spannungsfeld zu der geringen Aufmerksamkeit und Bewusstheit von Beteiligten im Forschungsprozess (vgl. Reitinger 2008). Diese Erfahrung zeichnete sich auch im Projekt zu Hospizkultur und Mäeutik ab. Die explizite Besprechbarkeit und Reflexion erscheint gerade in den Arbeitskontexten der stationären Altenhilfe sehr anspruchsvoll, emotional aufgeladen und wird daher eher auch ausgeblendet (vgl. Hallwirth-Spörk, Heller, Weiler 2008).

Die Verknüpfung der Arbeits- und Forschungsbereiche Altenbetreuung und -pflege, Hospiz und Palliative Care mit der Genderperspektive erfolgt entsprechend der Darstellung in Abbildung 1 vor dem Hintergrund von Diversität. Diese gesellschaftliche Lebensrealität, in der ein Umgang mit Unterschiedlichkeiten fordert, Ungleichheiten neben- und miteinander bestehen lassen und fördern zu können und dieser Buntheit der Lebensentfaltungen wertschätzend und mit Respekt zu begegnen, ist alles andere als selbstverständlich.

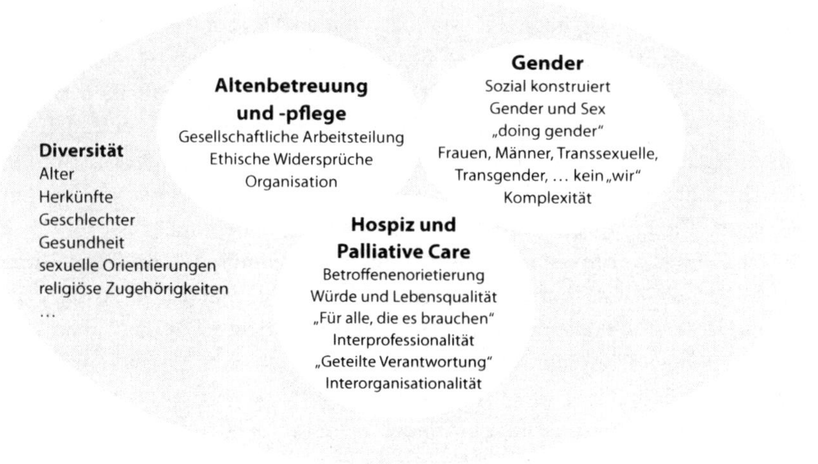
Altenbetreuung und -pflege
Gesellschaftliche Arbeitsteilung
Ethische Widersprüche
Organisation
Gender
Sozial konstruiert
Gender und Sex
„doing gender"
Frauen, Männer, Transsexuelle,
Transgender, ... kein „wir"
Komplexität
Diversität
Alter
Herkünfte
Geschlechter
Gesundheit
sexuelle Orientierungen
religiöse Zugehörigkeiten
...
Hospiz und Palliative Care
Betroffenenorietierung
Würde und Lebensqualität
„Für alle, die es brauchen"
Interprofessionalität
„Geteilte Verantwortung"
Interorganisationalität

Abbildung 1: Themenüberblick: Gender-Diversity-Palliative-Care

Betroffenheit, Chancen, Möglichkeiten, Anregungen und Ideen werden aus unterschiedlichsten Blickwinkeln in den Artikeln formuliert. Das Denken, Schreiben und Handeln hat die Tendenz und den Wunsch, ein gesellschaftliches Gleichgewicht, ein gerechteres Miteinander zu verwirklichen. Wer den Geschlechterdiskurs in patriarchal geprägten Gesellschaften aufnimmt, wer sich mit Gender und Sex beschäftigt, ist unweigerlich konfrontiert mit Ungleichheiten, Ungerechtigkeiten, Hierarchien, Wertungen, Dichotomien, Ein- und Ausschlüssen, Trennungen und Spaltungen.

Sex und Gender betreffen und machen betroffen, unabhängig davon, ob die Geschlechterkonstruktionen wahrgenommen, überspielt, negiert oder tabuisiert werden. Sobald ein Mensch geboren wird, hat sie/er oder bekommt sie/er ein Geschlecht (zugewiesen), mit dem sich mehr als nur Kleidung, Spiele, Nähe, Distanz verbindet. Gender kann als Kristallisationspunkt gesehen werden, der wesentlichen Einfluss nimmt auf Entwicklung, Verhalten, Denken und Handeln vom ersten Atemzug bis zum letzten. Geschlechterkonstrukte sind wirksam im Privaten und im Öffentlichen, sie sind allgegenwärtig, und niemand bleibt ohne Wunden, denn Ungleichheit verbunden mit Ungleichbewertungen bringt vielfältige Verletzungen hervor.

Warum sollte man oder frau sich also einer Thematik zuwenden, die Benachteiligungen sichtbar und spürbar werden lässt, an eigene Schmerzpunkte rührt z. B. über ein Leben der Sorge für andere und der fehlenden Selbstsorge, über fehlende Nähe zu den Kindern, über mangelnde Beziehungsintensität, über Karriereeinbrüche und gläserne Decken, eine geringe Pension aufgrund weniger Berufsjahre, über nicht zu verwirklichende Berufswünsche, über die Sehnsucht, traurig sein zu können, ohne zu wissen, wie mit eigenen Gefühlen umgehen und eine Million Geschichten mehr?

Der Grund, warum es sich unseres Erachtens lohnt, sich mit Gender und Sex zu beschäftigen, hinter die Fassade der Geschlechterkonstruktionen zu blicken, ist letztlich der starke Wille nach mehr Gerechtigkeit und einem besseren Gleichgewicht. Gender kann auch als Wunsch nach Balance übersetzt werden, persönlich wie gesellschaftlich. Es ist verbunden mit dem Glauben an und das Vertrauen in eine gerechtere Welt, an ein ausgewogeneres Mit-, Zu- und Füreinander und an die Existenz einer gelebten Vielfalt.

Die Gliederung des Buches ergibt sich aus der thematischen Vielzahl an Perspektiven, die vor dem Hintergrund der unterschiedlichen Herkünfte der Autorinnen und Autoren zu lesen sind. So werden im ersten Kapitel ethische Grundfragen, im zweiten Kapitel professionelle Blicke aus unterschiedlichen Versorgungskontexten, im dritten Kapitel Forschungsperspektiven und im abschließenden vierten Kapitel Aspekte von Diversität und Organisation im Zusammenhang mit Alter(n), Gender und Palliative Care vorgestellt und diskutiert. Gender als Leitthema zieht sich durch. Jeder einzelne Beitrag steht damit in Verbindung zu der Gesamtfrage, wie eine geschlechtersensible Hospiz- und Palliativkultur in der Altenhilfe aussehen kann, ohne gleichzeitig alle drei spezialiserten Themenfelder explizit zu behandeln. Vielmehr erlauben die Vertiefungen in zumeist zwei der Bereiche, beispielsweise Gender und Palliative Care, oder Care-Ethik und Gender oder Altenpflege und Gender differenziertere Einblicke in die jeweiligen Zusammenhänge, Gemeinsamkeiten und Unterschiede.

Das erste Kapitel greift ethische Grundhaltungen zu Care, Körper, Spiritualität und Berührung auf

Christa Schnabl eröffnet mit grundlegenden Fragen zur geschlechtergerechten Aufteilung von Fürsorgearbeiten vor dem Hintergrund eines aktuellen strukturellen Ungleichgewichts. Gleichzeitig beschreibt sie Migration als für die Verteilung von Fürsorgearbeit relevante Kategorie. Positiv bewertet als sinn- und beziehungsstiftend könnte in Bezug auf Fürsorgearbeit in einer utopischen Vorstellung einer Vertragstheorie eine Angleichung der Geschlechter erfolgen, wenn Frauenleben in ihren unterschiedlichen Arbeitsverbindlichkeiten (Erwerbsarbeit, Fürsorgearbeit) als Modelle auch für Männer angesehen werden. Um Fürsorge in ihrer politischen Dimension anzuerkennen, wäre die gesllschaftliche Umverteilung hin zu mehr Gerechtigkeit und die positive Anerkennung von Fürsorgearbeit nötig.

Angelika Walser wendet sich in ihrem Beitrag ethischen Fragen einer relationalen Anthropologie zu. Im Spannungsfeld von Autonomie und Angewiesenheit zeigt sie differnziert nach, wie sich die Autonomie- und Care-Perspektive in relationaler Sicht verschränken. Eine ihrer Schlussfolgerungen zeigt, dass Autonomiekompetenz abhängig von Fürsorge ist. Betreuungspersonen brauchen demnach „self esteem“, „self trust“ und „self respect“, um eigene Kompetenzen sichtbar zu machen. Um diese zu unterstützen sind eine entsprechende Organisationskultur und ein gesamtgesellschaftlicher Konsens notwendig, in dem die Anerkennung von Autonomie alter Menschen verankert ist.

Gertrud Backes und Martina Wolfinger diskutieren kritisch die Macht- und Ungleichheitsstrukturen in der Pflege und Pflegebedürftigkeit auf Grundlage der Intersektion von Alter(n), Geschlecht/Gender und Körper. Sie ziehen in ihrem Beitrag einen Spannungsbogen von Geschlecht zu Lebenslagen und Lebensläufen um dann gesellschaftliche Rahmenbedingungen in Beziehung zu Pflege und Pflegebedürftigkeit kritisch zu reflektieren.

Birgit Heller zeigt zunächst generelle Zusammenhänge genderspezifischer Rahmenbedingungen für die Hospiz- und Palliativkultur auf und beschreibt dafür „Care“ als eine Frauen zugeschriebene und abgewertete Arbeit und den Tod, Umgang mit Leid und Trauer als, ebenfalls gesellschaftlich abgewertete,

„weibliche Kompetenz“. In einem zweiten Schritt untersucht sie die Bedeutung von Geschlecht, Geschlechterrollen und Spiritualität im Alter und bis zum Lebensende.

Rebekka Hofmann geht der Spur der annehmenden Berührung, die in die Ganzheit hilft, sprachlich nach. Geist und Körper gehören darin zusammen und sind aufeinander bezogen. Berührung erlaubt einen Kontakt von Ich und Du, die auf einer anderen Ebene als Verschmelzen erfahren werden können. Die besondere Aufmerksamkeit, die für eine liebevolle Zuwendung zu Körperlichkeit notwendig ist, wird deutlich.

Im zweiten Kapitel
geht es um den professionellen Blick aus und auf unterschiedliche Versorgungskontexte(n)

Cora van der Kooij thematisiert die Hierarchisierung zwischen Medizin und Pflege. Die Neuprofessionalisierung der Pflege braucht eine eigene Sprache, ein Ernstnehmen der Wahrnehmungen und eine eigene Berufsidentität. Erst dann sieht sie die Möglichkeit des interprofessionellen Arbeitens gegeben. In dem von ihr entwickelten mäuetischen Pflegeprozess formuliert sie die Notwendigkeit der individuellen Reflexion und gemeinsamen Kommunikation mit dem Ziel einer Gleichwertigkeit der Professionen, die auf gegenseitiger Wertschätzung beruht.

Lucia Straschil berichtet in ihrem Beitrag aus der Praxis der Angehörigenberatung für BetreuerInnen von Menschen mit Demenz und diskutiert gesellschaftliche Rahmenbedigungen ihrer Tätigkeit. Detailliert geht sie auf Frauen als pflegende Partnerinnen ein und verbindet darin Erkenntnisse unterschiedlicher Forschungsarbeiten. In ihrer Conclusio betont sie, wie wichtig ein ressourcenorientierter, genderbewusster Blick in der Praxis der Angehörigenberatung ist.

Ingrid Windisch rückt aus ihren Erfahrungen als Palliative-Care-Allgemeinmedizinerin die Körper alternder Frauen ins Zentrum ihrer Aufmerksamkeit. Die Lebensgeschichten sind geprägt von ihrer Geschlechterzugehörigkeit, die immer auch in den Betreuungssituationen Bedeutung haben. Und so ist auch die Reflexion eigener Gefühle wie Ekel und Scham ein wichtiger Weg, Verständnis für die Lage verschiedener Patientinnen zu entwickeln. Zuhören und Erzählen (Narrativität) werden als zentrale Kompetenzen beschrieben, Patientinnen als Personen wahr- und ernst zu nehmen.

Angelika Feichtner spricht aus der Praxis, wenn sie darauf hinweist, dass alte Frauen und Männer ähnlich bedürftig wie PalliativepatientInnen, die meisten sogar noch bedürftiger sind. Wenn soziale Netzwerke verschwinden, sind alte Personen noch mehr auf persönliche Zuwendung von Pflegenden angewiesen. Die medizinische Versorgung ist über das Hausärztinnen/arztsystem organisiert. Sie thematisiert die Anwendung von Psychopharmaka und die Notwendigkeit einer gerechteren Verteilung von Ressourcen und Leistungen in der Gesundheits- und Sozialversorgung.

Christof Eisl fragt nach dem Erleben von Frauen und Männern in der Sterbephase und nach den Strukturen der Betreuung und Begleitung in Hospiz- und Palliative-Care-Einrichtungen. Ein gendersensibler Umgang erhöht die Qualität von palliativer und hospizlicher Betreuung und Begleitung am Lebensende. Dem haben sich auch Organisationen zu stellen. Möglichkeiten dafür sieht er darin, einen Fragenraum zu eröffnen, der sich aus dem praktischen Tun ergibt und Reflexion ermöglicht.

Im Kapitel drei entwickeln ForscherInnen Perspektiven in der Verschränkung aus Betroffenheit und Strukturen

Katharina Gröning setzt sich kritisch mit aktuellen demografisch deskriptiven Forschungen zum gesellschaftlichen „Problem des Alterns" auseinander. Eine fehlende Theorieentwicklung fördert ihrer Argumentationslinie nach das Übersehen der Geschlechteraspekte. Auf Basis von qualitativen Forschungen zur familiaren Pflege beschreibt sie daher geschlechtsspezifische Arbeitsteilungen, die oft mit der Alleinzuständigkeit für die Sorge eines alten Menschen verbunden sind. Neue Kulturen eines „doing family", über das eine Transformation der Geschlechterverhältnisse möglich wird, sind daher gefordert.

Sabine Pleschberger und Claudia Wenzel gehen in der Reflexion des Forschungsprojektes „Das Sterben (An-)Erkennen" der versteckten Kategorie Geschlecht nach. Dabei beschreiben sie die eigene Rolle als Forscherinnen und die darin liegenden widersprüchlichen Erwartungen. In der Darstellung der Parallelen zwischen Forschung und Praxis in der häuslichen Hospiz- und

Palliativversorgung kommen sie zu dem Schluss, dass die zentrale Kategorie Geschlecht in Hospiz und Palliative Care besonderer Achtsamkeit bedarf.

Manfred Langehennig zeigt in seinem Beitrag Handlungsoptionen auf, um die informelle Pflegerolle von Männern weiter zu entwickeln und zu fördern. In umfangreichen biografischen narrativen Interviews mit pflegenden Männern werden Erlebnisse und Herausforderungen und ihre Bewertungen erfragt. Arbeitsorientierung unterstützt Männer in ihrer Pflegerolle. Das Zusammenspiel von Management-Arbeit und Gefühlsarbeit bringt neue Erfahrungen mit sich.

Klaus Wegleitner und Katharina Heimerl gehen in ihrem Beitrag dem Verhältnis von Gender in der Hauskrankenpflege nach und beschreiben sie als unterrepräsentierte Kategorie. Ausgehend von der gesamtgesellschaftlichen Makroebene wird die Einbettung von Hauskrankenpflege (mobile, ambulante Pflege) in das Sorge-System beschrieben und vor dem Hintergrund von strukturellen Geschlechterverhältnissen analysiert. Die hohen Anforderungen und schwierigen Rahmenbedingungen der Arbeit werden besonders deutlich. In ihren Schlussfolgerungen beschreiben sie Konsequenzen für die Mikroebene der einzelnen Pflegeperson, die Mesoebene der Organisation und der gesellschaftlichen Makroebene.

Erich Lehner widmet sich der Frage, welche Bedeutung Gender für das Erleben von Leid hat und untersucht dies anhand von Schmerz und Depression. Diese für die palliative Betreuung wichtigen Symptome beschreibt er differenziert anhand von Forschungsarbeiten, die Geschlecht und teilweise auch Ethnie als Kategorie(n) bewusst aufnehmen. Es können komplexe Wechselwirkungen beschrieben werden, die keine einfachen Antworten zulassen. Es zeigt sich, dass die aktuellen Forschungsarbeiten, die zu Gender, Schmerzen und Depression durchgeführt werden, das Alter(n), das Lebensende oder Sterben kaum als bedeutsame Dimensionen oder Phasen berücksichtigen.

Das vierte und abschließende Kapitel beschäftigt sich mit Diversität und Organisation

Anne-Elisabeth Höfler macht in ihrem Beitrag deutlich, wie sich in der Analyse von Leitung in Hospizarbeit und Palliative Care Genderaspekte zeigen. Die Zusammenarbeit von Pflege und Medizin präsentiert sich als besonders herausforderndes Spannungsfeld. Ein weiterer Widerspruch zeigt sich in traditionellen Familienmetaphern, die in der Leitung in Hospizarbeit und Palliative Care wirksam sind, die im Gegensatz stehen zu formalen Rollenbeschreibungen in Organisationen.

Wolfgang Trauner beschreibt wie Benachteilungen und Belastungen bei alten MigrantInnen sich vervielfachen, die nachberufliche Lebensphase ein Kulminationspunkt verschiedener Dimensionen von Benachteiligungen darstellt. Er weist auch darauf hin, dass ältere MigrantInnen keine einheitliche Bevölkerungsgruppe sind. Um ein bedürfnis- und bedarfsgerechtes Unterstützungssystem für ältere MigrantInnen zu schaffen, ist eine interdisziplinäre Kooperation zwischen Migrationssozialarbeit, MigrantInnenorganisationen und Altenhilfe notwendig.

Bärbel Traunsteiner geht in ihrem Beitrag den Herausforderungen nach, die Unterschiedlichkeiten wie Geschlecht, Alter, ethnische Herkunft, Religion und sexuelle Orientierung in Gesundheits- und Pflegeberufen mit sich bringen. Sie weist darauf hin, dass MitarbeiterInnen einerseits mit der Vielfalt im Team und zusätzlich mit sozialen Unterschieden zwischen ihnen und ihren KlientInnen konfrontiert werden. Diversity Management stellt sie als eine Orientierungshilfe zur positiven Handhabung der Verschiedenartigkeiten innerhalb einer Organisation dar.

Christian Hamm berichtet über den einjährigen Betrieb von Europas erster lesbischschwuler Pflegeeinrichtung in Berlin. Es hat sich gezeigt, dass homosexuelle Pflegebedürftige sich in Pflegeeinrichtungen, die diesbezüglich nicht sensibilisiert sind, sehr stark an die an sie gerichteten Erwartungen anpassen und ihre eigenen Bedürfnisse zurückstellen. In Bezug auf ihre persönliche Selbstbestimmtheit führen sie ein sehr reduziertes und isoliertes Leben. Die Aufnahme in die Village-Pflegeetage bedeutete ein Mehr an Lebensqualität, die vor allem mit den Worten „freier“ und „reicher“ beschrieben wurde.

Elisabeth Reitinger zeigt vor dem Hintergrund einer ernst gemeinten Betroffenenorientierung und Care-Haltung in Alten- und Pflegeheimen auf, dass ein achtsamer Umgang der Organisationen mit den Themen Macht und Hierarchie sowie dem Phänomen der „gendered organizations“ gefordert ist. Welche Aspekte für eine geschlechtersensible Palliative Kultur hilfreich sein können, diskutiert sie anhand der Dimensionen Haltung, Wissen, Werte der Organisation sowie Kommunikations- und Entscheidungsstrukturen.

Sigrid Beyer beschreibt die Notwendigkeit, Sorge und Fürsorge als bedeutendes Gesellschaftsprinzip anzuerkennen, wertzuschätzen und in allen gesellschaftlichen Entscheidungs- und Handlungsfeldern danach zu agieren. Von Alten- und Pflegeheimen kann diesbezüglich viel gelernt werden, da sie Fürsorgekompetenz bündeln und auf die gesellschaftliche Verantwortung von Sorge und Fürsorge, die die Basis einer gerechteren Gesellschaft sein könnte, verweisen. Der derzeitig den Alten- und Pflegeheimen gesellschaftlich zugewiesene Platz entbehrt jeder Grundlage, es bedarf der Anpassung an die Realität, will man Ressourcen effizient nutzen.

Literatur

Beyer, Sigrid (2008): Frauen im Sterben. Gender und Palliative Care. Lambertus, Freiburg im Breisgau

Hallwirth-Spörk, Christina/Heller, Andreas/Weiler, Karin (2008) (Hrsg.): Hospizkultur und Mäeutik. Offen sein für Leben und Sterben. Lambertus: Freiburg im Breisgau

Koch-Straube, Ursula (1997): Fremde Welt Pflegeheim. Eine ethnologische Studie. Bern: Huber

Reitinger, Elisabeth (2008) (Hrsg.): Transdisziplinäre Praxis. Forschen im Sozial- und Gesundheitswesen. Systemische Forschung im Carl-Auer Verlag. Heidelberg

1. Kapitel: Ethische Grundhaltungen: Care, Körper, Spiritualität, Berührung

Christa Schnabl

Gender – Care – Gerechtigkeit – Fürsorgearbeit als Gestaltungsaufgabe moderner Gesellschaften

Die Pflege und Versorgung von kranken und alten Menschen wird zu großen Teilen von Frauen vollzogen. Dies gilt für den privaten Bereich der unentgeltlichen Versorgung durch Familienangehörige ebenso wie für den öffentlichen Bereich der Versorgungsinstitutionen, in denen Pflege und Versorgung in Form von Erwerbsarbeit strukturiert sind. Bezieht man auch die Sorge für die nachwachsende Generation mit ein, dann bestätigt sich auch von dieser Seite her der Befund: Basale Versorgungs- und Fürsorgearbeiten, die sich auf Menschen richten, die ihrerseits nicht selbständig genug sind, um sich selbst zu erhalten und zu versorgen, sind von Frauen getragene Tätigkeiten und daher weiblich dominierte Subsysteme in unserer Gesellschaft.[1]

Um diese Formen des zwischenmenschlichen Handelns kompakt beschreiben zu können, werde ich hier mit dem Sammelbegriff der Fürsorgearbeit operieren. Die Verwendung dieses Begriffs hat den Vorteil, die strukturellen Zusammenhänge, in die diese Art der Wahrnehmung von Verantwortung für andere eingebettet ist, systematisch analysieren zu können. Kernanliegen dieses Textes ist, Tätigkeiten wie Pflege, Versorgung und Fürsorge nicht in erster Linie vom zwischenmenschlichen Vollzug her zu begreifen, sondern ihre soziale Einbettung und ihren gesellschaftlichen Ort zu beleuchten und zu fragen, wie die Betrachtung von Fürsorgetätigkeiten weiterentwickelt werden sollte, wenn man den Maßstab der Gerechtigkeit anlegt. Der Bezug auf Gerechtigkeit wird deswegen als zentral und grundlegend eingestuft, da Gerechtigkeit eine der Basiskategorien für die Gestaltung moderner gesellschaftlicher Verhältnisse darstellt.

Bevor ich auf ethische respektive politisch-ethische Ansätze eingehe, um Grundlagen für eine gerechte Verankerung der Pflege/Fürsorgearbeit zu skizzieren, gilt es zuerst auf die gesellschaftlichen Umbrüche, die sich seit

---

1 Ich danke Frau MMag. Christine Gasser für ihre Unterstützung und Mitarbeit an der Entstehung dieses Textes.

geraumer Zeit im Fürsorgebereich vollziehen, einzugehen. Dabei sind zwei Perioden der gesellschaftlichen Verankerung der Fürsorge und ihrer gerechtigkeitsethischen Beurteilung zu unterscheiden: die traditionelle und die modernisierte Periode. In der traditionellen Periode, die bis weit in die 1960er und 1970er Jahre reichte und in Teilen der Gesellschaft bis heute wirkt, war Fürsorgearbeit beinahe ausschließlich Teil der weiblichen Hemisphäre (persönlich zugleich gesellschaftlich). Die Welten der Geschlechter waren hochgradig different und komplementär aufeinander bezogen. Die Öffentlichkeit und der Beruf waren männlich konnotiert; die Privatheit, Familie und Beziehungen waren weiblich dominiert. Fürsorge war Teil der weiblichen Sphäre. Betrachtet man diese Teilung der Welten und Verantwortungen vom Blickwinkel der Gerechtigkeit her, dann lässt sich festhalten, dass der Ausgleich im Sinn der gerechten Verteilung durch die Betonung der Unterschiedlichkeit der Sphären bestimmt war und dass diese Form der Verantwortungsteilung v. a. deswegen als gerecht eingestuft wurde, weil sie als den jeweiligen Veranlagungen der Geschlechter entsprechend galt. Gerecht also v. a. deswegen, weil die natürlichen Anlagen von Männern und Frauen dies nahelegen. Gerechtigkeit wurde demnach nicht dominant am Gleichheitsmaßstab gemessen, sondern eher von der Differenz her gedacht; einer Differenz, die nicht durch den wechselseitigen Bezug aufeinander legitimiert wird, sondern durch den Bezug auf eine charakterliche oder natürliche Vorgabe. Aus heutiger Sicht ist das gerechtigkeitsethische Defizit dieser Struktur offensichtlich: Während die männliche Seite über Einkommen und Ressourcen verfügte und daher ein autonomes Leben gestalten konnte, war die weibliche Seite auf finanzielle Unterstützung angewiesen. Frauen waren *strukturell* auf asymmetrische Art und Weise abhängig von der „Ernährerseite" dieses Modells, wenngleich mitunter beide – Männer wie Frauen – sich subjektiv als voneinander abhängig wahrgenommen haben.

Wenn wir die gesellschaftlichen Veränderungen der letzten Jahrzehnte in den Blick nehmen, dann ist der Verlust dieser selbstverständlichen Sphärentrennung und ihrer gerechtigkeitstheoretischen Begründung augenfällig. Vor allem die weibliche Seite versuchte dieser Abhängigkeit zu entkommen, indem Teile der männlichen Sphäre (wie Erwerbsarbeit, in Form von Teilzeitarbeit) integriert worden sind. Zugleich sind die prototypischen Verantwortlichkeiten nicht grundsätzlich und fundamental aufgebrochen worden. In vielen Regionen nicht nur Kontinentaleuropas hat sich der Verantwortungsumfang der weiblichen Seite daher tendenziell vermehrt, während die Verantwortungsbereiche auf der männlichen Seite eher konstant geblieben sind. Die Teilnahme von Männern an der Fürsorge- und Pflegeseite der Gesellschaft ist bisher keinesfalls aufzuwiegen mit der vollzogenen Teilhabe von Frauen an der Erwerbsarbeit.

Betrachtet man diese Entwicklung unter dem Vorzeichen der Gerechtigkeit, dann ist festzustellen, dass die Vervielfältigung der Verantwortlichkeiten für Frauen das Gerechtigkeitsdefizit weiter bestehen lässt. Zeitbudgetstudien[2] zeigen auf, dass a) Frauen in der Regel mehr Zeit in „Arbeit" (bezahlte wie unbezahlte) investieren als Männer, dass b) der Anteil an bezahlter Arbeit geringer ist, dass sie c) im Fall der Erwerbsarbeit in vielen Branchen weniger verdienen, dass d) aus diesen Gründen die soziale Absicherung im Alter schlechter ist und dass e) aufgrund der geringeren Freizeit (v. a. für erwerbstätige Mütter) auch die Möglichkeiten zur aktiven Teilnahme am gesellschaftlichen Leben geringer sind.

Bereits aus dieser knappen Skizze lässt sich erkennen, wie sehr das Thema der Pflege und Versorgung als Thema der sozialen Gestaltung der gesellschaftlichen (Geschlechter)Verhältnisse zu begreifen ist. Dabei bringen die Entwicklungen der letzten Jahre und Jahrzehnte eine weitere soziale Bruchlinie ins Spiel, die für die Pflegethematik ebenso relevant zu sein scheint wie die Genderkategorie. Diese soziale Bruchlinie heißt Migration. Wurde bis in die Nachkriegszeit hinein in wenigen reichen Familien die Versorgung an Mitglieder aus unteren sozialen Schichten delegiert, so beobachten wir heute eine fürsorgearbeitsbedingte Migrationsbewegung globalen Ausmaßes. Gebildete Frauen aus der westlichen oder nördlichen Hemisphäre geben einen möglichst großen Teil der Fürsorgearbeit an Personen ab, die in der sozialen Hierarchie weiter unten stehen. Heute sind das in vielen Fällen Flüchtlinge oder ArbeitsmigrantInnen, die in ihren Herkunftsländern keine ausreichenden Lebens- und Arbeitsbedingungen vorfinden. Die Weitergabe von Fürsorge-

2 Zu Zeitbudgetstudien: Jan Künzler: Familiale Arbeitsteilung. Die Beteiligung von Männern an der Hausarbeit. Bielefeld 1994. Jan Künzler/Wolfgang Walter: Arbeitsteilung in Partnerschaften. Theoretische Ansätze und empirische Befunde. In: Solidarität in Partnerschaft und Familie – Zum Stand familiensoziologischer Theoriebildung, hrsg. v. Johannes Huinink et al., Würzburg 2001. BMFSFJ/Statistisches Bundesamt: Wo bleibt die Zeit? Die Zeitverwendung der Bevölkerung in Deutschland 2001/02.

arbeit an sozial schlechter gestellte Personen ist zu einem Motor der Globalisierung geworden, ebenso wie der Fluss von Finanzkapital von einem Teil der Welt in einen anderen. Ein Blick in den UNDP-Bericht von 1999 verrät, dass bereits zu dieser Zeit die Wahrnehmung dieser Thematik im globalen Zusammenhang begann:

> *„Studien über Globalisierung und ihre Auswirkung auf die Menschen zentrieren sich vor allem auf Einkommen, Beschäftigung, Bildung und andere Lebenschancen. Weniger sichtbar und oft unbeachtet bleiben die Auswirkungen auf den Bereich der Fürsorge: die Aufgabe, für Angehörige, Kinder, kranke und alte Menschen, aber auch – was nicht vergessen werden sollte – für alle diejenigen von uns zu sorgen, die von den Anforderungen des täglichen Lebens erschöpft sind. Um sich entwickeln zu können, brauchen Menschen nicht nur steigendes Einkommen, Bildung, Gesundheit, Mitspracherecht und eine gesunde Umwelt, sondern auch Fürsorge, deren Wesenskern Aufbau und Pflege menschlicher Beziehungen ist. Fürsorge, die gelegentlich als soziale Reproduktion bezeichnet wird, ist auch ein wesentlicher Faktor für ökonomische Nachhaltigkeit.“*[3]

Wenn man heute die Herkunft von FürsorgearbeiterInnen in Pflegeeinrichtungen, in Krankenhäusern oder in privaten Pflegearrangements betrachtet, dann lässt sich erkennen, dass viele Pflegekräfte in Deutschland und Österreich aus der Slowakei, aus Polen oder anderen Ländern des ehemaligen Ostblocks stammen. Manche kommen aus dem asiatischen Raum, verlassen ihre Familien und können bedingt durch das im Vergleich zum Herkunftsland hohe Lohnniveau in reicheren Ländern der Erde so viel verdienen, dass die Familien zu Hause unterstützt werden können. Die Fürsorgearbeitslücken in der ersten Welt bringen somit einen Migrationsstrom in Gang. Sie führen zur Etablierung von globalen Fürsorgearbeitsketten. Betrachtet man diese Entwicklung aus dem Blickwinkel der Gerechtigkeit, dann zeigt sich hier letztlich eine Konsequenz der geringen sozialen Anerkennung. Nur wenn die Arbeitsbedingungen unattraktiv sind, werden diese Tätigkeiten an Kräfte weitergegeben, die aufgrund ihrer eigenen, noch viel schlechteren Ausgangssituation eine relative Verbesserung ihrer individuellen Stellung erwarten können. Letztlich ist die Weitergabe jedoch ein Indiz für die geringe Anerkennung von Pflege und Fürsorge in unserem gesellschaftlichen Gefüge. Dies macht deut-

3 Bericht über die menschliche Entwicklung, veröffentlichet für das Entwicklungsprogramm der Vereinten Nationen (UNDP), Bonn 1999, 93.

lich, dass Vorstellungen über die Bewertung und Verteilung von Fürsorgearbeit in gesellschaftliche Konstellationen eingeschrieben sind, sei es bewusst gesteuert oder Ergebnis einer indirekten Einflussnahme. Häufig jedoch wird diese real existierende gesellschaftliche Steuerung übersehen und durch eine vorwiegend private Verankerung der Fürsorge-Verantwortung unterschätzt. Autorinnen wie Erna Appelt bezeichnen die quasi-natürliche Zuordnung von Fürsorge zum privat-familiären Bereich und somit zum traditionell weiblich besetzten Raum als „Familiarismus" bzw. „Familialismus".[4] Obgleich Fürsorge und die Aufteilung von Fürsorgearbeit nach Geschlecht in die gesellschaftlichen Strukturen hineinwirkt, bleibt sie aufgrund ihrer Verortung im familiären Kontext politisch seltsam unterbelichtet. Der Familiarismus von Fürsorge wird deutlich in der Ausblendung von Fürsorgetätigkeiten und ihren Erfordernissen in Politikkonzeptionen und Gerechtigkeitsvorstellungen.

> *„... nur weil die traditionelle liberale Theorie die Versorgung der (männlichen) Gesellschaftsmitglieder in der privaten Sphäre des Hauses, durch die Frauen, unterstellt, kann sie die öffentliche Sphäre als unbelastet von diesen Problemen konzeptualisieren, kann sie die ... vertragschließenden Männer als gleichsam bedürfnislose, köperlose Individuen darstellen, die sich um ihre ‚privaten' Interessen kümmern – Eigentum und Besitz – oder um das öffentliche Gemeinwohl, nicht jedoch um die Nöte der täglichen Versorgung."*[5]

Ich werde daher im anschließenden Teil einige Theoriebausteine formulieren, um Ansätze für eine politisch-ethisch gerechte Verankerung von Care-Tätigkeiten in unserer Gesellschaft zu entwickeln.[6]

Abhängigkeit und soziale Verantwortung

Voraussetzung für eine politisch-ethische Integration der Verantwortung für Menschen, die ihrerseits auf Versorgung und Pflege angewiesen sind, ist

---

4 Vgl. Erna Appelt: Familialismus. Eine verdeckte Struktur im Gesellschaftsvertrag, in: Das geheime Glossar der Politikwissenschaft. Geschlechtskritische Inspektion der Kategorien einer Disziplin, hrsg. v. Eva Kreisky und Birgit Sauer, Frankfurt a. M. 1997, 114–136.

5 Beate Rössler: Der Wert des Privaten, Frankfurt a. M. 2001, 55.

6 Ausführlicher nachzulesen in: Christa Schnabl: Gerecht sorgen. Grundlagen einer sozialethischen Theorie der Fürsorge, Freiburg (Schweiz) 2005, 330 ff.

eine angemessene Verhältnisbestimmung von Autonomie und Abhängigkeit als Bestandteil einer politischen Theorie. Die liberale Gesellschaftstheorie neigt dazu, Autonomie als Voraussetzung und nicht in erster Linie als Ziel der menschlichen Entwicklung zu definieren. Demnach werden die vielen Schattierungen zwischen Autonomie und Abhängigkeit auch zu wenig reflektiert. Ein tendenziell idealistischer Autonomiebegriff beherrscht den Diskurs. Demgegenüber hat Eva Feder Kittay, selbst Mutter einer behinderten Tochter, auf die Notwendigkeit der Bedachtnahme auf Abhängigkeit hingewiesen.[7] Abhängigkeit definiert sie jedoch nicht in erster Linie als wechselseitige Abhängigkeit von an sich autonomen Individuen, sondern als radikale Abhängigkeit von nicht autonomievollzugsfähigen Menschen. Dazu kommt das Phänomen sekundärer Abhängigkeit von Menschen, die ihrerseits in Abhängigkeit geraten, gerade weil sie fürsorglich handeln. Da Pflegende auf die Bedürfnisse der ihnen Anvertrauten eingehen müssen und daher nicht im selben Ausmaß ihre eigenen Interessen und Bedürfnisse in den Mittelpunkt stellen können, sind sie ebenfalls auf Unterstützung durch andere angewiesen und daher sekundär abhängig.

> *„In order to include persons with the special needs of dependants in the community of equal citizens, however, these needs require special consideration. The dependence of dependent persons obligates dependency workers in ways that situate them unequally with respect to others who are not similarly obligated."*[8]

Kittay fordert die systematische Integration von Abhängigen bzw. die Integration von Problemen der Abhängigkeit und Fürsorge in eine politische Gerechtigkeitstheorie, zumal Abhängigkeit Einschränkungen für die Statusverwirklichung von Bürgern und Bürgerinnen zur Folge hat, die einbezogen werden müssen, weil prinzipiell alle Menschen irgendwann in mehr oder weniger ausgeprägter Weise mit dem Problem der Abhängigkeit konfrontiert sind.

> *„Dependency must be faced from the beginning of any project in egalitarian theory that hopes to include all persons within its scope. Theories which do not consider dependency at their heart may be based on the concept of persons as moral*

7 Kittay's theoretische Überlegungen sind nachzulesen in: Eva Feder Kittay: Love's Labor. Essays on Women, Equality, and Dependency, New York/London 1999 und in: dies.: Behinderung, gleiche Würde und Fürsorge, in: Concilium 39 (2/2003), 226–237.
8 Kittay, Love's Labor, 76.

> *equals, but they will result in a society in which the claim to equal moral worth cannot be realized for all. (...) I argue that to construct a theory of the political that excludes dependency concerns can be maintained only by the exploitation of those who do dependency work or by the neglect of the concerns of the dependents."*[9]

Abhängigkeit, auch als sekundäre Abhängigkeit der Fürsorge-ArbeiterInnen (care-givers), und das daraus resultierende Angewiesensein auf soziale Beziehungen sind als Grundlage des Menschseins ernst zu nehmen und in politisch-ethische Überlegungen einzubeziehen. Um eine solche Theorie der politischen Moral, die alle inkludieren möchte, aufzustellen, bedarf es einer Weitung der Konzeption sozialer Kooperation durch das Phänomen irreversibler Abhängigkeit. Klassisch-dyadische Vorstellungen sind nämlich insofern verkürzend, indem sie von autonomen Wesen ausgehen, die in einem auf wechselseitige Vorteile bedachten Tauschverhältnis stehen, worin Abhängigkeit höchstens als zeitlich begrenzte Ausnahme des Normalfalls vorkommt. Damit werden Personen, die von anderen dauerhaft abhängig sind, von gesellschaftlicher Partizipation ausgeschlossen. Erweiterte Reziprozität hieße demgegenüber, Kooperation als mehrstellige Relation aufzufassen. Kittay spricht in diesem Zusammenhang vom „Kreislauf der helfenden Unterstützung", der als – suchten wir nach einem besseren Äquivalent zur dyadischen Beziehungskonzeption – Triade aufgefasst werden kann. Als Vorbild dient Kittay die Situation der Gebärenden in traditionellen Gesellschaften unmittelbar nach der Geburt. Die extreme Bedürftigkeit des Kindes, gepaart mit einem erhöhten Fürsorgebedarf der Mutter selbst, setzt einen Kreislauf der helfenden Unterstützung in Gang. Wenn jemand andere versorgt, soll es wiederum andere geben, die die helfende Person ihrerseits in Bezug auf die eigenen Bedürfnisse unterstützen. „The moral features of dependency work, then, include both the moral responsibilities of the dependency worker to her charge, and the moral obligation of those who stand outside of the dependency relation to support such a relation."[10]

Somit gibt es nicht nur Zweier-Beziehungen zwischen Abhängigen und Fürsorgenden, sondern die soziale Gemeinschaft als zusätzlichen dritten Akteur. Sie übernimmt Verantwortung für die Fürsorge-Situation, indem soziale Unterstützungssysteme entwickelt werden. In modernen Gesellschaften

9 Kittay, Love's Labor, 77.
10 Kittay, Love's Labor, 50.

hieße das, Abhängigkeit als menschliche Grundkonstante und Fürsorgearbeit als notwendige Reaktion auf Abhängigkeit nachhaltig in Gerechtigkeitskonzeptionen einzuschreiben.

Das haben mehrere Autorinnen auf unterschiedliche Weise getan. In Folge sollen jene kurz zur Sprache kommen, die in kritischer Manier beim klassischen Vertragsdenken ansetzen, um Fürsorgearbeit als Teil und Gegenstandsbereich der politischen Ethik zu etablieren.

Gesellschaftsvertrag in feministisch-ethischer Perspektive

Feministische Ethikerinnen greifen deshalb das Vertragsdenken auf, weil es *die* zentrale Denkfigur der modernen politischen Theorie darstellt und sie zugleich geschlechterblinde Flecken aufweist. Die im Folgenden zur Sprache kommenden Autorinnen wollen nicht hinter die im Vertragsdenken formulierten Prinzipien zurück, jedoch diese mit der Lebenswirklichkeit vieler Frauen und d. h. dem gesamten Fürsorgebereich konfrontieren und dementsprechend korrigieren.

Die Wiener Philosophin Herta Nagl-Docekal plädiert beispielsweise für die Inanspruchnahme des kontraktualistischen Instrumentariums zur Beseitigung von Frauendiskriminierungen, die trotz formalrechtlicher Gleichstellung von Frauen weiter bestehen. Nagl-Docekal kristallisiert in diesem Zusammenhang folgende Fragestellung als entscheidend heraus: „Was muss geschehen, damit ‚Beruf' und ‚Familie' für Frauen in der gleichen Weise wie für Männer vereinbare Lebenspläne darstellen?"[11] Damit setzt sie an der Verteilungsfrage an und spricht sich für materielle Gleichstellungsschritte aus. Zur Beseitigung von Frauendiskriminierungen gilt es, traditionelle Geschlechterrollenstereotype aufzubrechen und beispielsweise Frauenförderpläne zu urgieren. Nur so könne eine konsequente Egalisierung der Geschlechter erreicht werden.

Allerdings zeigt sich in der Analyse der Frauendiskriminierung, dass gerade die Übernahme von Fürsorgeverantwortung ein Hindernis zur vollen gesellschaftlichen Partizipation darstellt. Dabei gelte es gerade diese Bewertung von Fürsorgearbeit zu korrigieren. Dass dies allein durch den Ansatz

11 Herta Nagl-Docekal: Feministische Philosophie. Ergebnisse, Probleme, Perspektiven, Frankfurt a. M. 2000, 210–221.

bei der Umverteilung nicht ausreichend gelingt, wird v. a. an der Wahl der Formulierung bei Nagl-Docekal deutlich. Schon die oben zitierte Fragestellung weist eine Anlehnung am männlichen Modell der Lebensplanung auf: „... in der gleichen Weise wie für Männer vereinbare Lebenspläne ...“. Das hieße jedoch, konsequent bedacht, den Beruf zu Lasten der Familie zu favorisieren. Obwohl die Bewertung der Fürsorgearbeit nicht ausreichend in den Blick kommt, schafft es Nagl-Docekal die Notwendigkeit einer Neuverteilung von Fürsorge als Implikation formalrechtlicher Gleichstellung deutlich zu machen, auch wenn Fürsorge – so die Kehrseite – nicht den negativen Beigeschmack einer Last verliert.

Fürsorgearbeit auch als positive und sinnvolle (weil beziehungs- und sinnstiftende) Tätigkeit zu bestimmen, ist wiederum das Verdienst von Janna Thompson. Sie unterstreicht den positiven Wert von Fürsorge sowohl für einzelne Individuen als auch für die soziale Gemeinschaft. So bedeutet die Übernahme von Fürsorgetätigkeiten nicht nur Verhinderung individueller Selbstentfaltung, sondern ist auch Ausdruck freier Selbstbestimmung bzw. das Ergebnis einer ethischen Entscheidung. Für manche hat die Sicherstellung einer angemessenen Erfüllung der Fürsorgepflicht unbedingten Vorrang vor der persönlichen Freiheit. Thompson versucht daher nicht zu überlegen, wie Frauen besser im Gesellschaftsvertrag Platz finden, sondern versucht die Beziehungswelt der Frauen in ihrer Generationenverantwortung als Ausgangspunkt einer neuen Form der Vertragsschließung zu nehmen. Mit einem Gedankenexperiment, das sozusagen eine Art „Frauenvertrag“ utopiert, schafft sie eine affirmative und produktive Verankerung von Fürsorge im Politischen.

> *„Das Hauptanliegen einer Sorgenden besteht nicht darin, soviel individuelle Freiheit wie möglich für sich selbst zu erlangen, sondern zu gewährleisten, dass diejenigen, für die sie verantwortlich ist, tatsächlich versorgt sind. Diejenigen, die eine solche Einstellung zu sich selbst und ihren Verantwortungen haben, werden mit einem Gesellschaftsmodell, in dem ungewiss bleibt, ob und wie diese Pflichten angemessen erfüllt werden, nicht glücklich sein. ... Der Gesellschaftsvertrag wird gewöhnlich so erzählt, dass klar wird, dass eine soziale Ordnung Frieden und Zusammenarbeit zwischen AkteurInnen sichern können muss, die unterschiedliche Interessen und Ziele verfolgen. Obgleich die meisten Vertragstheorien dies nicht explizieren, muss sich jede Gesellschaft, die lebensfähig sein will, noch ein weiteres Ziel setzen: Sie muss fortbestehen können – dafür sorgen, dass künftige Generationen bereit sind, die gleichen Übereinkünfte zu achten und die gleichen Vorteile zu erhalten. Das bedeutet, dass die Reproduktion gesellschaftlicher Ver-*

hältnisse, welche die Reproduktion ihrer Mitglieder, deren Versorgung, Nahrung und Erziehung einschließt, als eine politische Angelegenheit gesehen werden muss."[12]

Die konsequente Einbeziehung der Frauen wirkt sich auch auf den Inhalt des Vertrags aus, der sich nicht mehr länger am Maßstab des wechselseitigen Vorteils orientieren würde, sondern an der Fürsorge-Verantwortung. Thompson erzählt eine fiktive Geschichte über die vertragsschließenden Personen, die statt männlich gedacht, ausschließlich Frauen sind und deren Identitäten wesentlich durch ihren sozialen Beziehungskontext bestimmt sind. Obgleich diese Erzählung ebenfalls einseitig verfährt, wird ein neuer Voraussetzungsrahmen geschaffen. Das birgt interessante Überlegungen für eine gerechte Gesellschaftskonzeption.

„*Einst lebte eine Gruppe von Frauen auf gleichem Gebiet. Jede war Mutter, Großmutter oder Tante, Schwester oder Tochter, die meisten mehreres gleichzeitig, und im Zusammenhang mit jeder dieser Identitäten hatte jede von ihnen spezifische und manchmal einander widersprechende Verantwortlichkeiten. Die Familie ist ein sehr viel komplexeres Gebilde als gewöhnlich geschildert wird, und die meisten Individuen gehören zu mehr als einer Familie. Die sozialen Beziehungen dieser Frauen waren nicht auf Familienbeziehungen beschränkt. Sie waren Mitglieder anderer Gemeinschaften – religiöser, geschäftlicher, freundschaftlicher, gesellschaftlicher –, und häufig pflegten sie kooperative Beziehungen, trieben Handel miteinander ....*"[13]

Überlegungen dieser Art würden folgende Ergebnisse hervorbringen: das Wohlergehen und die Förderung der Kinder – aber auch der alten Menschen – würde in den Mittelpunkt gestellt werden. Prioritäres gesellschaftliches Ziel wäre dann die optimale Fürsorge und Versorgung. „Jedesmal, wenn ein Gesetz verabschiedet oder eine neue Institution ins Leben gerufen wird, muss die Hauptfrage lauten, ob und wie dieses Gesetz oder diese Institution diesem Ziel der Gesellschaft dient."[14]

Die vertragsschließenden Personen wären dadurch bestimmt, Verpflichtungen, v. a. Fürsorgepflichten, einzugehen, ohne sie als Zumutung zu erle-

12 Janna Thompson: Wollen Frauen den Gesellschaftsvertrag neu fassen?, in: Das Argument 210 (1995), 497–512.

13 Janna Thompson: Gesellschaftsvertrag, 506.

14 Janna Thompson: Gesellschaftsvertrag, 510.

ben. Motivationen, die zur Neuformung der politischen Gesellschaft führen, wären zum einen der Wunsch einer besseren Teilung der (Sorge-)Verantwortung und zum anderen die Anerkennung der Tatsache, dass jede Vertragspartnerin eigene Bedürfnisse und Interessen hat, für die sie Zeit und Raum braucht. Das hieße u. a. auch, Verantwortungen zu übertragen und Pflichten gesellschaftlich zu verteilen. Der Vertrag stellt demnach einen Weg dar, „Verantwortungen gleicher zu verteilen, so dass jede Zeit hat, wichtige Beziehungen zu pflegen und ihre eigenen Bedürfnisse zu befriedigen.“[15]

Zielführender als die Ausrichtung am männlichen Modell wäre demnach die Verallgemeinerung der umgekehrten Logik, indem man die Lebensrealität vieler Frauen, besonders wenn sie im Erwerb und in der Fürsorge tätig sind, zum Modell auch für Männer/Väter erklärt. Man müsste demnach, um mit Nancy Fraser zu sprechen, die Männer dazu bringen, in stärkerem Maße so zu werden, wie viele der erwerbstätigen *und* fürsorgearbeitenden Frauen heute sind.

> *„Der Schlüssel zur Verwirklichung der vollen Gleichheit der Geschlechter ... liegt also darin, die gegenwärtigen Lebensmuster von Frauen zum Standard und zur Norm für alle zu machen. Frauen verbinden heutzutage oft Einkommenserwerb und Betreuungsarbeit, wenngleich unter großen Schwierigkeiten und mit Stress. Ein postindustrieller Wohlfahrtsstaat muss sicherstellen, dass Männer das gleiche tun, und er müsste die Institutionen so umstrukturieren, dass Stress und Schwierigkeiten vermieden würden.“*[16]

Diese Doppel-Orientierung (Erwerbsarbeit und Sozial-/Familien-/Fürsorgearbeit) aller, würde somit auf individueller Ebene die Möglichkeit eines umfassenderen Lebens und auf gesellschaftlicher Ebene die nachhaltigere Integration beider gesellschaftlich bedeutsamer Sphären bieten. Dadurch könnten die beiden menschlichen Grundkonstanten der Autonomie und Abhängigkeit auf ein besseres Fundament gestellt und nachhaltiger gesichert werden. Vorausgesetzt der prekarisierte Anteil aktueller weiblichen Lebenswelten (finanzielle Schlechterstellung, mangelnde Freizeit ...) wird nicht auch noch auf männliche Arbeitnehmer und/oder ganz allgemein auf Erwerbsarbeitsstruk-

---

15 Janna Thompson: Gesellschaftsvertrag, 508.

16 Nancy Fraser: Die Gleichheit der Geschlechter und das Wohlfahrtssystem: Ein postindustrielles Gedankenexperiment, in: Politische Theorie. Differenz und Lebensqualität, hrsg. v. Herta Nagl-Docekal und Herlinde Pauer-Studer, Frankfurt a. M. 1996, 469–493, 492.

turen übertragen.[17] Politik ist daher gefordert, gesellschaftlich wirkungsvolle und zugleich in viele Richtungen gerechte Konzepte zu entwickeln. Fürsorge als politische Gestaltungsaufgabe zu verstehen, hieße dann, Umverteilung und Anerkennung von Fürsorgearbeit zu garantieren. Das hat Konsequenzen für die Geschlechterfrage, für Arbeitszeitmodelle, für Versicherungsmodelle oder aber auch für Pensionsmodelle. Wäre es mit Hans Bertram nicht ein spannendes Unternehmen, den Rentenbezug statt nur an die Jahre erbrachter Erwerbsarbeit, auch an einige Jahre sozialer Carearbeit zu koppeln?[18] Auch wenn viele Utopien noch wenig greifbar scheinen, kann die Suche nach kreativen neuen Gesellschaftsmodellen nicht mehr länger hintan gestellt werden. Der wachsende Fürsorgenotstand nimmt die Politik in ihre Pflicht und pocht auf gender- und generationengerechte Lösungen.

---

17 Auf die Gefahr der Ausweitung ökonomischer Prekarisierung auf männliche Lebenswelten weist u. a. Andrea Günter in ihrem kürzlich erschienen Essay hin. Vgl. Andrea Günter: Zur finanziellen Situation der Geschlechter. Über die Abschaffung des Ernährermodells, die Lohnentwicklung und den Gesellschaftsvertrag, Redakteurin Antje Schrupp, veröffentlicht am 10.06.2009, http://www.bzw-weiterdenken.de/index.php?m=artikel&rub=2&tid=204, abgerufen zuletzt am 28.10.2009.

18 Vgl. Hans Bertram: „Wir müssen die Männer zwingen." In: Die Zeit, Nr. 9 vom 22. Februar 2001, 32. Vgl. auch: Hans Bertram/Bernhard Nauck/Thomas Klein (Hrsg.), Solidarität, Lebensformen und regionale Entwicklung, Opladen 2000.

Angelika Walser

Autonomie und Angewiesenheit: ethische Fragen einer relationalen Anthropologie

Einleitung

Autonomie erscheint heute als *der* Schlüsselbegriff aller ethischen Diskussionen. Dies gilt auch für die Debatten über Altern und Sterben. Gleichgültig um was es geht – Patientenverfügungen, aktive und passive „Euthanasie", künstliche Ernährung –, die Forderung nach „mehr Autonomie" ist zu einer fast mantra-ähnlichen Beschwörungsformel geworden. Der Ruf nach Autonomie im Sinne persönlicher individueller Selbstbestimmung über das eigene Leben kann dabei als Ausdruck einer verzweifelten Angst angesichts der Realität einer ganz anderen, nämlich genau gegenteiligen Erfahrung interpretiert werden: der Erfahrung von Schwäche, Verletzlichkeit und einer daraus resultierenden Angewiesenheit auf andere, die in unserer westlichen Gesellschaft mit Abhängigkeit assoziiert und negativ konnotiert ist. Abhängig von anderen, d. h. fremdbestimmt, will niemand sein – in keiner Phase seines Lebens und schon gar nicht in besonders verletzlichen. Das Autonomie-Argument dient rhetorisch dazu, dieses Schreckgespenst der Abhängigkeit zu vertreiben. Die Realität setzt sich dennoch durch: Angewiesen zu sein auf andere ist ein wesentliches Moment der conditio humana und wird es auch bleiben.

Ausgehend von dieser These unternimmt der folgende Beitrag eine m. E. notwendige Entzauberung von Autonomie, ohne allerdings den hohen Wert persönlicher Selbstbestimmung zu bestreiten. Gleichzeitig versucht er, der Rede von der Angewiesenheit bzw. Abhängigkeit ihren Schrecken zu nehmen. Methodisch bedient er sich dabei einer feministisch-philosophischen Konzeption eines relationalen Autonomieverständnisses, das zwar der Erfahrungswirklichkeit von Frauen entstammt, doch letztlich auf beide Geschlechter ausgedehnt werden muss. Ein letzter Teil des Beitrags versucht schließlich eine Verknüpfung zwischen der Theorie und ethischen Fragen im Kontext der Pflegesituation.

Der Autonomiebegriff in der feministischen Diskussion der Moralphilosophie

Nach Marilyn Friedman verbinden Feministinnen mit Autonomie eine Art Hassliebe (vgl. Friedman 2003, 81): Einerseits ist persönliche individuelle Selbstbestimmung gerade für Frauen ein hoher Wert, dessen gesellschaftliche und politische Realisierung von den Frauenbewegungen mühsam gegen patriarchale Bevormundung erkämpft werden muss. Andererseits hat die Kritik an der Konzeption der Autonomie selbst bis heute in der feministischen Literatur nie aufgehört und kann grob folgendermaßen skizziert werden: Das scheinbar geschlechtsübergreifende Prinzip der Autonomie in der Tradition Kants setzt in Wirklichkeit die Vorstellung eines atomistischen, beziehungslosen und einsamen Subjekts voraus – berühmt geworden ist dabei das bei Thomas Hobbes verwendete Bild von Menschen als Pilze, die völlig unverbunden nebeneinander aus dem Boden sprießen –, das seine Interessen im Kampf gegen andere im Gesellschaftsvertrag aushandeln muss und sich dabei auf das Prinzip Gerechtigkeit beruft.[1] Als Gegenparadigma dieser einseitig auf männlicher Erfahrung basierenden Moralvorstellung hat die Moralpsychologin Carol Gilligan 1982 mit ihrer Veröffentlichung „In a different voice" einen auf weiblicher Erfahrung basierenden Gegenentwurf geliefert, der anstelle von Autonomie und Gerechtigkeit das Prinzip Care = Fürsorge in den Mittelpunkt moralphilosophischer Überlegungen stellt (vgl. Gilligan 1982). Gilligan ist für ihre These, aber auch für ihre Methodologie gerade auch von feministischer Seite kritisiert worden.[2] Gleichzeitig ist die Care-Perspektive heute in vielen Schattierungen präsent und für zahlreiche ethische Anwendungsfelder fruchtbar gemacht worden (vgl. Schnabl 2005). Sie hat gegenüber einem auf Autonomie und Gerechtigkeit basierenden Verständnis von Ethik durchaus ihre Stärken, wobei sie meiner Ansicht nach dennoch kein Ersatz für eine gerechtigkeitsorientierte Ethik sein kann, sondern mit ihr verschränkt werden muss, was sich gerade anhand der Pflegesituation zeigen lässt (s. u.). Dennoch existieren deutliche Unterschiede zwischen beiden Ethiken, die Eva Feder Kittay pointiert dargestellt hat (vgl. Feder Kittay 1999 und 2004). In unse-

---

1 Für eine ausführliche Auseinandersetzung mit diesem Bild vgl. Benhabib 1992, S. 156.

2 Eine zusammenfassende Darstellung der Gilligan-Debatte und der feministischen Kritik sowie viele Literaturhinweise findet sich u. a. in Wendel 2003, 52-88.

rem Zusammenhang ist vor allem *ein* Unterschied relevant, nämlich der in der Konzeption des Selbst: Entgegen der Annahme eines unabhängigen und autonomen Selbst geht die Care-Ethik von einem Selbst aus, das in Beziehungen zu anderen steht. Diese Beziehungen schließen nicht nur Ebenbürtige ein, sondern auch Beziehungen zu Menschen, die bezüglich ihrer Fähigkeiten und Kräfte völlig unterschiedlich sind, so dass es zu asymmetrischen und nichtreziproken Verhältnissen zwischen Ungleichen kommt, die unter dem Leitgedanken der Verantwortung und Fürsorge für die Schwächeren gestaltet werden müssen. Es geht also letztlich um das, was in der US-amerikanischen Debatte unter dem Stichwort des relationalen, sozialen oder auch kontextuellen Selbst verhandelt wird.

Das relationale Selbst

Gilligan und die auf ihrem Entwurf basierenden Konzeptionen der Care-Ethik haben das relationale Selbst so ins Licht der Aufmerksamkeit gerückt, dass es auch in der Diskussion um die Autonomie aufgegriffen wurde, ja mehr noch: Relationale Autonomie (relational autonomy) erscheint heute geradezu als Kompromissformel, auf die sich beide Lager einigen können, Care-EthikerInnen und VerteidigerInnen des Autonomiegedankens. Tatsächlich verbergen sich unter dem Dachbegriff „relational self" bzw. „relational autonomy" aber ganz unterschiedliche Vorstellungen des Verhältnisses zwischen Selbst und Gesellschaft, wobei in diesem Rahmen nur zwei bzw. drei Hauptstränge der Diskussion grob skizziert werden können. Grundsätzlich eint alle drei die Frage, was denn persönlich individuelle Autonomie sein kann bzw. wer eigentlich autonom zu nennen ist, wenn die relationale Dimension des Selbst ernstgenommen wird:

(1) Ein prozedurales Verständnis von Autonomie (procedural autonomy) nennt zwei Kriterien für persönliche Selbstbestimmung, nämlich Authentizität und prozedurale Unabhängigkeit. Das erste Kriterium ist dann erfüllt, wenn sich eine Person mit ihren Wünschen und Werten, die ja im gesellschaftlichen oder familiären Umfeld gewachsen sind und von ihr zunächst einmal übernommen wurden, identifiziert und sie wirklich zu ihren eigenen macht bzw. ihre Entstehung in der Reflexion der eigenen

Geschichte nachträglich bejaht oder zumindest nicht von ihnen befremdet ist (vgl. Christman 2004 u. 2005). Dieser Reflexionsprozess muss frei von Zwängen innerer oder äußerer Art ablaufen, dann ist das Kriterium der prozeduralen Unabhängigkeit erfüllt. Zwänge innerer Art wären beispielsweise Sucht oder Wut bzw. auch psychische Krankheiten. Als Zwänge äußerer Art werden beispielsweise Gefangenschaft oder Gewaltverhältnisse genannt. Sie beeinträchtigen den Reflexionsprozess der Person unter Umständen derart, dass von einer autonomen Entscheidung und einem auf ihr basierenden Handeln nicht mehr die Rede sein kann.

(2) Dem inhaltlich gefüllten Verständnis von Autonomie (substantive autonomy), das von Feministinnen wie Marina Oshana oder Natalie Stoljar vertreten wird, geht der prozedurale Ansatz nicht weit genug, insofern sie fordern, Autonomie noch viel stärker als eigentlich soziorelationale Funktion zu begreifen (vgl. Oshana 1998 bzw. Stoljar 2000). Ihre Entwürfe verstehen Relationalität nicht nur als konditionale Voraussetzung für das Selbst und seine Autonomie, sondern als konstitutiv. Wenn aber das Selbst durch Relationen konstituiert wird, dann ist Autonomie von diesen Relationen abhängig. Persönliche Autonomie im vollen Sinne ist daher nur in Relationen denkbar, die dem Selbst die Kontrolle über diese Beziehungen überlassen. Ein Selbst, das in Abhängigkeitsverhältnissen existiert, die seine Handlungsfreiheit von vornherein einschränken, kann daher unter keinen Umständen als autonom bezeichnet werden. Zur Illustration dieser These nennt Oshana u. a. das Beispiel des „glücklichen Sklaven", der sich freiwillig in die Sklaverei begibt und dort mit einem Leben ohne Selbstbestimmung völlig zufrieden ist; die unterwürfige Hausfrau, die in ihrer Rolle als Fürsorgerin für andere völlig aufgeht und sich dem Willen von Ehemann und Familie unterwirft; die Ordensfrau, die ihre Selbstbestimmung beim Eintritt ins Kloster an einen Ordensoberen abtritt (Oshana 1998). Sie alle sind aufgrund der Relationen, in die sie sich durchaus freiwillig begeben haben, als „nicht autonom" zu bezeichnen, insofern sich ihre Entscheidung und ihr Lebensentwurf mit dem Wert der Autonomie selbst nicht vereinbaren lassen. Die Vertreterinnen eines inhaltlich gefüllten Autonomiebegriffs fällen dieses Urteil entgegen dem prozeduralen Ansatz, der auf inhaltlicher Neutralität beharrt und

auch für die soeben geschilderten Lebensentwürfe die Möglichkeit von persönlicher Autonomie behauptet.

(3) Ein dritter Ansatz, vertreten u. a. von den feministischen Philosophinnen Marilyn Friedman (Friedman 2003) und Diana Meyers (Meyers 1989), aber auch von Paul Benson (Benson 2005), versucht eine Art Ausgleich: Einerseits vermeidet er aufgrund des letztlich politisch begründeten Desiderats des Respekts vor ganz verschiedenen Lebensentwürfen die Verengungen eines inhaltlich gefüllten Ansatzes, der ja einem Großteil der Menschheit und hier vor allem Frauen die Möglichkeit autonomer Lebensführung abspricht, indem er ein Ideal von Autonomie propagiert, das praktisch nicht umsetzbar ist (Wer ist nicht in seiner Handlungsfreiheit beschränkt?) Andererseits nimmt er die Tatsache der Internalisierung von Normen und Wertvorstellungen, die traditionell gerade Frauen unterdrücken und die „eigene Stimme"[3] unhörbar machen, ernst. Autonomie wird von Meyers, Friedman und Benson als persönliche Kompetenz oder Kapazität beschrieben, deren Wachsen und Gedeihen von autonomieförderlichen Relationen abhängt, so dass – je nach Art der Relationen – Autonomie als graduell mehr oder weniger vorhanden zu denken ist. Eine totale *Nicht*existenz der Autonomiekompetenz wird allerdings auch unter autonomiewidrigen Bedingungen *nicht* angenommen, da Frauen nicht zum moralisch inkompetenten handlungs- und entscheidungsunfähigen „Opfer der Verhältnisse" gemacht werden sollen. Statt dessen versuchen kompetenzorientierte Ansätze, autonomieförderliche Bedingungen in Gesellschaft, Rechtsprechung, Medizin, aber auch im engen familiären Kontext, zu ermitteln und zu fördern.

Bei allen Unterschieden im Detail lässt sich doch zusammenfassend feststellen: Der Begriff der relationalen Autonomie verbindet persönlich individuelle Selbstbestimmung mit der Angewiesenheit auf andere. Jennifer Nedelsky, deren Ansatz der Gruppe 2 zuzuordnen ist, hat daher für die Autonomiediskussion auf den Punkt gebracht, was auch Vertreterinnen einer Care-Ethik unterschreiben könnten: Nicht Eigentum und die damit verbundene Abgrenzung von anderen, sondern Kindererziehung müsse als *das* Paradigma für die Entwicklung von Autonomie gelten:

3 Sowohl Meyers als auch Friedman benutzen diesen Terminus gerne für eine Umschreibung von Autonomie.

> *„If we ask ourselves what actually enables people to be autonomous, the answer is not isolation, but relationships – with parents, teachers, friends, loved ones – that provide the support and guidance necessary for the development and the experience of autonomy. I think, therefore, that the most promising model, symbol, or metaphor for autonomy is not property, but childrearing. There we have encapsulated the emergence of autonomy through relationships with others."* (Nedelsky 1989, S. 12)

Nun ist das Paradigma der Kindererziehung sicher nicht auf alle Bereiche menschlichen Zusammenlebens anwendbar. Für sozialethische Zusammenhänge erscheint mir der Ansatz von Anderson und Honneth geeigneter, der von einer „Anerkennungstheorie der Autonomie" spricht. Diese Theorie verlangt von der Gesellschaft und ihren Institutionen, die Verletzlichkeit persönlicher Autonomie wahrzunehmen und diese Verletzlichkeit in der Gestaltung von Beziehungen gleich welcher Art auf ein akzeptables Minimum zu begrenzen:

> *„... autonomy turns out to presuppose, as a condition of its possibility, a supportive recognitional infrastructure. Because agents are largely dependent on this recognitial infrastructure for their autonomy, they are subject to autonomy-related vulnerabilities: harms to and neglect of these relations of recognition jeopardize individuals' autonomy."* (Anderson/Honneth 2005, S. 144 f.)

Verknüpfung von Theorie und ethischen Fragestellungen der Pflegesituation

Wie kann das soeben skizzierte relationale Autonomiekonzept mit der Situation alter und pflegebedürftiger Männer und Frauen in Verbindung gebracht werden? Lassen sich Konsequenzen der Theorie für die Praxis formulieren? Was trägt umgekehrt die Pflegesituation zur Erkenntnis eines theoretischen Autonomiekonzepts bei? In diesem Rahmen können nur einige Andeutungen gemacht werden, doch grundsätzlich lässt sich festhalten, dass das Konzept einer relationalen Autonomie insofern geeignet ist, als es *erstens* die *Verletzlichkeit der Autonomie* von Personen mitsamt ihren Beziehungen auf individual- und sozialethischer Ebene in den Blick nimmt.

Erste Hauptpersonen der Pflegesituation sind die pflegebedürftigen Männer und Frauen selbst, die durch ihr Alter und Krankheiten zunehmend ihre Angewiesenheit auf andere und die Abhängigkeit von ihrer Hilfe erfahren – ein schmerzlicher Prozess für sie selbst wie für ihre Angehörigen, findet er doch in einer Gesellschaft statt, die persönliche Unabhängigkeit glorifiziert und gerne leugnet, dass jeder und jede in allen Phasen des Lebens immer wieder auf die Hilfe anderer angewiesen ist.

Männer und Frauen akzeptieren aufgrund ihrer verschiedenen Sozialisation dieses Faktum auf unterschiedliche Art und Weise: Traditionellerweise haben Frauen als klassische Fürsorge-Arbeiterinnen[4] durch ihren Umgang mit hilfsbedürftigen Menschen mehr Erfahrung mit der Situation des Angewiesenseins und sind auch nicht im selben Maße mit dem Ideal des autarken Mannes konfrontiert, das für alternde Männer noch immer eine hohe psychische Belastung darstellt. Auf der anderen Seite haben es ältere Frauen aufgrund traditioneller und nicht zuletzt religiös verbrämter Weiblichkeitsideale schwer, ihre eigene Stimme zu entdecken und sie auch selbstbewusst zu äußern, was Voraussetzung wäre, um die Rolle der klagenden alten „Opfer-Frau" zu überwinden – eine Rolle, die nicht nur für Angehörige, sondern auch für das Pflegepersonal eine erhebliche Herausforderung bedeutet.

Die zweiten Hauptakteure bzw. vor allem –akteur*innen* sind die Angehörigen des Pflegestandes, klassischerweise meist Frauen, die ihre persönliche Autonomie im Rahmen der Institutionen Pflegeheim und Krankenhaus ebenfalls oft als sehr eingeschränkt und daher verletzlich erfahren: Schlechte Bezahlung, hohes Burnout-Risiko und häufig zu wenig Wertschätzung, bedingt durch strikte Hierarchien innerhalb der Institutionen selbst, sind immer wieder genannte Faktoren, welche sie ihre persönliche Autonomie als eine erheblich eingeschränkte Autonomie erleben lassen. Allerdings ist genau ihre Situation ein guter Beleg für die Unzulänglichkeit eines inhaltlich gefüllten Autonomiebegriffs (s. o.): Die Arbeit einer Krankenschwester oder einer Pflegerin ist durch Relationen gekennzeichnet, die ihre Handlungsspielräume wesentlich einschränken und häufig sehr hierarchisch sind. Dazu kommt noch, dass die Pflege von Menschen nach traditionell weiblichen Tugenden verlangt:

---

4 Ich adaptiere hier einen Begriff von Eva Feder Kittay: „Dependency workers". Sie benutzt diesen Ausdruck, um zu betonen, dass Fürsorge für auf Hilfe angewiesene Menschen „Arbeit" ist (Vgl. Feder Kittay 1999). Schnabl u. a. haben diesen Begriff der Fürsorge-Arbeit dann aufgegriffen.

Zuwendung und Aufmerksamkeit für andere, Empathie, hohe Einsatzbereitschaft für andere usw. Aus diesen beiden Faktoren könnte – konsequent dem inhaltlich gefüllten Verständnis von Autonomie folgend – abgeleitet werden, dass Krankenschwestern und Pflegerinnen aufgrund der Relationen, in denen sie stehen, als grundsätzlich persönlich „*nicht* autonom" zu betrachten sind – ein Urteil, das in seiner Generalität sowohl sachlich falsch als auch politisch gesehen nicht hilfreich ist. Ein prozeduraler Autonomiebegriff ist hier weit sinnvoller – das ist der Erkenntnisgewinn der Praxis für die Theorie.

Was lässt sich *zweitens* ganz spezifisch aus den *kompetenzorientierten Konzeptionen* von Autonomie für das ethische Handeln in der Pflegesituation gewinnen? Zur Beantwortung dieser Frage ist es sinnvoll, noch einmal auf die Forderung nach einer Infrastruktur der Anerkennung persönlicher Autonomie von Anderson und Honneth zurückzukommen: Auf einer *individuellen* Ebene erweist sich die Autonomiekompetenz von alten Menschen als besonders fragil und schutzbedürftig. Diese Feststellung bedeutet aber nicht, dass Autonomie gar nicht mehr vorhanden ist. Auch der Extremfall der Demenz zeigt, dass eine Person trotz der eindeutigen Schwächung ihrer kognitiven Kapazitäten sehr wohl verbal oder nonverbal imstande ist zu äußern, was ihr gut tut und was sie sich wünscht. Entgegen einem auf die empirische Nachweisbarkeit von kognitiven Fähigkeiten verengten Autonomiebegriff macht ein kompetenzorientierter Ansatz auf eine Vielzahl von Fähigkeiten (skills) aufmerksam, welche zur Ausübung persönlicher Autonomie gehören: Neben Fähigkeiten des Willens auch Erinnerungsfähigkeiten sowie kommunikative Fähigkeiten aller Art und die Kraft der Imagination (vgl. Meyers 2001). Nichtsdestoweniger wird die Autonomiekompetenz in individuell ganz verschiedenem Ausmaß und auf ganz verschiedenen Ebenen bei alten Menschen ab- und das Maß an Hilfsbedürftigkeit zunehmen. Hier kommt nun Care, die Fürsorge der Pflegekraft ins Spiel. Ihre Aufgabe ist es, die Angewiesenheit der ihr Anvertrauten individuell wahrzunehmen und im Umgang mit ihnen dafür zu sorgen, dass persönliche Autonomie, so weit es geht, gefördert und gestützt wird. Fürsorge für andere zielt hier letztlich auf die Wahrung des Respekts vor Männern und Frauen, deren Kräfte zwar abnehmen, die aber gerade deshalb in der Möglichkeit der Umsetzung persönlicher Autonomiekompetenz der Unterstützung anderer bedürfen. Ein relationales Selbstkonzept vermag es also, die Care- und die Autonomieperspektive miteinander zu verschränken: Die Entfaltung der Autonomiekompetenz ist auf Fürsorge angewiesen, ist – so gesehen – abhängig von ihr. Fürsorge wiederum zielt auf die Unterstützung von Selbstbestimmung im Hinblick auf ein Leben, das bis zuletzt Momente des Glücks kennen kann.

Dies gilt wiederum nicht nur für die individuelle Beziehung zwischen Menschen. Eine Pflegerin mag die Autonomiekompetenz der ihr Anvertrauten samt ihrer Angehörigen persönlich noch so respektieren bzw. durch ihre Fürsorge unterstützen – ihr Tun ist letztlich angewiesen auf einen institutionellen bzw. gesamtgesellschaftlichen Konsens, wie die Infrastruktur der Anerkennung der Autonomie alter Menschen aussehen könnte. Ganz konkret: Wo pflegebedürftige alte Menschen möglichst zeitsparend und kostengünstig „versorgt" werden – und mag es dabei auch noch so „gerecht" im Sinne von „Jedem das Gleiche" zugehen – wird der je ganz eigenen Stimme einer alten Frau bzw. eines alten Mannes mitsamt ihren Angehörigen weder Raum noch Zeit eingeräumt werden. Eine Care-Perspektive darf daher in meinen Augen niemals nur tugendethisch verstanden werden, sondern muss immer die Frage nach gerecht gestalteten Rahmenbedingungen mit umfassen.

Wie kann nun persönliche Autonomiekompetenz der Fürsorge-Arbeiterinnen in Heimen und Krankenhäusern gefördert werden? Anderson und Honneth sprechen generell von drei Zielen, die allesamt auf die Beziehung zum eigenen Selbst verweisen: 1) Der Respekt vor dem eigenen Selbst als dem kompetenten Urheber eigener Entscheidungen (self-respect) und die daraus resultierende Fähigkeit, eigene Entscheidungen und Anliegen auch vor anderen und in der Öffentlichkeit selbstbewusst zu verteidigen. 2) Vertrauen in die eigenen Gefühle, Impulse und Wahrnehmungen (self-trust). 3) Selbstwertgefühl (self-esteem). Die Möglichkeit, diese drei Ziele und damit ein hohes Maß persönlicher Autonomie zu erreichen, ist sozial vermittelt (Anderson/Honneth 2005, 132–139). Damit Fürsorge-Arbeiterinnen sich also als selbstbestimmt wahrnehmen können oder sich zumindest nicht wesentlich in ihrer Selbstbestimmung behindert erleben, müssen institutionelle Rahmenbedingungen in Pflegeheimen und Krankenhäusern im Hinblick auf diese Ziele gestaltet werden. Bestehen die Infrastrukturen der Anerkennung von Autonomie *nicht*, werden Angehörige des Pflegestands ihre als persönliche Ohnmacht wahrgenommene Fremdbestimmung frustriert ausagieren und möglicherweise ihrerseits die verletzliche Autonomie der ihnen Anvertrauten missachten, so dass es zu respektlosem Umgang und Machtmissbrauch kommt. Die Relationalität menschlicher Existenz kann beides begründen – Anerkennung *und* Missachtung der Autonomie des anderen. Wo die Angewiesenheit gelebter persönlicher Autonomie vom Zugeständnis der anderen nicht thematisiert wird, da entsteht ein Zerrbild von Autonomie, das Leiden keineswegs aus der Welt schafft, sondern vergrößert.

Literatur

Anderson, Joel/Honneth, Axel (2005): Autonomy, Vulnerability, Recognition, and Justice. In: Christman, John/Anderson, Joel (2005) (eds.): Autonomy and the Challenges to Liberalism. New Essays. Cambridge (UK): Cambridge University Press, S. 127–149

Benhabib, Seyla (1992): Situating the Self. Gender, Community, and Postmodernism in Contemporary Ethics. New York: Routledge, S. 148–177

Benson, Paul (1994): Free Agency and Self-Worth. In: The Journal of Philosophy 91 (12), S. 650–668

Christman, John (2005): Procedural Autonomy and Liberal Legitimacy. In: Taylor, James Stacey (2005) (ed.): Cambridge University Press, Cambridge (UK); New York, S. 277–289

Christman, John (2004): Relational autonomy, liberal individualism and the social constitution of the selves. In: Philosophical studies 117, S. 143–164

Feder Kittay, Eva (1999): Essays on Women, Equality, and Dependency. New York: Routledge, S. 23–73

Feder Kittay, Eva (2004): Behinderung und das Konzept der *Care* Ethik. In: Graumann, Sigrid/Grüber, Katrin/Nicklas-Faust, Jeanne/Schmidt, Susanna/Wagner-Kern, Michael (2004) (Hrsg.). New York, Frankfurt am Main: Campus, S. 67–80

Friedman, Marilyn (2003): Autonomy, Gender, Politics, New York: Oxford University Press

Gilligan, Carol (1993): In a Different Voice. Psychological Theory and Women's Development, Cambridge (MA): Harvard University Press, 2nd edition

Meyers, Diana T. (1989): Self, Society and Personal Choice. New York, Oxford Columbia University Press

Meyers, Diana T. (2001): The Rush to Motherhood – Pronatalist Discourse and Women's Autonomy. In: Journal of Women in Culture and Society 26 (3), S. 735–773

Nedelsky, Jennifer (1989): Reconceiving Autonomy: Sources, Thoughts and Possibilities. In: Yale Journal of Law and Feminism 7, S. 7–36

Oshana, Marina A. L. (1998): Personal Autonomy and Society. In: Journal of social philosophy 29, S. 81–102

Schnabl, Christa (2005): Gerecht sorgen. Grundlagen einer sozialethischen Theorie der Fürsorge. Freiburg, Wien: Herder

Stoljar, Natalie (2000): Autonomy and the Feminist Intuition. In: Mackenzie, Catriona and Stoljar, Natalie (2000) (eds): Relational autonomy. Feminist perspectives on autonomy, agency, and the social self, New York, Oxford: University Press, S. 94–111

Wendel, Saskia (2003): Feministische Ethik zur Einführung, Hamburg: Junius

Gertrud M. Backes, Martina Wolfinger

Perspektiven einer gender-körpersensiblen Altenpflege

Pflege- und Sorgearbeit für alte Menschen ist eine der Herausforderungen, denen sich alternde Gesellschaften vor dem Hintergrund des sozialen Wandels zu stellen haben (vgl. Backes 1997). Und so wundert es kaum, dass die Altenpflege ein öffentlich diskutiertes Thema ist. „Diskurse des Alter(n)s" (Amrhein/Backes 2007) polarisieren Pflege und Sorge für alte Menschen einerseits als soziale und ökonomische Belastung (Belastungsdiskurs). Andererseits wird gefragt, wie Ressourcen aktiviert werden können (Potenzialediskurs), um Pflege adäquat sicherzustellen. Beiden Polen dient die aktuelle Datenlage, die man als seltsame Mischung aus Halbwissen über Umfang und Struktur von Pflegebedürftigkeit und Pflege bezeichnen kann. Doch die Pflege alter Frauen und Männer, die sie direkt körperlich betrifft und ebenso vollzogen wird, erfordert einen differenzierteren Fokus. Die gesellschaftskritische Perspektive politisch-ökonomischer Ansätze der Gerontologie (vgl. Backes 1997; Arber/Ginn 1991, Minkler/Estes 1991, Phillipson/Walker 1986) hilft zu hinterfragen, was wir über Altenpflege tatsächlich wissen und die weitgehend unhinterfragten sozialen Konstruktionen von Alter(n), Geschlecht und Körper in der Altenpflege hinsichtlich ihrer Macht- und Ungleichheitsrelevanz zu analysieren. Dabei werden das soziale Geschlecht (Gender), Alter(n) und Körper als Kategorien von Sozialstruktur und Vergesellschaftungsprozessen verstanden. Wobei die Materialität des Körpers hierbei nicht primär im Sinne von Natürlichkeit oder Biologie zu verstehen ist, sondern als sozial attribuiert, beispielsweise als vergeschlechtlichter, alter und als pflegebedürftiger Körper. Er ist zugleich Darstellungs- und Zuschreibungsfläche für fortlaufende soziale Konstruktionen. Die gesellschaftskritische Perspektive dient dazu, Leitbilder und Ideologien des Alters zu diskutieren, die auch das Feld der Altenpflege strukturieren und durch institutionelle Rahmenbedingungen sowie der Ausbildung von Opportunitäts- und Verpflichtungsstrukturen sichtbar werden. Sie nehmen auch Einfluss auf Handlungsoptionen von Individuen. Erkenntnisse der körperbezogenen Gerontologie und Körpersoziologie (zum Überblick vgl. Backes 2008 a, Backes/Wolfinger 2008) sowie der feministischen Gerontologie (vgl. Backes 2005 a, 2008 b, Calasanti/Slevin 2006, Jagger 2008, Wolfinger 2006) erweitern die Sichtweise von Altenpflege und zwar dahingehend, dass Alter(n) und Geschlecht ihren sozialen Ausdruck, ihre sozialstrukturelle und prozedurale Wirkung im, durch und mit dem (pflegenden und pflegebedürftigen) Körper finden.

Soziale Bedeutungszuschreibungen von Pflegebedürftigkeit beinhalten Ein- und Ausschlüsse, geregelt über Art und Umfang des körperlichen Hilfebedarfs. Macht- und Ungleichheitsstrukturen entstehen durch festgelegte Grenzen der Pflegebedürftigkeit, die letztendlich auf sozialen Wechselwirkungen von Geschlecht, Alter(n) und dem Konstrukt von Pflege basieren. Sie bleiben weitgehend unreflektiert, scheinen sie doch „natürlich begründet" sowie körperlich sicht- und messbar. Dies erfolgt beispielsweise durch die Erfassung von Art und Umfang erforderlicher Hilfe bei der Körperpflege über objektivierte Kriterien. Dem dient auch die Abstraktion zugehöriger Begrifflichkeiten von der körperlichen Materialität (vgl. Wolfinger 2008). Verdeckt wird dabei, dass auch Pflegebedürftige als Männer und Frauen vergesellschaftet sind.

Im Sinne der kurz umrissenen gesellschaftskritischen Perspektive auf Altenpflege werden wir im Folgenden der Frage nachgehen, ob und wie eine gender-körpersensible Altenpflege zu begründen ist.

Begründungen einer gender-körpersensiblen Altenpflege

Eine gender-körpersensible Altenpflege kann ihre Begründung finden in den vorliegenden Fakten. Deshalb erfolgt zunächst eine deskriptive Hinwendung zu Alter(n), Geschlecht und Körper im Feld der Altenpflege, beginnend mit den gesetzlichen Rahmenbedingungen. Die hinlänglich bekannte und immer wieder diskutierte Gesetzeslage zur Altenpflege in Deutschland und Österreich (vgl. Bundesgesetzblatt 2008, SGB XI) legt letztendlich fest, welche Wirklichkeitsausschnitte für die Pflege alter Menschen relevant sind, welche Bedeutungsdimensionen Pflegebedürftigkeit und Pflege umfassen und welche Aspekte von Care[1] für die Altenpflege relevant werden. Auffallend sind

1 Unter Care verstehen wir eine condition humana, die nicht als geschlechtsgebundene Eigenschaft zu sehen ist. Care als Konzept beinhaltet zugleich eine zu entwickelnde und zu

die geschlechtsneutralen Formulierungen und die Orientierung an möglichst objektivierbaren Kategorien des Hilfebedarfs und der Anspruchsgrundlagen. Gesetze stellen Diskursergebnisse dar, also Aushandlungen über Relevanz und gesellschaftliche Umgangsweisen sowie Zuständigkeiten für identifizierte Problemstellungen (vgl. Backes 1997). Auch wenn sie durch objektivierte Begriffe verdeckt wird, ist die Materialität des Körpers in diesem Zusammenhang von besonderer Bedeutung. Während zur Einstufung in eine Pflegestufe bestimmte somatische Bedarfe als Pflegebedarf anerkannt werden (Körperpflege), werden andere dem nachrangigen Bereich der Hilfe zugeordnet (meist hauswirtschaftliche Versorgung), und wieder andere finden in diesem Zusammenhang keine Berücksichtigung (z. B. Vorlesen). Darüber hinaus bilden die geschlechtsneutral formulierten Gesetzestexte nicht die real existierenden Geschlechterverhältnisse in den Gruppen der Pflegenden und Pflegebedürftigen ab. Aber direkt angesprochen, gefördert und zugleich verpflichtet, werden in beiden Ländern (Deutschland und Österreich) die Familien sowie das private soziale Netz als Hauptträger der Pflegearbeit. Und so implizieren die Regelungen ein familialistisches Leitbild, das eine Zuschreibung zu weiblich konnotierten Tätigkeits- und Arbeitsformen in der ambulant-familiären Versorgung fördert (vgl. für Deutschland: Backes/Amrhein/Wolfinger 2008).

Auf Basis der in Eckpunkten skizzierten Gesetzeslage ist die Frage zu stellen, welche Praxis durch sie hervorgebracht wird. Wer erbringt im privathäuslichen Bereich die Pflege? In welchen Arrangements wird sie geleistet?

Zur Beantwortung dient ein Blick in die Datenlage. Doch dieser ist nicht ganz unproblematisch. Aus einer gender- und körpersensiblen Perspektive sind Lücken zu konstatieren hinsichtlich verfügbarer Daten und ihrer Aussagekraft zur Frage nach der Praxis (Art, Umfang und Struktur) von Pflege und Pflegebedürftigkeit. Auch der Datenvergleich in und zwischen Österreich und Deutschland ist nicht ohne weiteres möglich, insbesondere dann, wenn sozialwissenschaftliche Studien integriert werden, um die Wissenslücken zur Bedeutung von Geschlecht/Gender und des Körpers für die Altenpflege zu verringern. Geringe Stichprobengrößen, unterschiedliche Definitionen von

kultivierende Eigenschaft, die Beziehung des Menschen mit der Welt und den Dingen (im Kontinuum von Abhängigkeit und Autonomie), sowie eine berufliche wie private Kompetenz, die entwickelt und entlohnt werden kann. Sie ist damit in allen gesellschaftlichen Feldern relevant (vgl. Backes/Amrhein/Wolfinger 2008, S. 27).

Pflege und Pflegebedürftigkeit, die Aussagekraft der herangezogenen Indikatoren, divergierende Bezugsjahre etc. führen zu eingeschränkter Aussagekraft (vgl. Backes/Amrhein/Wolfinger 2008). Vor diesem Hintergrund stellen wir dennoch die Frage, wer von Pflegebedürftigkeit betroffen ist, und wie sich die Versorgung strukturiert.

Grundsätzlich ist die Gefahr, von Pflegebedürftigkeit betroffen zu sein, nach Alter und Geschlecht ungleich verteilt: mehr als zwei Drittel der Betroffenen sind weiblich. Gesichert gilt auch, dass die häuslich-private Pflege die häufigste Versorgungsform darstellt (Österreich ca. 80 % der Pflegebedürftigen; Deutschland 68 %). Zudem wird die häusliche Pflege in beiden Ländern überwiegend durch den Bezug von Pflegegeld und damit informell, ohne die Inanspruchnahme von professionellen Pflegediensten, erbracht (vgl. Schneider/Österle/Schober/Schober 2006, S. 12, Statistisches Bundesamt 2008).

Weniger differenzierte Aussagen sind darüber möglich, wie sich Pflegebedürftigkeit von Frauen und Männern körperlich äußert. Männer leiden häufiger an Krankheiten mit akutem Verlauf und tödlichem Ausgang, Frauen hingegen unter chronischen Erkrankungen (zur gendersensiblen Perspektive auf Gesundheit und Alter(n): vgl. Backes/Lasch/Reimann 2006). Aussagen über das Auftreten von Pflegebedürftigkeit sind darauf aufbauend jedoch nicht möglich (vgl. Lademann/Kolip 2005, Wurm/Tesch-Römer 2006). Als Hauptursache für Pflegebedürftigkeit werden sechs Krankheitsgruppen und deren Auswirkungen auf die Alltagsgestaltung diskutiert, vor allem durch Einschränkung von Mobilität oder der Alltagskompetenz (vgl. Statistik Austria 2008, Wurm/Tesch-Römer 2006). Einschränkungen der Mobilität werden im Wesentlichen mit Erkrankungen des Skelettsystems (Wirbelsäule, Gelenke) und mit Herz-Kreislauf-Erkrankungen in Verbindung gebracht. Auf die Alltagskompetenz wirken sich vor allem psychische Störungen, Krankheiten des Nervensystems sowie Senilität und andere unspezifische Symptome aus. Und auch Erkrankungen der Sinnesorgane (Schwerhörigkeit, Sehvermögen) erhöhen das Pflegerisiko (vgl. Wurm/Tesch-Römer 2006: Datenbasis Alterssurvey 2002, Selbstauskünfte der Betroffenen). Die Daten des deutschen Alterssurveys 2002[2] beinhalten einige Hinweise zur Geschlechterverteilung bei den beiden Hauptfolgen der genannten Erkrankungsgruppen. Von der Abnahme körperli-

2 Anzumerken ist, dass am Alterssurvey gesundheitlich beeinträchtigte Menschen seltener teilnehmen und die Selbstaussagen zumeist ein optimistischeres Bild vermitteln.

cher Funktionsfähigkeit sind im Geschlechtervergleich vor allem hochaltrige Frauen betroffen (vgl. Wurm/Tesch-Römer 2006, S. 339 f.). Demenz-Syndrome hingegen führen zur Abnahme der Alltagskompetenz und gelten als einer der Hauptfaktoren für Pflegebedürftigkeit im Alter (vgl. BMFSFJ 2002). Grund genug, sich aus einer gender-körpersensiblen Perspektive beispielhaft den Demenz-Syndromen zuzuwenden, um die eingenommene Perspektive zu vertiefen. Störungen des Kurzzeitgedächtnisses, Verlust von praktischer (Apraxie) und planerischer Kompetenz sowie Verständigungsschwierigkeiten (Aphasie) können als Hauptsymptome bezeichnet werden, die bereits im frühen Stadium zur Einschränkung der Alltagskompetenz führen. Unterstützungsbedarf entsteht bei der Tagesstrukturierung, der Bewältigung von Alltagsaktivitäten (Einkaufen, Ernährung usw.) und bei der Gewährleistung persönlicher Sicherheit.

Schätzungen gehen davon aus, dass ca. 70 % der Demenzkranken weiblich sind (vgl. Bickel 2000, Ott et al. 1998, Robert Koch-Institut 2005). Einige wenige Studienergebnisse weisen darauf hin, dass Männer eher von Risikofaktoren und Vorerkrankungen für die Entstehung vaskulärer Demenzen betroffen sind, während Frauen in stärkerem Maße Alzheimer Demenzen entwickeln (vgl. Artero et al. 2008, BMFSFJ 2002, S. 123–170, Kunz/Lautenbacher 2007). In diesem Zusammenhang werden als Verursachungsfaktoren vor allem Dimensionen von „sex" diskutiert, also die unterschiedliche Lebenserwartung, genetische Dispositionen und hormonelle Unterschiede. Darüber hinaus scheint jedoch auch Gender bedeutsam zu sein und zwar im Sinne der „geschlechtsspezifischen Vergesellschaftung im Lebensverlauf" (Backes 1999, 2007). Im Zentrum dieser These steht, dass Handlungsroutinen (beispielsweise auch im Sinne des Gesundheitshandelns) in Wechselwirkung mit der geschlechtsspezifischen Teilhabe an und Vergesellschaftung in institutionellen Zusammenhängen Risikofaktoren und Bewältigungsressourcen hervorbringen, die sich kumulieren und konterkarieren können. Als soziale Risikofaktoren können Bildung, soziale Teilhabe, Mehrfachbelastungen, Ernährungsoptionen etc. identifiziert werden, die an die geschlechtsspezifische Lebenslage und deren Entwicklung im Lebensverlauf gebunden ist (vgl. Backes/Lasch/Reimann 2006).

Auch mit Blick auf die Sekundärsymptomatik von Demenzerkrankungen, wie Aggression, Agitiertheit, Depression etc., ist eine gendersensible

Perspektive lohnend. Ausgangspunkt stellt der aktuelle GEK-Arzneimittelreport (vgl. Glaeske/Schicktanz/Janhsen 2009) dar, der auf Unterschiede in der medikamentösen Behandlung verweist. Neuroleptika werden, prozentual gesehen (nicht absolut), gleichermaßen an Frauen und Männer verabreicht. Antidepressiva erhalten ca. 28 % der Frauen, im Vergleich zu 18 % der betroffenen Männer. Offensichtlich scheinen an Demenz erkrankte Frauen häufiger an behandlungsbedürftigen depressiven Symptomen zu leiden. Indirekt verweisen diese Daten auch auf Anforderungen und Interaktionen zwischen erkrankten Frauen und Männern und deren Pfleger(inn)en sowie Ärzt(inn)en. Auf Pflegebedürftige im Allgemeinen beziehen sich der „Sonderbericht zur Lebenslage der Pflegebedürftigen in Deutschland" (vgl. Statistisches Bundesamt 2004) und „MUG III" (vgl. Schneekloth/Wahl 2005), die zu dem Ergebnis gelangen, dass Unterschiede in der Art der benötigten Unterstützung zwischen Frauen und Männern in der gleichen Pflegestufe relativ gering sind. Zur gegensätzlichen Einschätzung gelangen Heinemann-Knoch u. a. (2006, S. 417), wonach Männer mehr Zeit in den Bereichen hauswirtschaftliche Tätigkeit und Pflege erhalten. Die Beantwortung der daraus resultierenden Fragen ist momentan nicht ohne weiteres möglich: beispielsweise, ob sich Symptome (nicht nur bezogen auf Demenz-Syndrome) geschlechtsspezifisch äußern, ob sich Hilfebedarfe, ebenso wie herausfordernde Verhaltensweisen und (medikamentöse und therapeutische) Behandlungswege, geschlechtsdifferenziert darstellen. Weiterführende Forschungen sind erforderlich und müssen nach körperlichen Ausdrucksformen von Pflegebedürftigkeit (bzw. Care) differenziert, die Geschlechterverhältnisse in der Pflegebeziehung berücksichtigend sowie die Ausgestaltung der Lebenslage der Pflegenden (hinsichtlich Berufstätigkeit, Wohnform etc.) beachtend, konzipiert werden. Denn Umfang und Struktur der privat-familiären Pflege lassen sich nur in Abhängigkeit von Geschlecht, Pflegebeziehung und Lebenslage der Betroffenen verstehen.

Wenden wir uns den privat-familiär Pflegenden zu, finden wir ähnliche Geschlechterverhältnisse vor. In Deutschland (= Hauptpflegeperson) und Österreich pflegen überwiegend Frauen, wobei ein Drittel der Pflegenden männlich sind (vgl. Schneekloth 2006, S. 409). Befinden wir uns also auf dem Weg zu einer egalitären Aufteilung der familiären Pflegearbeit? Prozentual gesehen: möglicherweise. Doch der zeitliche Umfang lässt einen anderen Schluss zu, wird er doch in beiden Ländern zu zwei Dritteln von Frauen und zu einem Drittel von Männern geleistet (vgl. Schupp/Künemund 2004, Backes/Amrhein/Wolfinger 2008, S. 43, Kytir/Schrittwieser/Statistik Austria 2003, S. 44 ff.). Die daraus resultierende ökonomische Wertschöpfung ist in beiden Ländern nicht zu unterschätzen.

Die hier nur kurz umrissene Datenlage zur häuslich-privaten Pflege verweist auf quantitative und qualitative Hierarchien zwischen pflegenden Frauen und Männern. Diese beziehen sich nicht nur auf den diskutierten zeitlichen Aufwand, sondern auch auf die Art der erbrachten Tätigkeiten (direkte oder indirekte Pflege), die Relevanz von Vereinbarkeitsproblematiken (Mehrfachbelastungen und Sandwich-Generation, vgl. Klenner/Pfahl 2008) und Beziehungskonstellationen (Ehepartnerpflege, Schwieger-/Elternpflege) (weiterführende Analyse vgl. Backes/Amrhein/Wolfinger 2008). Diese Rahmenbedingungen und Konstellationen, in denen Pflege erbracht wird, bergen ungleiche Risiken und Chancen für die Lebenslage aller Beteiligten, als Folge des geschlechtsspezifischen Lebenslaufs. Beispielsweise leben alte und hochaltrige Männer in der Regel mit einer Partnerin zusammen, die sie zumindest potenziell pflegen bzw. die häusliche Versorgung organisieren kann. Hochaltrige Frauen sind dagegen meist verwitwet und leben häufig alleine, was wiederum verbunden ist mit spezifischen Risiken und Chancen im bereits diskutierten Sinne. Leider lassen die vorliegenden Daten eine geschlechterdifferenzierte Perspektive nicht durchgängig zu, und so können Pflegekonstellationen und -verläufe sowie damit zusammenhängende Lebenslageentscheidungen bzw. -veränderungen auf Seiten der Pflegenden nur begrenzt nachvollzogen werden.

Die Pflege alter Menschen wird in Deutschland und Österreich zwar überwiegend privat und familiär erbracht, zugleich ist Altenpflege aber auch ein Berufsfeld im ambulanten und stationären Bereich. Und obwohl die flächendeckende Ausstattung mit und die Finanzierung von so genannten Sachleistungen in Österreich und Deutschland sehr unterschiedlich gestaltet sind, sind die Geschlechterverhältnisse bei den dort Tätigen fast identisch. Das Gros der beruflich Pflegenden ist weiblich und sie sind meist in Teilzeit beschäftigt. Für beide Länder gilt, dass gerade das Feld der häuslichen Altenpflege „private" prekäre und überwiegend wiederum von Frauen geleistete Beschäftigungsverhältnisse fördert (Bergmann/Hlava 2005, S. 23 ff., Krajic/Novak/

Rappold 2005, S. 9 f., Schneider/Österle/Schober 2006, Statistisches Bundesamt 2008).

Diese wenigen Hinweise auf aufscheinende Hierarchien und Ungleichheiten, resultierend aus dem Zusammenwirken von Geschlecht und Körper im Feld der Altenpflege, müssen an dieser Stelle genügen. Deutlich wurde, dass sie ungleiche Verteilungs- und Partizipationschancen ebenso wie Macht- und Ungleichheitsstrukturen in Bezug auf Pflegebedürftige und auf privat sowie beruflich Pflegende begründen. Über das Feld der Pflege hinausgehend ist in Bezug auf die Intersektion von Alter(n) und Geschlecht in ihren verschiedenen Bedeutungsebenen nach wie vor zu konstatieren, dass es sich um ein nicht hinreichend und inhaltlich angemessen untersuchtes Feld handelt (vgl. Backes 2005 a).

Bewertungen: Dualismen – Hierachien – Wechselwirkungen

Verschiedene Risiken und Chancen für die Lebenslage der Pflegebedürftigen und Pflegenden konnten bisher identifiziert und sowohl an die körperliche Materialität als auch an die geschlechtsspezifische Vergesellschaftung im Lebenslauf zurückgebunden werden. Hierarchien, Macht- und Ungleichheitsstrukturen und damit zusammenhängende Prozesse, reichen körper- und geschlechtsspezifisch bis in die direkte Pflege hinein. Pflegearrangements, Verhaltenserwartungen, zeitlicher Umfang und Ausgestaltung von Pflegeinteraktionen, sind hier neben den Hierarchien zu nennen, die in der Interaktion zwischen Pflegenden und Pflegebedürftigen wirken (stehend/liegend; nackt/angezogen; aktiv/passiv etc.) (vgl. Twigg 2000, Wolfinger 2006). Hierarchien und Ungleichheiten wirken auch auf die Lebenslage der privat und beruflich Pflegenden. So entstehen beispielsweise aus der dualistischen Aufteilung der Pflege in die „direkte" (körperbezogene) und die „indirekte" (organisatorische) Pflege Hierarchien, die gebunden sind an subtil wirkende Annahmen, wonach spezifische Fertigkeiten und Fähigkeiten „quasi natürlich" an Geschlecht gebunden seien. Care als Sorge- und Pflegearbeit (für ältere Menschen) wird so zu einer Tätigkeitsform, die vermeintlich natürlich an Geschlecht gebunden ist und traditionell eher im Verantwortungs- und Fähigkeitsbereich von Frauen verortet wird. Sozialpolitische Maßnahmen wirken manifestierend, indem die Pflege alter Menschen vorrangig in die private Sphäre der Familie verwiesen wird. Denn Pflege zu leisten, kann gesundheitliche, finanzielle, partizipative Belastungen etc. mit sich bringen und die Verfügbarkeit von protektiven Ressourcen, wie Unterstützung durch Dritte, monetäre und immaterielle Anerkennung usw., hängen in starkem Maße von der geschlechtsspezifischen Lebenslage der Betroffenen ab. Gerade in der beruflichen Pflege spiegeln sich Hierarchien in der Pflege und zu anderen Arbeitsfeldern wider, beispielsweise durch monetäre und immaterielle Anerkennung oder die Arbeitszeitgestaltung.

Perspektiven einer gender-körpersensiblen Altenpflege

Ausgehend von den sozialrechtlichen Regelungen, die den Wirklichkeitsausschnitt von Pflege und Pflegebedürftigkeit definieren, und aufbauend auf verfügbaren Daten zu Art und Umfang sowie Ausgestaltung von häuslich-familiärer und beruflicher Pflege, konnten wir Macht- und Ungleichheitsstrukturen identifizieren, die sozialstrukturell und prozedural an Geschlecht, Alter(n) und Körper gebunden sind. Risiken und Chancen von Pflege und Pflegebedürftigkeit sind gesamtgesellschaftlich determiniert und wechselseitig abhängig von der Entwicklung der geschlechtsspezifischen Lebenslage im Lebenslauf. Eine gender-körpersensible Altenpflege kann deshalb nur vor dem Hintergrund der im Lebensverlauf bis ins Alter hinein wirksamen unterschiedlichen und ungleichen Lebens- und Arbeitsverhältnisse der Geschlechter entwickelt werden. Denn:

> *„erst in einer Analyse der Vergesellschaftungsformen beider Geschlechter und ihrer Verwobenheit, genauer: der hierarchisch komplementär strukturierten, in sozial ungleicher Weise ergänzend aufeinander bezogenen, Geschlechterverhältnisse bis ins Alter hinein, liegt der Schlüssel zu einer angemessenen Analyse der (widersprüchlichen) individuellen und gesellschaftlichen Ausprägung und Bedeutung von Geschlecht und Alter(n), auch im Kontext der Pflege und damit der Begründung einer geschlechtersensiblen Altenpflege.“* (Backes 2005 b, S. 361, vgl. Backes/Wolfinger/Amrhein 2008, S. 150, Wolfinger 2006, S. 135)

Der zweite Pfeiler, aus dem heraus die Perspektive einer gender-körpersensiblen Altenpflege zu entwickeln ist, bezieht sich darauf, dass Alter(n) und

Geschlecht ihren sozialstrukturellen und prozeduralen Ausdruck im, durch und mithilfe des Körpers finden. In der Materialität des pflegebedürftigen und pflegenden Körpers zeigt sich immer auch seine konstruktive Wirkung auf das Soziale und die Wirkung des Sozialen auf ihn. Demnach sind Macht- und Ungleichheitsstrukturen in der Pflege und bei Pflegebedürftigkeit auf Grundlage der Intersektion von Alter(n), Geschlecht/Gender und Körper zu analysieren und zu explizieren. Denn die daran gekoppelten Macht- und Ungleichheitsstrukturen verbinden sich mit anderen Hierarchien, zum Beispiel der beruflichen Tätigkeit, ökonomischer und gesellschaftlicher Struktur etc. und führen zu geschlechtsspezifischen Mustern der Kumulation bzw. Kombination von Bevor- und Benachteiligungen, wie:

1. Pflegebedürftigkeit und Pflegearrangements sind aktueller Ausdruck und Folge der geschlechtsspezifischen Vergesellschaftung im Lebenslauf. Die hierarchische Komplementarität der Geschlechterverhältnisse äußert sich im Gepflegtwerden durch geschlechtsspezifische Ungleichheitsstrukturen.
2. Geschlechtsspezifisch und körperbezogen verschiedene Formen von Pflegebedürftigkeit, Hilfebedarf, Zugangsweisen und andererseits Ansprüchen der Pflegenden, wirken sich auf die Lebenslage der Pflegebedürftigen nachhaltig aus.
3. Die Arbeitsteilung zwischen den Geschlechtern in der Pflege ist bisher implizit an Geschlecht und Körper gebunden und darüber hierarchisch komplementär strukturiert, mit Folgen für die Lebenslage der Betroffenen.

Aus konzeptionell-theoretischer Perspektive ist zu resümieren, dass die tradierte Sicht auf Pflege und Pflegebedürftigkeit einer geschlechter-körpersensiblen Perspektive nicht standhält. Eine alternde Gesellschaft, die sich auch der Herausforderung der Pflege alter Menschen zu stellen hat, muss sich fragen, was ihr Pflege und Betreuung monetär und immateriell wert ist, welche Dimensionen von Care in Pflege zu integrieren sind und wie die Pflege und Pflegebedürftigkeit im Alter den Folgen und Erfordernissen der geschlechtsspezifischen Lebenslage der Betroffenen gerecht werden kann (vgl. Backes 2005 b, Backes/Amrhein/Wolfinger 2008, Wolfinger 2006). Welche Gestaltungsoptionen für Forschung und Politik lassen sich aus diesen konzeptionellen Grundlinien ableiten?

Gender-körpersensible Gestaltungsoptionen für Altenpflege in alternden Gesellschaften

In den analysierten Studien und statistischen Erhebungen werden biologisches bzw. soziales Geschlecht, Alter(n) und Körper – wenn überhaupt – meist deskriptiv beleuchtet (ausführlicher vgl. Backes 2005 b, Wolfinger 2006). Die daraus entstehende eigenartige Mischung aus Halbwissen und Übergehen des Themas erweckt den Eindruck, dass das (soziale) Geschlecht und die soziale Bedeutung des Körpers mit Übernahme der Rolle des Helfens, des Sorgens und durch das Angewiesensein auf Pflege, insbesondere im Alter(n), irrelevant wird. Deshalb ist es eine vorrangige Aufgabe der Forschung, die Datenlage zu verbessern. Dazu sind auch Änderungen der Erhebungsmodalitäten erforderlich, die zum Teil in Durchführungsverordnungen geregelt sind. Nur so können Pflegende und Pflegebedürftige gleichermaßen und geschlechterdifferenziert in den Blick genommen werden und ihre Situation transparent sowie im Verlauf und den Arrangements bzw. Pflegebeziehungen durchgängig abgebildet werden. Auch sozialwissenschaftliche Erhebungen zur Sorge- und Pflegearbeit und zur Situation hilfs- und pflegebedürftiger Menschen sind in diesem Sinne geschlechtergerecht zu gestalten. Ebenso ist die Materialität des Körpers in seiner Wirkung auf das Soziale in sozialwissenschaftliche Erhebungen zu Art und Umfang von Pflege- und Sorgearbeit, wie auch auf Seiten der Hilfe- und Pflegebedürftigen, einzubeziehen.

Bisher fehlen beispielsweise belastbare Erkenntnisse zu gesundheitlichen, sozialen und materiellen Voraussetzungen und Folgen familiärer und beruflicher Sorge- und Pflegetätigkeit von Frauen und Männern. Auch zu geschlechtsspezifischen Häufungen von Hilfebedarf, Symptomatik etc. und daraus resultierenden spezifischen Anforderungen an die Pflege wissen wir bisher zu wenig. Umfassende soziologisch-gerontologische Studien zu Lebenslagen und Lebensverläufen pflegender Frauen und Männer werden dringend benötigt, um Gestaltungsoptionen und Risiken für alternde Gesellschaften sichtbar zu machen.

Altenpflege in ihrer jeweiligen Ausgestaltung ist ein sozialpolitisches Diskursergebnis. Gesetzliche Rahmenbedingungen stellen gestalterische Weichen und können dies auch in Richtung einer gender-körpersensiblen Altenpflege in alternden Gesellschaften. Die bisherigen politischen Schritte lassen jedoch keine durchgängige, längerfristige, den gesamten Lebenslauf einbeziehende, Ausrichtung der gewählten Problemlösungsmaßnahmen erkennen. Aber Regelungen zur Altenpflege sind Bestandteil der wohlfahrtsstaatlichen Ausrichtung alternder Gesellschaften und sind auch darin eingebettet zu gestalten. Ungelöste Vereinbarkeitsproblematiken bei gleichzeitig zunehmendem Erfordernis eigenständiger Berufstätigkeit und Alterssicherung sind ebenso relevant wie die Berücksichtigung moderner Lebensentwürfe von Frauen und Männern. Aber auch in der Zusammenschau mit anderen Aspekten von Care, z. B. der Sorge für Kinder und weiteren Formen von Tätigkeit für Andere (Ehrenamt, Familienarbeit etc.), ist Altenpflege als gesamtgesellschaftliche Aufgabe zu gestalten und adäquat anzuerkennen. Die Politik verfügt über Instrumente, um die Weichen dahingehend zu stellen, Pflege- und Sorgetätigkeiten von traditionellen Geschlechterzuordnungen zu befreien und an körperliche Materialität gebundene Ausschlüsse sowie Hierarchisierungen zwischen direkter und indirekter Pflege in der Definition von Pflege, in der Ausbildung und Kompetenzentwicklung, in der Bezahlung, bei Umfang und Art von Tätigkeit (privat und beruflich), Anerkennung etc. zu explizieren und anzupassen.

Literatur

Amrhein, Ludwig/Backes, Gertrud M. (2007): Alter(n)sbilder und Diskurse des Alter(n)s. Anmerkungen zum Stand der Forschung. In: Zeitschrift für Gerontologie und Geriatrie (Z Gerontol Geriatr), 40(2), S. 104–111

Arber, Sara/Ginn, Jay (1991): Gender and later life. A sociological analysis of resources and constrains. London: Sage

Artero, S. et al. (2008): Risk profiles for mild cognitive impairment and progression to dementia are gender specific. In: J. Neurol Neurosurg Psychiatry, published online first, 1 May 2008 (doi:10.1136/jnnp.2007.136903)

Backes, Gertrud M. (1997): Alter(n) als ‚Gesellschaftliches Problem'? Zur Vergesellschaftung des Alter(n)s im Kontext der Modernisierung, Opladen: Westdeutscher Verlag

Backes, Gertrud M. (1999): Geschlechterverhältnisse im Alter. Alter als komplementär „weibliche“ und „männliche“ Vergesellschaftung. In: Jansen, Birgit/Karl, Fred/Radebold, Hartmut/Schmitz-Scherzer, Reinhard (Hrsg.): Soziale Gerontologie. Ein Handbuch für Lehre und Praxis, Weinheim: Beltz, S. 453–469

Backes, Gertrud M. (2005 a): Alter(n) und Geschlecht: ein Thema mit Zukunft. In: Aus Politik und Zeitgeschichte, 49/50, S. 31–38

Backes, Gertrud M. (2005 b): Geschlecht, Alter(n) und Pflege – ein allseits (un-) bekanntes Thema? – Oder: zur Begründung einer geschlechtersensiblen Altenpflege. In: Schroeter, Klaus R./Rosenthal, Thomas (Hrsg.): Soziologie der Pflege. Grundlagen, Wissensbestände und Perspektiven. Weinheim, München: Juventa, S. 359–384

Backes, Gertrud M./Lasch, Vera/Reimann, Katja (Hrsg.) (2006): Gender Health and Ageing, European Perspectives on Life Course, Health Issues and Social Challenges. Reihe Alter(n) und Gesellschaft, Band 13. Wiesbaden: VS Verlag

Backes, Gertrud M. (2007): Geschlechter – Lebenslagen – Altern. In: Pasero, Ursula/ Backes, Gertrud M./Schroeter, Klaus R. (Hrsg.): Altern in Gesellschaft. Ageing – Diversity – Inclusion. Wiesbaden: VS Verlag, S. 151–183

Backes, Gertrud M. (2008 a): Von der (Un-)Freiheit körperlichen Alter(n)s in der modernen Gesellschaft und der Notwendigkeit einer kritisch-gerontologischen Perspektive auf den Körper. In: Zeitschrift für Gerontologie und Geriatrie (Z Gerontol Geriatr), 41(3), S. 188–194

Backes, Gertrud M. (2008b): Alter(n): Ein kaum entdecktes Arbeitsfeld der Frauen- und Geschlechterforschung. In: Becker, Ruth; Kortendiek, Beate (Hrsg.): Handbuch Frauen- und Geschlechterforschung. Theorie, Methoden, Empirie. 2. erw. u. akt. Auflage. Wiesbaden, VS Verlag für Sozialwissenschaften, S. 446-452

Backes, Gertrud M.; Amrhein, Ludwig; Wolfinger, Martina (2008): Gender in der Pflege. Herausforderungen für die Politik. WISO Diskurs: Expertisen und Dokumentationen zur Wirtschafts- und Sozialpolitik, Bonn

Backes, Gertrud M.; Wolfinger, Martina (2008): Editorial: Körper und Alter(n). In: Zeitschrift für Gerontologie und Geriatrie (Z Gerontol Geriatr), 41(3), S. 153-155

Bergman, F./Hlava, A./et al. (2005): Beschäftigung im Alten- und Behindertenbereich, Wien: Österreichisches Institut für Gesundheitswesen

Bickel, Horst (2000): Demenzsyndrom und Alzheimer Krankheit: Eine Schätzung des Krankenbestandes und der jährlichen Neuerkrankungen in Deutschland. In: Das Gesundheitswesen 62, S. 211–218

Bundesgesetzblatt für die Republik Österreich (2008): 469. Verordnung: Änderung der Einstufungsverordnung zum Bundespflegegeldgesetz – EinstV

Bundesministerium für Familie, Senioren, Frauen und Jugend (BMFSFJ) (2002): Vierter Bericht zur Lage der älteren Generation. Risiken, Lebensqualität und Versorgung Hochaltriger – unter besonderer Berücksichtigung demenzieller Erkrankungen, Berlin

Calasanti, Toni M./Slevin, Kathleen F. (Hrsg.) (2006): Age Matters, New York, London: Routledge

Glaeske, Gerd/Schicktanz, Christel/Janhsen, Katrin (2009): GEK-Arzneimittel-Report 2009. Auswertungsergebnisse der GEK-Arzneimitteldaten aus den Jahren 2007 bis 2008. Schriftenreihe zur Gesundheitsanalyse Band 68. Bremen, Schwäbisch Gmünd

Heinemann-Knoch, Marianne/Knoch, Tina/Korte, Elke (2006): Zeitaufwand in der häuslichen Pflege. Wie schätzen ihn Hilfe- und Pflegebedürftige und ihre privaten Hauptpflegepersonen selbst ein? Zeitschrift für Gerontologie und Geriatrie (Z Gerontol Geriatr) 39(6), S. 413–417

Jagger, Gill (2008): Judith Butler. Sexual politics, social change and the power of the performative. London, New York, Routledge

Klenner, Christina/Pfahl, Svenja (2008): Jenseits von Zeitnot und Karriereverzicht – Wege aus dem Arbeitszeitdilemma. Arbeitszeiten von Müttern, Vätern und Pflegenden. In: Wsi-Diskussionspapier Nr. 158, Düsseldorf

Krajic, K./Nowak, P./Rappold, E. (2005): Pflegenotstand in der mobilen Pflege? Wissenschaftliches Gutachten gefördert durch die Fachgruppenvereinigung Gesundheitsberufe

Kunz, Miriam/Lautenbacher, Stefan (2007): Demenz bei Frauen und Männern: das gleiche Problem? In: Lautenbacher, Stefan/Güntürkün, Onur/Hausmann, Markus (Hrsg.): Gehirn und Geschlecht. Neurowissenschaft des kleinen Unterschieds zwischen Frau und Mann, Heidelberg: Springer, S. 283–295

Kytir, Josef/Schrittwieser, Karin/Statistik Austria (2003): Haushaltsführung, Kinderbetreuung, Pflege, Ergebnisse des Mikrozensus September 2002, Wien

Lademann, Julia/Kolip, Petra (2005): Gesundheit von Frauen und Männern im mittleren Lebensalter. Schwerpunktbericht der Gesundheitsberichterstattung des Bundes, Berlin

Minkler, Meredith/Estes, Carroll L. (Hrsg.) (1991): Critical Perspectives on Aging: The Political and Moral Economy of Growing Old, New York: Baywood

Ott, A. et al. (1998): Incidence and risk of dementia. The Rotterdam Study. In: American Journal of Epidemiology 147, S. 574–580

Phillipson, Chris/Walker, Alan (Hrsg.) (1986): Ageing and social policy, London: Gower

Robert Koch-Institut (Hrsg.) (2005): Altersdemenz. Gesundheitsberichterstattung des Bundes, Berlin: Robert Koch-Institut

Schneekloth, Ulrich/Wahl, Hans-Werner (Hrsg.) (2005): Möglichkeiten und Grenzen selbständiger Lebensführung in privaten Haushalten (MuG III). Repräsentativbefunde und Vertiefungsstudien zu häuslichen Pflegearrangements, Demenz und professionellen Versorgungsangeboten. Integrierter Abschlussbericht, München

Schneekloth, Ulrich (2006): Entwicklungstrends und Perspektiven in der häuslichen Pflege. Zentrale Ergebnisse der Studie Möglichkeiten und Grenzen selbständiger Lebensführung (MuGIII). In: Zeitschrift für Gerontologie und Geriatrie (Z Gerontol Geriatr) 39(6), S. 405–412

Schneider, Ulrike/Österle, August/Schober, Doris/Schober, Christian (2006): Die Kosten der Pflege in Österreich. Ausgabenstrukturen und Finanzierung. Forschungsbericht 02/2006, Wien: Institut für Sozialpolitik

Schupp, Jürgen/Künemund, Harald (2004): Private Versorgung und Betreuung von Pflegebedürftigen in Deutschland. Überraschend hohes Pflegeengagement älterer Männer. In: Wochenbericht des DIW Berlin 20(04), S. 289–294

SGB XI (o. J.): Sozialgesetzbuch (SGB) – Elftes Buch (XI) – Soziale Pflegeversicherung (Artikel 1 des Gesetzes vom 26. Mai 1994, BGBl. I S. 1014). URL: http://www.gesetze-im-internet.de/sgb_11/ (30.09.09)

Statistik Austria (Hrsg.) (2008): Jahrbuch der Gesundheitsstatistik: Wien

Statistisches Bundesamt (2004): Sonderbericht: Lebenslagen der Pflegebedürftigen. Pflege im Rahmen der Pflegeversicherung. Deutschlandergebnisse des Mikrozensus 2003, Bonn: Statistisches Bundesamt Zweigstelle Bonn

Statistisches Bundesamt (2008): Pflegestatistik 2007. Pflege im Rahmen der Pflegeversicherung. Deutschlandergebnisse, Wiesbaden

Twigg, Julia (2000): Carework as a form of bodywork. In: Ageing and Society, 20, S. 389–411.

Wolfinger, Martina (2006): Körper und Geschlecht – notwendige Perspektiven innerhalb der Pflegeforschung? In: Zeitschrift für Frauenforschung und Geschlechterstudien, 2/3, S. 117–128

Wolfinger, Martina (2008): Soziale Bedeutungszusammenhänge von Alter(n) und Körper: alter(n)ssoziologisch fundierte Thesen. In: Zeitschrift für Gerontologie und Geriatrie (Z Gerontol Geriatr), 41(3), S. 195–200

Wurm, Susanne/Tesch-Römer, Clemens (2006): Gesundheit, Hilfebedarf und Versorgung. In: Tesch-Römer, Clemens/Engstler, Heribert/Wurm, Susanne (Hrsg.): Altwerden in Deutschland. Sozialer Wandel und individuelle Entwicklung in der zweiten Lebenshälfte, Wiesbaden: VS Verlag, S. 329–384

Birgit Heller

Gender und Spiritualität am Lebensende

Ausgangspunkt für die Frage nach der Relevanz von Gender im Kontext der Hospiz- und Palliativkultur ist die Tatsache, dass die Hospizbewegung weitgehend eine Frauenbewegung ist. Zugespitzt auf den speziellen Bereich der Altenhilfe ist ein doppelter Blick erhellend: Sowohl auf der Seite der Sorgenden als auch auf der Seite derer, die Subjekt der Sorge sind, befinden sich Frauen in der überwältigenden Mehrheit. In meinem Beitrag möchte ich zunächst generelle Zusammenhänge aufzeigen, die genderspezifische Rahmenbedingungen für die Hospiz- und Palliativkultur schaffen und dann der konkreten Frage nachgehen, ob das Geschlecht die Bedeutung von Religiosität/Spiritualität am Lebensende und näherhin im Alter beeinflusst. Verglichen mit der jetzigen Generation der alten Menschen, die noch relativ stark in konfessionellen religiösen Traditionen verwurzelt ist, wird sich die Bedeutung von Religiosität/Spiritualität am Ende des Lebens in Zukunft zwar nicht auflösen, aber wandeln. Es ist absehbar, dass sich in den nächsten beiden Jahrzehnten die großen Veränderungen, die in den modernen Gesellschaften im religiös-spirituellen Bereich stattgefunden haben und weiter stattfinden, zunehmend auf die Hospiz- und Palliativkultur auswirken werden. Aus der Tatsache, dass die konfessionellen Bindungen stark rückläufig sind, ergeben sich neue Herausforderungen für Palliative Care/Spiritual Care. Die Veränderungen im religiös-spirituellen Bereich sind derzeit zwar noch stärker auf der Seite der „care"-Gebenden auszumachen, spätestens wenn diese Generation der jetzt 35- bis 55-Jährigen alt wird, wird sich aber das spirituelle Umfeld der Palliativversorgung im großen Stil gewandelt haben.

Die „Todeskompetenz" von Frauen und ihre Ursachen

Frauen sind häufig in einem doppelten Sinn verantwortlich für den Tod: Einerseits sind Frauen für den Tod zuständig, insofern sie in den meisten traditionalen Kulturen die tragenden Rollen im Umgang mit den Sterbenden, dem

Leichnam und bei den Trauerriten innehaben. Frauen spielen beispielsweise in Afrika, China, Neuguinea, in arabischen Ländern genauso wie in Irland, Griechenland oder den Balkanländern eine herausragende Rolle in der rituellen Fürsorge für den Leichnam und in der Totenklage. Andererseits tragen sie in vielen Kulturen die Schuld am Tod. Die Assoziation von Frau und Tod hat durchaus ambivalente Züge, sie erscheint nicht nur in der Form mächtiger weiblicher Todesgöttinnen, sondern kann zutiefst mit der Abwertung von Frauen einhergehen. Das wird besonders deutlich am konkreten Beispiel jener frühchristlichen Tradition, die den Frauen die Schuld am Tod anlastet. Frauen haben den Tod demnach als Folge der Sünde maßgeblich verursacht. Nach den bekannten Worten des Theologen und Kirchenschriftstellers Tertullian (um 150–230 n. Chr.) gelten Frauen als Tor des Teufels (vgl. Jensen 2002, S. 211).

Die Vorstellung, dass Frauen den Tod verschuldet haben oder die Bürde der Sterblichkeit tragen, existiert in vielen Varianten. In vielen traditionalen Kulturen weist die Struktur von Totenriten Frauen die erniedrigende Aufgabe zu, das Leid und die Unreinheit des Todes auf sich zu nehmen (vgl. Bloch 1982). Der Sieg über den Tod wird dadurch errungen, dass Geburt und Tod mit der Welt der Frauen verbunden werden. Indem körperlicher Zerfall und Unreinheit an die Frauen delegiert werden, wird die biologische Natur des Menschen überwunden. Wahres Leben und schöpferische Macht hingegen entstehen aus dem männlich-rituellen Handeln. Diese Vorstellungsmuster sind analog greifbar in der Assoziierung von Frau und sterblichem Körper beziehungsweise Mann und unsterblichem Geist, wie sie typisch ist für die europäische Antike, aber auch für viele andere Kulturen. Die Schöpferkraft des männlichen Geistes, die sich auf Unsterblichkeit ausrichtet, ist der Schöpferkraft des weiblichen Körpers überlegen, weil Frauen als Mütter nur das kontingente vergängliche Leben auf die Welt bringen.

Abgesehen von diesen soziokulturellen Vorstellungsmustern, die den Tod im Zuständigkeitsbereich der Frauen verankern, sind es auf der Ebene der faktischen sozialen und biologischen Realität vor allem die Frauen als (potenzielle) Mütter, die in einer besonderen Verbindung zum Tod stehen. Die Fähigkeit zur Reproduktion eröffnet Frauen generell den Zugang zum Bereich des Todes. Schwangerschaft und Geburt sind gekoppelt mit Erfahrungen von Verlust, Schmerz und Todesangst. Nach Auffassung vieler indianischer Kulturen ist überhaupt jede Geburtserfahrung eine Beinahe-Todeserfahrung. Dass Geburt und Tod zusammengehören ist eine Erfahrung, die häufig thematisiert wird. Lebensanfang und Lebensende werden als analoge Phänomene aufeinander bezogen, der Tod im Spiegelbild der Geburt betrachtet, wie in dem bekannten Sermon von Martin Luther (vgl. Laager 1996, S. 413 f.). Im Vordergrund stehen dabei das Erleben der Enge/der Angst und die Erfahrung des Übergangs, die Geburt und Tod gleichermaßen prägen. Wenn die Angst einer gebärenden Frau mit der Angst im Sterben verglichen wird, so schwingt die reale Todesgefahr, die eine Geburt für Mutter und Kind mit sich bringt, im Hintergrund mit. Schätzungen zufolge sterben heutzutage in den ärmsten Ländern jährlich mehr als 500.000 Frauen an den Folgen von Schwangerschaft und Geburt. Darüber hinaus ergibt sich die größere Nähe von Frauen zum Tod auch aus der verbreiteten Erfahrung der Fehlgeburten sowie der lange vorherrschenden und in vielen Ländern heute noch bestehenden hohen Säuglings- und Kindersterblichkeit. Häufig haben Hebammen nicht nur die Geburtshilfe, sondern auch zugleich den Dienst der Totenversorgung wahrgenommen.

Quer durch die Kulturen sind Lebensanfang und Lebensende – bezogen auf die Fürsorge für die Schwangeren, die Gebärenden und die Säuglinge sowie die Sterbenden und die Toten – Frauendomänen, die gleichermaßen durch so genannte „mothering rituals", Bemutterungs-Rituale (vgl. Thomas 1997, S. 453), gekennzeichnet sind. In traditionalen Kulturen werden häufig Analogien zwischen Geburtszeremonien und Totenritualen hergestellt: In südindischen Dörfern etwa erhalten Sterbende gleich Säuglingen Milch (vgl. Peyer 2004, S. 70), bei den Toraja in Indonesien werden Sterbende genauso in den Armen gewiegt wie ein Kind, dem die Brust gegeben wird (vgl. Wellenkamp 1991, S. 122). Der mütterliche Umgang mit dem sterbenden Menschen umfasst Geborgenheit, Trost, Fürsorge und Hilfestellung wie im Fall der Geburt und wird als universale Konstante betrachtet (vgl. Thomas 1997, S. 452). Über den Tod hinaus bleibt das mütterliche Verhalten aufrecht: Der Leichnam wird wie ein Neugeborenes gewaschen, teilweise gesalbt und neu gekleidet. Frauen sind in allen Kulturen die eigentlichen „caregivers", in der ganzen Spannweite des Begriffs von Sorgfalt, Pflege, Fürsorge bis hin zu Liebkosung (caress). Der als „care" umschriebene Tätigkeitsbereich bezieht sich auf die Erfahrung primär weiblich kodierter Rollen und Lebenszusammenhänge. Die hauptsächlich weiblichen Rollen der „caregivers" dominieren am Lebensanfang und am Lebensende in der Fürsorge für (einseitig) betreuungsbedürftige Säuglinge und kleine Kinder sowie für alte und sterbende Menschen. Dazu kommt die Versorgung von kranken Menschen, die sich ebenfalls in einer analogen Situation der Bedürftigkeit befinden.

Patriarchal geprägte Gesellschaften haben die Tätigkeiten und Einstellungen, die im Begriff „care" zusammengefasst sind, als Teil der weiblichen Natur festgeschrieben und zugleich abgewertet. Sorgen und Pflegen ist bis heute im allgemeinen Bewusstsein verknüpft mit traditionell weiblichen Werten wie Einfühlsamkeit, Hingabe, Aufopferung. Der Tätigkeitsbereich von „care" erweist sich insofern als Geschlechterfalle als er – zumindest implizit – unter dem Vorzeichen der minderwertigen weiblichen Qualitäten steht und gewissermaßen als Bestandteil der natürlichen Mütterlichkeit aufgefasst wird. Pflegen und Sorgen als natürliche, angeborene Fähigkeit der Frau ist abgekoppelt von traditionell männlich besetzten Werten wie Selbständigkeit, Verantwortung, Vernunft, Entscheidungskompetenz, Autorität. Dass daher die Krankenpflege in jenen Ländern, die erst jüngst oder noch gar nicht den Weg der Akademisierung beschritten haben, immer noch als Hilfsdienst der Medizin gering geschätzt wird, hängt damit zusammen, dass die traditionell höher geschätzten männlichen Werte der weiblichen Pflege abgesprochen werden. Die geringe gesellschaftliche Wertschätzung aller „care"-Tätigkeiten ist auf asymmetrische, ungleiche Geschlechterverhältnisse zurückzuführen. Durch die Naturalisierung („care" als weibliches Naturtalent) und Minderbewertung (Sorgen als Gratisleistung oder schlecht bezahlter Frauenberuf) spiegelt sich im Tätigkeitsbereich von „care" ein geschlechtsbezogenes Unterordnungsverhältnis. Diese Entwicklung hat zu Verzerrungen menschlichen Lebens geführt. Höherbewertung und politische Beförderung von Rationalität, Effektivität, Objektivität und beziehungsloser Autonomie stehen in einem tieferen Zusammenhang mit der Abwertung und Ausgrenzung weiblich kodierter Lebensbereiche und Eigenschaften. Das ist der Nährboden für zahlreiche gesellschaftliche Probleme bis hin zur Marginalisierung und Institutionalisierung des Todes.

Die Vereinnahmung von Geburt und Tod durch die moderne Medizin und Medizintechnik, die erst in der jüngeren Vergangenheit eingesetzt hat, reproduziert die alten Geschlechtsmuster unter neuen Vorzeichen. Die natürlichen

Übergänge des menschlichen Lebens wurden in den Bereich der Anomalie verschoben und in ein Kampffeld verwandelt. Das Ringen um eine „sanfte Geburt" und ein „würdiges Sterben" jenseits der medizintechnischen Kontrolle, das in den modernen Gesellschaften eingesetzt hat, ist in vieler Hinsicht als Gegenbewegung zu den Begleiterscheinungen des männlich-medizinischen Machtanspruchs über Leben und Tod zu sehen. Die Revitalisierung alter Hebammentraditionen hat einen wesentlichen Beitrag zur Umgestaltung der Geburtsbedingungen geleistet, der von ganzheitlicher Schwangerschaftsbegleitung bis hin zur verfemten Hausgeburt reicht, aber auch die Geburtsszenarien in den Krankenhäusern beeinflusst hat. Die maßgeblich von Frauen initiierte und getragene Hospizbewegung hat den alten Faden weiblicher Totenfürsorge wieder aufgenommen. Männlich dominierte Palliativmedizin und weiblich geprägte Hospizarbeit und Palliative Care bilden zumindest im deutschen Sprachraum einen schwelenden Konfliktherd. Die politischen Weichen, die derzeit gestellt werden und der Ökonomisierung, Professionalisierung und Medikalisierung des Sterbens Vorschub leisten, tragen hier zu keiner Lösung bei, sondern heizen diesen Konflikt erst richtig an.

Die Bedeutung von Geschlechterrollen und Geschlechterdifferenz ist in den Untersuchungen zu Palliative Care und Hospizbewegung sowie in den Selbstartikulationen der professionell und ehrenamtlich Tätigen bislang wenig beachtet worden. Sehr deutlich thematisiert Adelheid Rieffel (Bielefeld), eine Pionierin der deutschen Hospizbewegung, das Konfliktfeld Geschlecht aus ihrer persönlichen Erfahrung, wobei es hier nicht einmal um das Gegenüber von Palliativmedizin und Hospizarbeit geht, sondern lediglich um Kompetenz- und Machtfragen im Rahmen der Hospizbewegung selbst:

> *„Also ich hab nichts gegen Männer, ohne Zweifel nicht, aber wenn sich Männer über Hospizarbeit definieren wollen und sich wunderbar darstellen wollen und abflitzen, wenn es ans Sterben geht, das kann ich nicht haben. Die gehören auch nicht in Vorstandsetagen."*

Diese Äußerung stammt aus einem Interview, das im Rahmen eines Projekts zur deutschen Hospizgeschichte der IFF-Fakultät der Universität Klagenfurt (Abteilung Palliative Care und OrganisationsEthik) in Zusammenarbeit mit der Universität Gießen geführt wurde. Für Adelheid Rieffel existieren Geschlechterunterschiede sowohl in der Art der Sterbebegleitung als auch im Sterben selbst. Sie vertritt die Ansicht, dass Frauen in der Hospizarbeit ihre spezifischen Spielregeln in anerkannter Weise nutzen dürfen. Dass ihnen hier die ausgeprägtere Emotionalität und die intuitiven Kräfte einen Vorteil verschaffen.

Die Todeskompetenz von Frauen ist das Ergebnis eines komplexen Geflechts von biologisch grundgelegten Erfahrungsdimensionen, soziokulturellen Rollenzuweisungen und damit verwobener Selbstartikulation. Kompetenz resultiert nicht aus der passiven Übernahme bestimmter Erwartungen oder erwünschter Tätigkeiten, sondern setzt auch aktive Gestaltung voraus. Das bedeutet, dass Rollen auch angenommen, konkret ausgefüllt und tradiert werden müssen. Die Tatsache der großen Konstanz weiblicher Todeskompetenz quer durch die Kulturen und historischen Epochen bis in die Gegenwart kann auch als Hinweis auf diese aktive Komponente in der Beziehung von Frauen und Tod gedeutet werden.

Beeinflusst das Geschlecht die Bedeutung von Religiosität/ Spiritualität im Alter?

Nach meiner Einschätzung weisen viele Studien und daher auch die Theoriebildung im Kontext der Forschung zu Religiosität/Spiritualität und Alter, jüngst auch der so genannten Religionsgerontologie, eine Gender-Blindheit auf, die unter anderem mit der These von der Alters-Androgynie zu tun hat. Unter Androgynie wird das ausgewogene Verhältnis von maskulinen und femininen Eigenschaften verstanden. In den modernen entwicklungspsychologischen Theorien des Alters ist die These von der Alters-Androgynie weit verbreitet (vgl. beispielsweise Peters 2004, S. 174). Demnach werden in der zweiten Lebenshälfte feminine und maskuline Eigenschaften bei beiden Geschlechtern amalgamiert und integriert – während Frauen ihr Selbst um aktiv-durchsetzungsbetonte Anteile erweitern, ergänzen Männer ihr Selbst um passiv-abhängige Erlebnisformen. Die so erworbene androgyne Kompetenz soll die Anpassung an das Älterwerden erleichtern und sich positiv auf das Wohlbefinden im hohen Alter auswirken, weil sie das Verhalten flexibilisiert. An der Wiege dieser These stehen allerdings einseitige und vorurteilsgebundene Geschlechtswahrnehmungen nach dem klassischen Modell der Xanthippe, die als Prototyp der ewig nörgelnden, zänkischen Ehefrau berühmt geworden ist. Es war Sigmund Freud (1913, S. 115), der im Rahmen seiner Darlegungen der Disposition zur Zwangsneurose die biografische Charakterveränderung von Frauen als allgemein bekannte Tatsache hinstellte:

> *„Es ist bekannt und hat den Menschen viel Stoff zur Klage gegeben, daß die Frauen häufig, nachdem sie ihre Genitalfunktionen aufgegeben haben, ihren Charakter in eigentümlicher Weise verändern: Sie werden zänkisch, quälerisch und rechthaberisch, kleinlich und geizig, zeigen also typische sadistische und analerotische Züge, die ihnen vorher in der Epoche der Weiblichkeit nicht zu eigen waren."*

Nach Freud prägen Frauen in der zweiten Lebenshälfte also nicht einfach maskuline Eigenschaften aus, sondern verändern sich in psychisch krankhafter Weise.

Auch Carl Gustav Jung (1931, S. 436 ff.) führt die psychischen Schwierigkeiten um die Lebensmitte auf „eine tiefliegende, merkwürdige Veränderung der Seele" zurück. Allerdings geht er von einer Rollenumkehrung beider Geschlechter ab der Lebensmitte aus:

> *„Man könnte zum Beispiel das Männliche und das Weibliche zusammen mit den seelischen Eigenschaften mit einem bestimmten Vorrat an Substanzen vergleichen, die in der ersten Lebenshälfte gewissermaßen ungleich verbraucht werden. Der Mann verbraucht seinen großen Vorrat männlicher Substanz und hat nur noch den kleineren Betrag an weiblicher Substanz übrig, der nunmehr zur Verwendung gelangt. Umgekehrt die Frau, die ihren bisher unbenutzten Bestand an Männlichkeit nunmehr in Tätigkeit treten lässt."*

Diese Behauptung illustriert Jung mit den Beobachtungen, dass der Mann mit fünfundvierzig bis fünfzig Jahren häufig abgewirtschaftet hat und dann die Frau die Hosen anzieht und zu sozialer Verantwortung erwacht. Während nach dem Zusammenbruch des männlichen Stils ein „verweiblichter Mann" zurückbleibe, entwickle die Frau „eine ungemeine Männlichkeit und Härte des Verstands".

Auch diesem Ansatz liegen die normativen Geschlechterrollen der bürgerlichen Gesellschaften Europas im 19. Jahrhundert zugrunde. Die saubere Aufteilung von Aktivität/Verantwortung/Verstand und Passivität/Abhängigkeit/Gefühl auf Männer und Frauen bildet ein Geschlechterklischee ab, das weder der historischen Realität standhält noch generalisierbar ist.

Die Entwicklungspsychologin Pasqualina Perrig-Chiello, die sich schwerpunktmäßig aus einer genderkritischen Perspektive mit der Geschlechtsrollenentwicklung über die Lebensspanne befasst, hat bislang ambivalente Einschätzungen publiziert. Einerseits betrachtet auch sie die Androgynie des späteren Lebensalters als kulturübergreifendes Muster – „Analog zur Feminisierung des alternden Mannes ist eben die Maskulinisierung der alternden Frau beobachtbar …“ (Perrig-Chiello 2001, S. 17). Andererseits kommt sie im Rahmen einer interdisziplinären Altersstudie zu Ergebnissen, die in krassem Widerspruch stehen zu den meisten bisherigen Annahmen zur Persönlichkeitsentwicklung von Frauen und Männern in der mittleren und höheren Lebensphase (vgl. Perrig-Chiello 2000). Sie vermutet, dass dieses Ergebnis darauf zurückzuführen ist, dass ein hoher Anteil der Frauen der untersuchten Stichprobe (63 %) unverheiratet, kinderlos und jahrzehntelang berufstätig war. Das erklärt jedoch nicht die ebenfalls beobachtete Stabilität der Persönlichkeitsmerkmale bei den männlichen Teilnehmern der Studie. Eine Rollenumkehrung konnte für beide Geschlechter nicht festgestellt werden. Insgesamt gesehen ist die These von der Alters-Androgynie stark geprägt durch ein Denken in Dichotomien und durch traditionelle Geschlechterstereotype, die nicht nur kulturell gebunden sind, sondern auch die Wahrnehmung verzerren. Die empirische Basis für die behauptete Alters-Androgynie ist jedenfalls unbefriedigend.

Im Gegensatz zu den meisten vorliegenden Publikationen zur Altersspiritualität, die den Faktor Gender nicht oder nur vereinzelt berücksichtigen (vgl. etwa Vogel 1995) stellt Elizabeth MacKinlay (2001, S. 124) die Frage, ob die spirituelle Entwicklung bei Frauen und Männern verschieden verläuft. Den Fragehorizont bildet die These von der Alters-Androgynie, der Konvergenz der Geschlechter ab der Lebensmitte, die ihr offensichtlich plausibel erscheint (vgl. S. 164). MacKinlay ist sich in ihrer Einschätzung aber nicht ganz sicher, sie hat durchaus auch die Untersuchungen von Carol Gilligan im Blick, die schon in den 80er Jahren das einseitig an der männlichen Entwicklung orientierte Stufenschema der menschlichen Entwicklung korrigiert hat und von unterschiedlichen Entwicklungsverläufen für die beiden Geschlechter ausgeht. Gilligans kritische Sicht auf die Maßstäbe, Konzepte und Ideale menschlicher Entwicklung bildet einen wichtigen Anknüpfungspunkt für die Frage nach Genderdifferenzen in der spirituellen Entwicklung.

In der Theoriebildung wird diese Auseinandersetzung allerdings immer noch vernachlässigt.

Sollten sich Geschlechterrollen und Geschlechterverhalten mit zunehmendem Alter tatsächlich annähern, würden Bedürfnisse, Aktivitäten und Haltungen von Frauen und Männern auch im religiös-spirituellen Bereich so ähnlich, dass der Faktor Gender nicht weiter beachtet werden müsste. Was gegen diese These spricht ist die Tatsache, dass Frauen sowohl in vielen traditionellen religiösen Kontexten als auch in der modernen spirituellen Szene in *allen* Altersgruppen weitaus stärker als Männer vertreten und engagiert sind. Aktuelle religionssoziologische und religionspsychologische Untersuchungen und der empirische Blick auf die moderne alternativ-religiöse/spirituelle Landschaft, in der Frauen die überwiegende Mehrheit bilden, ergeben denselben Befund. Frauen weisen signifikant höhere Werte in den unterschiedlichen Dimensionen von Religion auf (Selbsteinschätzung, individuelle Praxis, aktive soziale Beteiligung), das gilt gleichermaßen für die etablierten Religionen wie auch für die alternativ-religiösen Strömungen, allerdings unterscheiden sich die religiösen Traditionen in diesem Punkt (so ist etwa für den Islam eine hohe aktive religiöse Beteiligung von Männern typisch). Jüngere amerikanische Untersuchungen zur Spiritualität von Jugendlichen (zitiert von Bucher 2007, S. 82) stellten fest, dass die weiblichen Beteiligten fast doppelt so häufig spirituelle Erfahrungen machten. In einer Studie zum modernen Reinkarnationsglauben in England resümiert Tony Walter (2001, S. 22), dass der durchschnittliche Reinkarnationsgläubige eine Frau in mittleren Jahren mit Kirchenzugehörigkeit ist.

Das Lebensalter scheint an der Geschlechterdifferenz im religiös-spirituellen Bereich nichts zu ändern. Frauen haben in vielen Studien zu Alter und Religiosität ebenfalls signifikant höhere Werte als Männer und zwar in allen Bereichen: in Aktivitäten (ebenso in der Teilnahme an religiösen Veranstaltungen wie Kirchenbesuch usw. als auch in privaten religiösen Aktivitäten wie Gebet, Lektüre von religiösen Texten), in Haltungen und in der Selbsteinschätzung (vgl. dazu die Ergebnisse bekannter Langzeitstudien angeführt in Moser 2000, S. 180, 187 f., 198). Auch viele breiter angelegte Studien aus dem Bereich Religion und Gesundheit belegen, dass Religion für ältere Frauen offenbar eine andere Bedeutung als für Männer hat. Eine jüngere Studie zu Religion und subjektiver Gesundheit etwa zeigt auf, dass der Zusammenhang zwischen der Nutzung der Religion und der Einschätzung der subjektiven Gesundheit im höheren Alter bei Frauen ausgeprägter ist als bei Männern (vgl. Allemand/Martin 2007, 34). Studienergebnisse dieser Art werden gelegentlich erwähnt, aber nicht systematisch ausgewertet. In der Theoriebildung spielen sie jedenfalls kaum eine Rolle. So zeigen etwa die Beiträge des jüngst erschienenen Entwurfs einer Religionsgerontologie (Kunz 2007), dass Gender keine Kategorie der Analyse und Reflexion bildet.

Die Ergebnisse zahlreicher religionssoziologischer Untersuchungen, die empirische Beobachtung der aktuellen alternativ-religiösen Entwicklungen, aber auch die dokumentierten Geschlechterunterschiede im Trauerverhalten (vgl. Walter 2001) liefern genug Hinweise für die Annahme, dass es Unterschiede in der Spiritualität von Frauen und Männern gibt. Angesichts traditioneller Geschlechterrollenstereotype, die die These von der Alters-Androgynie dominieren sowie der weitgehenden Ausblendung der Kategorie Gender in empirischen Untersuchungen zu Religiosität/ Spiritualität im Krankheits- und Sterbeprozess beziehungsweise im Alter sind daher folgende Fragen zu klären:

- Gibt es Geschlechterunterschiede beim Erwerb religiöser Ressourcen (etwa im Hinblick auf Rahmenbedingungen, Zeitpunkt, Anlass)?
- Bildet Religiosität/Spiritualität eine für Frauen und Männer in gleicher Weise bedeutsame Ressource?
- Ist Religiosität/Spiritualität im Krankheits- und Sterbeprozess geschlechtsspezifisch geprägt?
- Zeigen sich geschlechtsspezifischen Präferenzen bei religiös-spirituellen Coping-Strategien?
- Gibt es geschlechtsspezifische Unterschiede in der Religiosität/Spiritualität alter Menschen (hinsichtlich der Relevanz, der Formen, der Inhalte)?

Literatur

Allemand, Mathias/Martin, Mike (2007): Religiöse Ressourcen im Alter. In: Kunz, Ralph (Hrsg.): Religiöse Begleitung im Alter. Religion als Thema der Gerontologie. TVZ, Zürich, S. 25–43

Bloch, Maurice (1982): Death, Women and Power. In: Bloch, Maurice/Parry, Jonathan (Hrsg.): Death and the Regeneration of Life, New York: Cambridge Univ. Press, S. 211–230

Bucher, Anton A. (2007): Psychologie der Spiritualität. Handbuch, Beltz: Weinheim.

Freud, Sigmund (1913): Die Disposition zur Zwangsneurose (ein Beitrag zum Problem der Neurosenwahl). In: Freud, Sigmund ([6]1973): Zwang, Paranoia und Perversion. (Studienausgabe Bd. 7) Hrsg. v. Mitscherlich, Alexander u. a. Fischer, Frankfurt a. M., 107–117

Gilligan, Carol (1996): Die andere Stimme. Lebenskonflikte und Moral der Frau: Dt. Taschenbuch-Verl.: München (= In a different voice, 1982)

Jensen, Anne (2002): Frauen im frühen Christentum, Lang: Bern

Jung, Carl G. (1931): Die Lebenswende. In: Jung, Carl G. (1995): Gesammelte Werke Bd. 8: Die Dynamik des Unbewussten, hrsg. v. Niehus-Jung, Marianne. Walter: Solothurn, S. 427–442

Kunz, Ralph (2007) (Hrsg.): Religiöse Begleitung im Alter. Religion als Thema der Gerontologie, TVZ: Zürich

Laager, Jacques (1996) (Hrsg.): Ars moriendi. Die Kunst, gut zu leben und gut zu sterben. Texte von Cicero bis Luther, Manesse-Verl.: Zürich

MacKinlay, Elizabeth (2001): The spiritual Dimension of Ageing. Kingsley, London.

Moser, Ulrich (2000): Identität, Spiritualität und Lebenssinn. Grundlagen seelsorglicher Begleitung im Altenheim, Echter: Würzburg

Perrig-Chiello, Pasqualina (2000): Lust und Last des Älterwerdens – psychologische Betrachtungen. In: Perrig-Chiello, Pasqualina/Höpflinger, Francois (Hrsg.): Jenseits des Zenits. Frauen und Männer in der zweiten Lebenshälfte, Bern: Haupt, S. 15–35

Perrig-Chiello, Pasqualina (2001): Der biographische Wandel des Männlichen und des Weiblichen. In: Forum – Magazin für mehr Lebensqualität. Jubiläumsausgabe Sonderthema „Mann und Frau“, Pax-Versicherung, S. 7–17

Peters, Meinolf (2004): Klinische Entwicklungspsychologie des Alters. Grundlagen für psychosoziale Beratung und Psychotherapie, Göttingen: Vandenhoeck & Ruprecht

Peyer, Nathalie (2004): Death and Afterlife in a Tamil Village. Discourses of Low Caste Women, Münster: LIT Verl.

Thomas, Louis-Vincent (1997): „Funeral Rites". In: Eliade, Mircea (Hrsg.): Encyclopedia of Religion 5, Chikago: Macmillan Publ. Comp., S. 450–459

Vogel, Linda (1995): Spiritual Development in Later Life. In: Kimble, Melvin A. u. a. (Hrsg.): Aging, Spirituality, and Religion. A Handbook, Minneapolis: Fortress Press, S. 74–86

Walter, Tony (2001): On Bereavement. The Culture of Grief, Maidenhead: Open Univ. Press

Wellenkamp, Jane C. (1991): „Fallen Leaves: Death and Grieving in Toraja". In: Counts, David R.; Counts, Dorothy A. (Hrsg.): Coping with the Final Tragedy. Cultural Variation in Dying and Grieving, Amityville, NY: Baywood Publ. Comp., S. 113–134

Rebekka Hofmann

Der berührte Mensch
Berührungspotenziale erkennen in der Betreuung und Begleitung alter und sterbender Menschen

Innerhalb dieses Körpers
Gibt es verzauberte Felder und Wälder,
Die sieben Meere und unzählige Sterne.

Innerhalb dieses Körpers
Liegen der Prüfstein und der Juwelier.

Innerhalb dieses Körpers
Singt das Ewige ohne Unterlass,
Und sein Frühling fliesst und fliesst immer weiter.

Kabir spricht: „Lausche mein Freund, [meine Freundin, Anm. Autorin] lausche –
Mein geliebter Herr [meine geliebte Herrin, Anm. Autorin] ist im Innern."
(Kabir in: Harvey 2003, S. 64)

Einleitung

Meine „Heimat" liegt im praktischen Erleben und Berühren, in der Weitergabe und Vermittlung dieses praktischen Wissens und der Erfahrung. Zum besseren Verständnis meiner Arbeit möchte ich der Praxis einen theoretischen Teil voransetzen. Mein Artikel zeigt, wie sich in der Evolution der Menschheit das Thema Körper und Berührung entwickelt hat und um welchen interessanten Wendepunkt wir uns heute bewegen. Um diesen genauer zu beschreiben, mache ich einen kurzen Abstecher in die moderne Physik. Im zweiten Teil mache ich den Versuch den Begriff „Berührung und Körperlichkeit", wie ich ihn verstehe, konkreter zu definieren. Ich zeige auf, wo wir zur Zeit im Gesundheitswesen stehen und welche Bedeutung das Berühren bei alten und sterbenden Menschen haben könnte. Im praktischen Teil beschreibe ich einige Übungen für die eigene Körper- und Berührungswahrnehmung.

> *„Ein menschliches Wesen ist ein Teil des Ganzen, das wir Universum nennen, ein in Zeit und Raum begrenzter Teil. Es erfährt sich selbst, seine Gedanken und Gefühle, als etwas vom übrigen Getrenntes – eine Art optische Täuschung seines Bewusstseins. Diese Täuschung ist für uns eine Art Gefängnis, das uns auf unsere persönlichen Bedürfnisse und die Zuneigung zu einigen uns nahestehenden Personen einschränkt. Es muss unsere Aufgabe sein, uns aus diesem Gefängnis zu befreien, indem wir den Kreis unseres Mitgefühls ausweiten, so dass es alle lebenden Geschöpfe und die gesamte Natur in ihrer Schönheit umfasst."* (Einstein, in: Wilber 2001, S. 153)

Evolution und Bewusstseinstufen

Ich beziehe mich auf die Bewusstseinstufen von Ken Wilber (vgl. Wilber 2002), führender zeitgenössischer Philosoph und Denker. Sein Ansatz ist integral und lässt sich auf alle Themen des Menschseins anwenden.

1. Stufe: Wir beginnen als Homo sapiens in der archaischen Bewusstseinsstufe die menschliche Evolution. Auf unsere Thematik bezogen heißt dies, dass der Körper mit seinen Bewegungen und Berührungen instinktiv, impulsiv und zum größten Teil unreflektiert reagiert. Kratzen, kraulen, beißen, lecken, kuscheln, festhalten, loslassen, klopfen gehören zum Berührungsrepertoire.

2. Stufe: Die magisch-animistische Bewusstseinstufe bedient sich ähnlichen Berührungen, doch werden diese Kontaktmöglichkeiten auch magisch durch Riten, Heilungen und Anrufungen eingesetzt. In diesem Bewusstseinsfeld existieren Geister bei den Ahnen und halten die Stämme zusammen. Blutrache, magisch-ethnische Vorstellungen, Talismane und Amulette gehören in diese Zeit, aber auch Banden und Sportmannschaften tragen teilweise in ihrem Verhalten diese Bewusstseinsstufe mit.

3. Stufe: In der mythischen Bewusstseinstufe schält sich aus den Stämmen ein Ich-Bewusstsein heraus. Der Ich-Körper entsteht, der erobert, überlistet, und beherrscht. In diese Zeit fällt das Entstehen aller Göttinnen und später der Götter. Mann und Frau setzen den Körper ohne Bedauern und Gewissensbisse ein. Alle körperlichen Möglichkeiten und Bedürfnisse werden ohne

Scham und Verurteilung ausgelebt. Es existieren keine körperlichen Verhaltensschranken und Tabus, die einzige machtvolle Richtlinie ist mit der Natur zu leben und nicht gegen sie. Bis zu dieser Evolutionsstufe bilden Körper und Geist/GEIST eine unbewusste Einheit.

4. Stufe: Die folgende ausgeprägte – mythische Bewusstseinstufe stellt eine so genannte „gerechte Ordnung" her. (Natürlich nur aus der Sicht der Patriarchen). Die Machthaber erzwingen einen Verhaltenskodex, der auf absolute und unveränderliche Prinzipien von „Recht und Unrecht" basiert. Eine Verletzung dieses Kodex hat gravierende Folgen, die Befolgung bringt Belohnung. Gesetze und Ordnung werden geschaffen und es etabliert sich der buchstabentreue und fundamentalistische Glaube. (Männlicher Monotheismus) Diese Bewusstseinstufe entzweit Körper und Geist/GEIST. Körper und Berührung werden zweitrangig und dämonisiert. In diese Zeit fällt die Hexenverfolgung mit ihrem Anfang 1022 in Orléans und der letzten Verbrennung 1775 in Deutschland. (Achterberg 1991, S. 141) Mit diesem Zunichtemachen von Körper und Berührung, setzten die Herrschenden die „weisen Frauen" Schachmatt. Ich erwähne dies hier, um klar zu machen wie nah dieses Zeitereignis immer noch ist und wie lange es gedauert hat. Der Nachhall dieser Epoche ist immer noch in unseren Körpern gegenwärtig. Wir finden diese Stufe im puritanischen Amerika, im religiösen Fundamentalismus und in der „moralischen Mehrheit" des Patriotismus. Ca. 40 % der Weltbevölkerung leben auf dieser Bewusstseinstufe und 30 % der Machthaber regieren mythisch. (Wilber 2001, S. 22)

5. Stufe: Das rationale Bewusstseinsfeld tut sich auf und lässt Körper und Geist (Mind) noch weiter voneinander entfernen, indem der Geist anfängt den Körper für seine Zwecke zu missbrauchen. Die „exakte" Wissenschaft versteht den Körper mit seinen Funktionen einschließlich Berührungen mechanistisch, operational. Der Körper wird zu einer Maschine, die man erkennen, meistern und manipulieren kann. Die Schulmedizin basiert auf dieser Leitidee. Unglücklicherweise werden Pflege und Heilen ebenfalls getrennt, d. h., dass heilen mit Mitgefühl, Intuition und Berührung aus der Wissenschaft und Medizin verbannt wird. Diese Bewusstseinsstufe kennzeichnet sich durch DAS GROSSE TRENNEN. Der heutige Stand des Gesundheitswesens befindet sich größtenteils in dieser Stufe. Zwischen dem Heiler/der Heilerin und der/dem Patientin/Patienten wird „Technik" geschoben – medizinische

Instrumente, Handschuhe, Pflege- und Massagetechniken und Medikamente. Sie alle halten uns auf verschiedenen Ebenen vor unmittelbarer Nähe und Berührung fern und halten den Hilfesuchenden auf Distanz. Wir finden diese Bewusstseinsstufe in der aufsteigenden Mittelklasse, im Materialismus, in der Kosmetik- und Modeindustrie und im Wellnessbereich.

Doch die Evolution macht nicht Halt, die größtmögliche Trennung von Körper und Geist weicht einer Annäherung.

6. Stufe: Das sensible Ich beschreibt einen Bewusstseinsstand wo sich Gefühle und Fürsorge über Kälte, Rationalität und Materialismus stellen. Auf dieser Stufe sieht man auf das kulturelle Erbe und interessiert sich für andere Länder und Sitten. Diese Bewusstseinsstufe sieht die Grenzen des materiellen Wachstums und geht mit dem Planeten sensibler um. Diese Gruppe besinnt sich auf andere Werte wie Wärme, Einfühlsamkeit und Fürsorge für Erde und WeltbürgerInnen. Diese Gruppe hat die Tendenz, alles Vorangegangene in Bausch und Bogen zu verwerfen. Auf dieser Stufe – nach ca. 1000 Jahren Körperfeindlichkeit – nähern sich Körper und Geist wieder an. Experimentell wird in Berührung und Körperwahrnehmung geforscht. Es entstehen Kommunen, die freie Liebe, körperorientierte Psychotherapien. Der Tantrismus wird „ent-deckt" und sehr fundiert durch ReligionswissenschaftlerInnen (vgl. Shaw 1997) erforscht. Wir finden diese Menschen in der tiefen Ökologie, der Befreiungstheologie, auf gemeinschaftlicher Suche nach neuen Wegen und im Weltkirchenrat.

Diese sechs Stufen bilden zusammen das Primärschicht-Denken. Dieses hat immer die Neigung, die anderen Stufen, wo Mann/Frau sich gerade nicht befindet, abzuwerten oder zu bekämpfen. Nun stehen wir in der Evolution an einer Schwelle. Wir fangen an zu verstehen, dass alles vor uns Gelebte seine absolute Berechtigung hat. Jede Bewusstseinsstufe hat den Menschen zur nächsten geschoben, und ohne diese vorangegangenen Stufen wären wir nicht da wo wir jetzt sind. So wie Zellen auf Moleküle aufbauen, Moleküle auf Atomen, die Atome wiederum auf Elementarteilchen, so können wir ohne die früheren Bewusstseinsstufen nicht existieren. Die Komplexeren sind immer auf die vorangehenden Stufen angewiesen.

Geschieht dieser Sprung im menschlichen Bewusstsein, so kommen wir in das Sekundärschichtdenken. Dieses denken „umarmt" alles Vorangegangene und wir können von da an die Menschheit, die Geschehnisse aus „integralen

Augen" sehen. Nun können wir Körper und Geist als ein voneinander nicht Getrenntes sehen. Wir stoßen mit dieser Einsicht in die 7. und 8. Stufe des Bewusstseins vor, die Ken Wilber die integrale und die holistische Bewusstseinsstufe nennt. Sie zeichnet sich durch eine hohe Flexibilität, durch Spontaneität und Funktionalität aus. Gefühle und Wissen durchdringen sich egalitär und vereinen sich. Körper, Geist (Mind) und GEIST treffen sich gleichwertig und Trennung wird als Illusion wahrgenommen. Die Bühne ist frei für eine achtsame, präsente und wertfreie liebende Berührung. Das Gesundheitswesen fließt frei zwischen Schulmedizin, komplementärer Medizin, traditioneller Heilweise und mitfühlender liebender Berührung. Diese Bewusstseinsstufe nimmt relativ rasch zu und als Vorreiter dieser Entwicklung nenne ich Gandhi und Mandelas pluralistische Integration, MystikerInnen aller Religionen und als christlicher Vertreter Jesus.

Ein Abstecher in die Quantenphysik

> *„Der erste Trunk aus dem Becher der Naturwissenschaft macht atheistisch, aber auf dem Grund des Bechers wartet Gott."* (Heisenberg, in: Jäger 2002, S. 102)

Ausgerechnet die moderne Physik – die wissenschaftlichste der Wissenschaften – liefert uns den Beweis, dass Körper und Geist/GEIST nicht geteilt werden können!

Bis vor 100 Jahren hat die Physik auf der Suche nach dem Leben geteilt, bis Einstein die Relativitätstheorie aufstellte. Mit dieser Erkenntnis stellte er mit großer Unterstützung seiner Frau die ganze Welt auf den Kopf. Physikalische Formeln wurden unhaltbar und die Festigkeit der Materie stürzte wie ein Kartenhaus zusammen. Heute dringen ForscherInnen weiter in die Welt der Atome ein, wo sich immer klarer eine Einheit von Materie und Energie abzeichnet. Je nach Einstellung des/der BeobachterIn zeigt sich das Resultat als Energie oder als Materie. Die so genannte Unschärfentheorie entsteht. Das heißt, Licht kann sich als Materie (subatomares Teilchen) oder als Schwingung (Welle) zeigen, je nachdem wie der/die BeobachterIn es betrachtet. Es gilt nicht mehr das entweder – oder, es gilt das sowohl – als auch. Auf meine Thematik übertragen sind Körper und Geist sowohl – als auch. Für mich ist das konsequent durchgedacht von ungeheurem Ausmaß. Relativ gesehen gibt es eine Trennung, aber absolut gesehen gibt es zwischen mir und meiner Umwelt keine Trennung! Dieses sowohl – als auch Prinzip wirkt radikal und Weltbild verändernd, denn wir können uns nicht mehr auf Trennung stützen, wir leben in einer Allverbundenheit, d. h. wir gehen mit Berührung bewusster und behutsamer um, denn so wie ich den/die andere/n berühre, berühre ich mich.

Bewusstes Berühren heute

Solange wir einen Körper haben sind wir Berührungswesen, Körper und Berührung bedingen sich gegenseitig. Die Schöpfung hat uns die Berührung als wunderbare Körpererfahrung und als großen Reichtum mit auf den Lebensweg gegeben. Ob wir berühren oder berührt werden – Berührung schafft Kontakt zu uns und zum anderen, Berührung vernetzt. Berührung gehört für mich zum Menschenrecht, denn ohne sie fallen wir in tiefe Isolation, Depression und werden krank. Nicht nur wir als Menschen reagieren auf Gesundheit oder Krankheit mit oder ohne Berührung. Auch Pflanzen öffnen und schließen sich bei Kontakt und Katzenkinder ohne leckende Berührung der Mutter, ohne Körperkontakt gedeihen schlecht und weisen eine hohe Sterblichkeitsrate auf. Kinder mit viel positivem Körperkontakt sind nachweislich gesünder und intelligenter. (Vgl. Ainsworth 1974) Liebende Berührung lindert Schmerzen.

Achtsame und unmittelbare Berührung öffnet die Tür zu unserer emotionalen, mentalen und spirituellen Innenwelt. Umso schwerwiegender und befremdlicher ist die Tatsache, dass es in unserer Zivilisation Menschengruppen gibt, die kaum in den Genuss einer wertfreien, herzlichen und warmen Berührung kommen. Alte Menschen und Sterbende werden aus Zeitmangel und eigener Berührungsunsicherheit oft wenig berührt. Die eigene gelernte Körperwahrnehmung trägt dazu bei, dass Pflegende sich distanziert verhalten. Dem Pflegepersonal wird zugunsten von zeit- und kostensparenden Techniken ihre Körperlichkeit abtrainiert. Die Arbeit am/an der Patienten/Patientin muss immer effizienter vorangetrieben werden, da gewaltige wirtschaftliche und politische Interessen dahinterstehen. PflegerInnen sind das letzte Glied, die das rationale Bewusstsein (Spaltung Körper/Geist) in seiner ganzen Tragweite zu spüren bekommen. Für das Pflegepersonal bedeutet das, dass sie die ureigensten körperlichen Kraftquellen tagtäglich wegstecken müssen. Es verwundert nicht, dass viele an den Grenzen ihrer Kapazität arbeiten, in einem Gesundheitssystem, das krank macht. Ein vom Körper abgespaltenes Pflegepersonal wie auch AltenpflegerInnen, ÄrtzInnen, Ehrenamtliche können in dieser Spaltung PatientInnen nicht mit einem angestrebten integralen Ansatz gesund machen. Wollen wir Körper und Geist wieder zusammenfügen, braucht es ein bewusstes Streben nach unserer eigenen Körperlichkeit. Wir brauchen einfache Übungen, die uns ein „verlorenes Land" zurückbringen. Wir müssen unseren eigenen Körper als Wunder der Schöpfung würdigen und ihm seine Heiligkeit im Sinne von Ganzheit zurückgeben.

Unmittelbare Berührung

Diese Berührung ist vor allem einfach, frei, sich selbst bewusst, wertfrei, spontan, präsent, achtsam, differenziert, respektvoll und geschieht in Verbindung mit der Liebe. Sie ist kein Mittel zum Zweck, sondern sie steht für sich um der Berührung willen: Es schieben sich keine Bilder und Technik dazwischen, denn sie genügt sich selber. Berührung ist so kostbar, sie braucht nicht immer in Technik verpackt zu kommen (alles zu seiner Zeit – wie gesagt – auch Technik hat etwas Wertvolles).

Doch unmittelbares Berühren ist so schlicht und ungekünstelt, sie trifft damit direkt in unser Herz und in das Herz des Patienten (wenn man hier überhaupt noch trennen will)! Ich ahne, dass Jesus und all die großen MystikerInnen diese Meisterschaft des Berührens beherrscht haben. Diese Berührung öffnet und weitet uns, stößt die emotionalen, mentalen, spirituellen und kosmischen Tore in uns auf und verbindet uns mit Mikro- und Makrokosmos. Diese freie Art der Berührung geht über Konzepte und Techniken hinaus und berührt grenzenlos das große Ganze im Menschen. Diese Berührung verleiht dem Menschen Flügel. Schlussendlich können wir sie nicht machen oder erdenken, sondern sie geschehen lassen. Wir können aber den Boden fruchtbar machen, damit wir mehr und mehr in die Kunst des Berührens hineinwachsen. Berührung gibt es im Überfluss und gekoppelt mit Liebe ist sie nie versiegbar. So gesehen bewirkt Berührung Heilung.

„*Im Sein sind das Du und das Ich Nicht – Zwei.*
Alles, was ist, ist Teil des universellen Bewusstseins, des All – Einen.
Wird dies erfahren, ändern sich die ‚Beziehungen' zur Natur und allen Wesen grundlegend." (Kaiser 2006, Kapitel 11)

Berührung bis ans Lebensende

Diese beschriebene Berührungsqualität eignet sich im Besonderen für alte und sterbende Menschen, die sich mit Sinnfragen und terminalen Themen befassen, aber auch für an Demenz Erkrankte, die über diese Berührung erreicht werden können.

Da diese Berührung über Konzepte und Techniken hinausgeht, führt sie in die Stille, ins Nicht-mehr-tun. Sie öffnet ein nonduales Feld, wo der Mensch in seiner Krankheit und in seinem Altsein voll angenommen wird. Durch diese Berührung wird vermittelt, dass alles passt, gelassen wird (von Gelassenheit) mit all dem Durchleben, mit allen Licht- und Schattenspielen des Lebens. Diese Berührung lässt Menschen in eine weite Ruhe kommen, die tief ins zelluläre Bewusstsein dringt. Dadurch entsteht ein heilendes Feld (vgl. Platsch 2007), d. h. wo der Sterbende, der alte Mensch auch in der Krankheit ganz wird. Diese Qualität ist geprägt durch die Vereinigung des Geist-Körper-Prinzips und wird zusammengehalten durch die dynamischste Kraft – die Liebe. Auf der relativen Ebene berühren sich das Ich und das Du. Auf der absoluten Ebene aber verschmelzen wir im Duft der Liebe. Diese Berührungsqualität gilt es in Altenheimen, in der Palliativpflege zu kultivieren, eine, die durch ihre Einfachheit und ihre Fülle alle Seins- und Sinnesebenen leise erbeben lässt.

Körperbewusstsein aktivieren

Der Mensch verändert die Welt durch sein bewusstes Sein. Es ist mir wichtig praxisnah- und alltagsverbunden das Körperbewusstsein zu aktivieren. Also nicht noch mehr in den Alltag zu packen, sondern in den täglichen Arbeiten das Potenzial zu ergreifen.

1. Beobachten Sie während mehreren kurzen Momenten (2 bis 3 Min.) pro Tag, wo und wie Sie zugunsten rationaler Tätigkeiten den Körper, seine Bedürfnisse, achtsame Berührung hinten anstellen. Sie können dies in Beziehung zu sich, zum/r PartnerIn, an Ihrem Arbeitsplatz beobachten. WICHTIG: Urteilen Sie nicht! Stellen Sie nur fest, beobachten Sie. Vielleicht helfen Ihnen kurze Notizen in einem „Berührungsbüchlein". Sie schärfen damit Ihr Bewusstsein.
2. Berühren Sie Dinge im Alltag ganz bewusst. Das können Gartenwerkzeuge sein, die Zahnbürste, die Kaffeetasse. Erfassen Sie die Oberflächenstruktur Ihrer Kleider, des Gemüses. Fahren Sie fort mit spielerischer Leichtigkeit Dinge zu berühren ohne sie zu benennen, d. h. versetzen Sie sich in ein Kleinkind, das Dinge das erste Mal berührt, nicht weiß, was es ist, wie es heißt, für welchen Zweck man es braucht …
3. Berühren Sie die Natur, z. B. auf Ihrem Arbeitsweg, in einem nahegelegenen Park. Hören, sehen, riechen, schmecken und betasten Sie ohne zu benennen. Schieben Sie möglichst nichts zwischen Ihre Berührung und den Berührten. Keine Begriffe!
4. Berühren Sie sich selbst. Dabei werden die Hände, die Unterarme ganz weich, offen und empfangend. Schließen Sie die Augen. Lassen Sie das Denken weiterströmen ohne einzuhaken. Streichen Sie über einen Körperteil, der Ihnen diese Erfahrung leicht macht. Die Berührung ist achtsam, respektvoll, langsam und ohne Wertung. Beobachten Sie das Spiel zwischen Gedanken und Berühren. Vergessen Sie nicht, Hände sind die Verlängerung des Herzens!

Ihr erweitertes Körperbewusstsein wirkt sich unweigerlich auf Ihre Umgebung aus. Menschen spüren Ihren guten Zugang zu Ihrem eigenen Körper. Als Pflegende nehmen Sie eine eventuelle Berührungsarmut in Alten- und Pflegeheimen, in der Palliativstation, in ambulanten Einrichtungen bewusster wahr. Weil Sie aktiver einen eigenen gesunden Zugang zur Berührung haben, trauen Sie sich, Menschen lebendiger zu berühren. Beim Pflegen, Waschen, Essen reichen, Haare waschen, Duschen und Baden (eine wunderbare Gelegenheit Berührung einzubetten): Natürlich gilt es äußerst respektvoll und mit feinem Fingerspitzengefühl die Berührung einzusetzen. Je körperlicher wir mit uns umgehen, umso leichter und ungezwungener finden wir einen Moment, wo eine herzlich warme Umarmung am richtigen Platz sitzt. Wir wissen, wann ein Streicheln gut tut, ein Arm über die Schulter, ein warmer Augenkontakt … und wir genießen diese Verbundenheit, Grenzen lösen sich auf, kein Raum zwischen Du und Ich, es entsteht der Duft der Liebe …

Nun liegt der Weg frei für eine behutsame, einfache Massage, die in die Ganzheit und ins Herz führt.

Schlussfolgerung

Wir sehen, dass die anfängliche unbewusste Körper-Geist-Einheit durch die mythische und rationale Bewusstseinsstufe gespalten wurde und dass der Körper mit der Berührung tabuisiert und pervertiert wurde (Sexualität).

Wir sehen, dass der Ursprung der Schulmedizin in der Zeit der Spaltung entstanden ist.

Wir stellen fest, dass bis und mit der 6. Evolutionsstufe (sensibles Ich) das Primärschicht-Denken vorherrscht, das noch nicht in der Lage ist allen Stufen seine geleisteten Werke zu honorieren.

Die Quantenphysik (moderne Physik) lässt die vermeintliche Trennung von Materie und Schwingung zusammenfallen und löst das Raum-Zeit-Prinzip auf. Quantenphysiker forschen nur noch in der Unschärfentheorie, können selber auch nicht mehr nur exakt forschen.

Das ganze Gesundheitssystem (mit einigen Ausnahmeerscheinungen) steckt noch im rationalen Bewusstsein fest und wird andeutungsweise in die 6. Bewusstseinsstufe vorwärtsgeschoben, wo holistische und integrale Heilung mit einbezogen wird.

Doch das Pflegepersonal, AltenpflegerInnen, MedizinerInnen steckt/stecken größtenteils immer noch in einem ambivalenten Verhältnis zum eigenen Körper und dem des/der Patienten/Patientin. Zudem werden sie dazu aufgefordert möglichst effizient und technisch operational zu pflegen, Dies ergibt ein enormes Spannungsfeld, unter dem vor allem die PflegerInnen leiden, da sie direkt mit den zu Pflegenden arbeiten.

Das Pflegepersonal schneidet sich somit von der eigenen Kraftquelle ab.

Wir sehen, dass mit dem Voranschreiten unserer Evolution und der Fähigkeit sekundär zu denken eine Annäherung des Körper-Geist-Prinzips geschaffen und uns die Möglichkeit gegeben wird den Körper und seine Bedürfnisse voll zu würdigen.

Wir sehen, dass alle vorangegangenen wunderbare Pflege- und Berührungstechniken ihren Platz einnehmen dürfen. Wir können im integralen Bewusstsein einen Schritt Richtung liebende, offene, weite, respektvolle, achtsame, herzliche Berührung gehen, denn Heilung geschieht auch außerhalb von Medizinsystemen.

Und wir sehen, dass gerade Menschen mit terminalen Krankheiten und alte Menschen uns dankbar sind, wenn wir ihnen in der einfachen liebenden Berührung einen Halt geben, der von Geborgenheit und Wärme und Mitgefühl spricht.

Wir stellen fest, dass wir als Pflegende diese Berührungsqualitäten in uns selber aktivieren müssen, wollen wir nicht weiterhin an den harten Grenzen des rational Machbaren funktionieren.

„Mein Körper wird überflutet
von der Flamme der Liebe.
Meine Seele lebt in einem
Schmelzofen von Seligkeit

Der Ruf der Liebe
erfüllt meinen Mund,
und wirbelt mit jedem Ausatem
durch alle Dinge"

(Kabir in: Harvey 2003, S. 158)

Literatur

Achterberg, Jeanne (1991): Die Frau als Heilerin, Bern, München, Wien: Scherz

Ainsworth, Mary/Blehar, M. C./Warers, E.; Wall, S. (1978): Patterns of Attachment: A Psychological Study of the Strange Situation, Hillsdale: N. J. Erlbaum

Harvey, Andrew.; Hanut Eryk (2003): Kabir Der Duft der Wüste, Freiamt im Schwarzwald: Arbor

Jäger, Willigis (2000): Die Welle ist das Meer, Freiburg, Basel, Wien: Herder Spectrum

Kaiser, Annette (2006): Das Manifest der Liebe, Berlin: Theseus

Platsch, Klaus-Dieter (2007): Was heilt – Vom Menschsein in der Medizin, Stuttgart. Theseus

Shaw, Miranda (1997): Erleuchtung durch Ekstase – Frauen im tantrischen Buddhismus, Frankfurt am Main: Wolfgang Krüger Verlag

Wilber, Ken (2002): Eros Kosmos Logos Eine Jahrtausend-Vision, Frankfurt a. M.: Spirit

Wilber, Ken (2001): Ganzheitlich handeln, Freiamt: Arbor

2. Kapitel: Professionelle Blicke aus und auf unterschiedliche Versorgungskontexte(n)

Cora van der Kooij

Gender und Mäeutik[1] Entmedikalisierung und Neuprofessionalisierung der Pflege

Einleitung

Die Pflege steht im 21. Jahrhundert vor einer dreifachen Aufgabe. Sie soll entprofessionalisieren – im Sinne von „entmedikalisieren" – und gleichzeitig ihre eigene unbewusste Professionalität endlich auf eine bewusste Ebene tragen. Diese bewusste Pflegeprofessionalität braucht sie, um anschließend den Weg zur Protoprofessionalisierung der pflegerischen Einsichten und Fertigkeiten zu ebnen. Denn genau wie sich immer mehr medizinische und psychologische Einsichten in unser Wissen einschleichen, so werden zukünftig auch mehr Laien pflegerisch tätig sein. Im Gesundheitswesen des 21. Jahrhunderts wird der Ehrenamtlichkeit eine größere Rolle eingeräumt. Auch werden die Angehörigen sich aktiver in die Pflege und Betreuung einbringen. Mehr Laien, eine größere Zahl von wenig oder nicht ausgebildeten Menschen werden sich an der Pflege und Sorge beteiligen. Und diese formellen und informellen Hilfskräfte werden auf die Beratung und situative Unterstützung von Fachleuten angewiesen sein. Aus dieser Perspektive betrachtet ist es meines Erachtens höchste Zeit, dass die Pflegenden aus dem Schatten anderer Berufsgruppen heraus ins Licht treten. Es ist Zeit, dass die Gesellschaft endlich aufhört, das weibliche Potenzial zum Versorgen als eine unerschöpfliche natürliche Ressource zu betrachten. Denn was unerschöpflich vorhanden ist, hat keinen ökonomischen Wert und ist kein politisches Thema.

---

1 Bearbeitung und Übersetzung von Antje von Glan, Von Glan Translations, Niederlande.

Das Können und Wissen der Pflege

Mir fällt immer wieder auf, wie leicht Manager, Organisationsberater und Politiker von „Profis“ sprechen, wenn es ums Thema Pflege geht. Meistens sind das Männer, und da haben wir sie auch schon: die Gender-Perspektive. Denn welche Professionalisierung ist hier gemeint? Je mehr medizinische und „pflegetechnische“ Handlungen vorzunehmen sind, je mehr organisatorische Befugnisse und Qualifikationen jemand hat, desto größer die – positiv bewertete – Professionalität. Dass Pflegende auch Körperpflege leisten, dass Pflegende die Betreuung-rundum-die-Uhr gestalten, das ist kein Thema. Das ist einfache Arbeit, das kann halt jeder und dafür braucht man keine umfassende Ausbildung. Vor einiger Zeit nahm ich an einem Essen in einem Heim teil und saß dem Heimleiter gegenüber. Er deutete mit dem Kopf in die Richtung des Tisches, an dem seine Pflegekräfte saßen, und sagte: „Schöne Arbeit! Ein goldenes Herz und praktische Hände, mehr braucht man dazu nicht.“ Ich blickte ihn an und sagte: „Und wenn man Heimleiter ist, was braucht man dann mehr als gesunden Menschenverstand und Erfahrung?“ Natürlich war er beleidigt, aber dass er *mich* beleidigt hatte, das war ihm völlig entgangen.

Pflegende müssen also selbst deutlich machen, was sie wissen und können. Das Sachverständnis von Pflegenden und Versorgenden betrifft das Erleben von Krankheit und Alter (bzw. deren Behinderungen) und die sich daraus ergebenden körperlichen und emotionalen Bedürfnisse. In ihrem Fach handelt man professionell, wenn man auf diese Bedürfnisse einzugehen versteht und in Pflegebeziehungen mit den Patienten, Klienten und deren Angehörigen treten kann. Pflegende erleben Menschen in ihrer äußersten Nacktheit, Verzweiflung und Verletzlichkeit. Sie sind imstande, sich mit dem Leiden dieser Menschen zu identifizieren, ohne dabei selbst unterzugehen. Sie wurden ausgebildet, die Stärke zu entdecken, die in den Pflegebedürftigen und deren Angehörigen steckt, und diese zu aktivieren. Und sie sind bereit, die Schwäche dieser Menschen zu akzeptieren, einen Blick für ihre Lebensthemen zu entwickeln und die Merkmale ihres sozialen Systems zu kennen. Sie handeln nicht nach Vorschriften oder Minutenrechnungen, sondern beurteilen situativ, was nötig ist, und können ihre Entscheidung anschließend sowohl professionell als auch in finanzieller Hinsicht vertreten. Das mäeutische Pflege- und Betreuungsmodell ist mit der Absicht entstanden, diese Professionalität auf eine bewusste Ebene zu heben und die angemessene Anerkennung einzufordern (van der Kooij 2007 b, 2007 c, 2010).

Was ist Professionalität?

So ist das mäeutische Pflegekonzept als Plädoyer für die Anerkennung der spezifischen Professionalität von Pflegenden entstanden. Mit Abbott (1988) definiere ich Professionalität als *das Wissen um die eigene Fachkundigkeit und die Entwicklung eines darauf basierenden Wissenssystems.* Ein solches Wissenssystem gibt es im Fachbereich der Pflege noch nicht. Mit der Fachkundigkeit von Pflegenden ist im mäeutischen Pflege- und Betreuungsmodell gemeint: die authentische und autonome Fähigkeit, die Bedeutung der eigenen Wahrnehmungen selbst zu beurteilen, Verhalten mithilfe eines eigenen professionellen Wortschatzes und eigener Klassifikationen selbst zu interpretieren, als Reaktion auf das Wahrgenommene selbst unter mehreren Verhaltensalternativen zu wählen und dies anschließend zu begründen.

Die hier gehandhabte Definition von *Professionalität* wurde von Mintzberg (1979) und Abbott (1988) entlehnt. Mintzberg unterscheidet vier Sorten Arbeit: die einfache, standardisierte *Routinearbeit*, standardisierte Maßarbeit bzw. *handwerkliche Arbeit*, komplexe standardisierte Arbeit bzw. *spezialistische Arbeit* und komplexe Maßarbeit bzw. *professionelle Arbeit*. Das Interessante an Mintzbergs Darlegung ist, dass ein großer Teil der Arbeit, die als komplex gilt, im Grunde standardisierte Arbeit ist, die beispielsweise anhand von Protokollen erledigt wird. Als Beispiele ließen sich hier das Katheterisieren, die Verabreichung von Sauerstoff und die Durchführung intravenöser Injektionen anführen. Arbeit ist erst dann komplex und damit „professionell", wenn es um *Maßarbeit* geht. Genau wie bei der Arbeit vieler anderer Berufsgruppen und Professionen gibt es bei der Arbeit von Pflegenden eine ganze Reihe von Aufgaben und Aktivitäten, die die ganze Palette umspannen: von simpler Routinearbeit bis zur komplexen Maßarbeit. Warum sollte man Pflegende über denjenigen Bereich ihrer Arbeit definieren, der offenbar als einfache Routinearbeit gilt? Und woher kommt diese Bewertung? Woher kommen die schweren Berufskonflikte von Pflegepersonen, die ihre Aufgaben nicht in Übereinstimmung mit den eigenen mitmenschlichen Werten verrichten können? Gerade durch diese Mitmenschlichkeit wird Pflege zur intelligenten Maßarbeit. (Van der Kooij 2007 c, Kap. 5; van der Kooij 2010, Kapitel 4).

Weitere Kennzeichen von Professionalität sind – neben der Verrichtung komplexer Maßarbeit – ein hohes Ausbildungsniveau und die Position, einfache Aufgaben an die „niedrigeren" Mitarbeiter delegieren zu können (Kloosterboer 1992). Die Entwicklung von Professionalität führt jedoch nicht zwangsweise zur Entstehung einer Profession. Eine Profession, so Abbott, ist ein Beruf, bei dem es gelungen ist, den betreffenden Fachinhalt zu *monopolisieren.* Die eigene fachinhaltliche Domäne wird von den Fachleuten beansprucht. Verteidigt wird dieser Anspruch mithilfe der eigenen Begriffe, Klassifizierungen, Diagnosen, Behandlungsverfahren und abstrakter oder gar wissenschaftlicher Untermauerung. Die Fachleute betonen den Mehrwert ihres Wissenssystems für die Gesellschaft und die moralischen Verpflichtungen, die ihnen daraus entstehen. Als Gegenleistung dafür fordern sie bestimmte Rechte (und Privilegien). Die Gesetzgebung wiederum kann diesen Anspruch mit den entsprechenden Rechten legalisieren. Ärzte hatten sich in den Niederlanden bereits im 19. Jahrhundert, nämlich im Jahr 1849, als Profession organisiert. 1865 sicherten sie ihr Monopol auf die Medizin gesetzlich ab.

Eine Profession ist jedoch auch immer der Zustimmung oder Ablehnung der öffentlichen Meinung unterworfen. Auch wenn man das Gegenteil vermuten könnte: Ihr Status ist keineswegs unantastbar. Professionen entstehen und verschwinden wieder, sind miteinander verwoben und voneinander abhängig, schließen Allianzen, machen einander Terrain abspenstig und versuchen, sich Monopolstellungen zu sichern – Prozesse, die am Arbeitsplatz stattfinden. Laut Abbott handelt es sich bei Professionen letztendlich nicht um *statische*, sondern um *dynamische* Phänomene. Die Dynamik solcher historisch-organischer Veränderungen wird jedoch stark beeinträchtigt, wenn Monopole gesetzlich festgelegt sind. Und in der historisch-soziologischen Literatur stellen Mediziner einen der prägnantesten Archetypen für das Phänomen „Profession" dar.

Exkurs in die Geschichte der Pflege

Hier fängt die Geschichte des mäeutischen Pflege- und Betreuungsmodells an. Und die ist ganz klar eine Gender-Geschichte. Für eine ausführliche Beschreibung dieser Geschichte mit dem Fokus auf Medizin und Heilkunde empfehle ich gerne das Buch von Claudia Bischoff (1997, Kapitel 2). Einer der entscheidenden Faktoren war der Ausschluss von Frauen aus der Universität, der aus der Zeit der Gründung der europäischen Universitäten im 14. Jahrhundert datiert. Ich beginne hier erst im letzten Viertel des 19. Jahrhunderts, da sich dort meine eigene historische Quellenforschungen in den Niederlanden mit den Forschungen von Bischoff im deutschsprachigen Raum überschneidet. Und hier stellen wir überraschende Ähnlichkeiten in der Gender-Geschichte fest. An dieser Stelle möchte ich mich auf die für diese Darlegung relevanten Einzelheiten beschränken.

Im letzten Viertel des 19. Jahrhunderts entstanden Bürgerinitiativen, die nach dem Vorbild katholischer und protestantischer Orden Krankenpflege organisierten. In den Vorständen und Ausschüssen saßen Ärzte, die ehrenamtlich mit wohlhabenden Bürgern, Bürgerinnen und Geistlichen zusammenarbeiteten. Sie stifteten Häuser mit ein paar Betten und stellten Krankenschwestern ein, die sowohl in diesen „Krankenhäusern" als auch ambulant pflegten. Diese Bewegung lässt sich mit der Hospizbewegung vergleichen, die zurzeit kräftig wächst. Die Krankenschwestern wurden ausgebildet. Meistens von Ärzten, zuweilen jedoch auch von Geistlichen. Und jetzt kommt das Ausschlaggebende, jedenfalls im Hinblick auf die Gender-Hierarchisierung: Erstens wurde der Beruf der Krankenpflege im 19. Jahrhundert in eine in erster Linie *für Frauen geeignete* Tätigkeit umgewandelt, wobei die Frauen aus der Bürgerschicht ihrer Zivilisiertheit wegen bevorzugt wurden. Zweitens waren sie eine neue „natürliche Ressource", denn bis dahin war es für sie nicht „schicklich" gewesen, zu arbeiten (siehe Bischof 1997, Kapitel 5). Anfangs waren diese Krankenschwestern in religiöse Orden eingebunden, waren Diakonissen oder Ordensschwestern. Die detaillierte Geschichte der Entwicklungen und Machtstreitigkeiten in den im Wachstum befindlichen Krankenhäusern muss größtenteils noch geschrieben werden. Fest steht jedoch, dass es etwa gegen Ende des Jahrhunderts immer mehr Frauen gab, die selbstständig und freiberuflich als Krankenschwester arbeiten wollten. Damals war das ein Novum revolutionären Ausmaßes. Frauen aus der Bürgerschaft, die unverheiratet und selbstständig in der Gesellschaft arbeiteten und lebten – das war unerhört. Wer dies als Frau wollte, der war vor allem damit beschäftigt, den eigenen Beruf inhaltlich zu gestalten und um akzeptable Lebensbedingungen (zum Beispiel um eine eigene Behausung) zu kämpfen. Gemeinsame Interessenwahrnehmung und Interessenvertretung – das war noch ein Schritt zu weit.[2] Und damit hatten die Ärzte einen Riesenvorsprung.

Es gab wohl auch Ärzte, die die Emanzipierung der Pflegenden begeistert begrüßten, jedoch auch solche, die fürchteten, die Pflege könnte ihnen Konkurrenz machen. Diese Ärzte bemühten sich, klare Verhältnisse zu schaffen, wobei sie selbst im hegelianischem Sinne „Herr" und die Pflegenden „Knechte" wurden. In alten Quellen fand ich mehrere Hinweise darauf, wie dieser Machtstreit geführt und nach etwa vierzig Jahren von den Medizinern gewonnen wurde. Hier ein unmissverständliches Zitat:

> *Dr. Winkler im Jahr 1892 in seiner ersten Lektion für angehende Krankenpflegerinnen:*
> *„Der Arzt wünscht eine Person, von der er nicht zu fürchten braucht, dass sie sich selbst überschätzt, sondern von der er erwarten kann, gerade weil er recht viel hat lernen müssen, dass sie genau den Unterschied erfasst zwischen der Feststellung einer Tatsache und der Entscheidung über deren Bedeutung ... Eine Person, die versteht, dass sie beinah dieselbe Rolle spielt wie die intelligente Mutter, die ich gerade erwähnt habe; die stellvertretend übernimmt, nur stellvertretend übernimmt während der Abwesenheit des Arztes, und die sich niemals erkühnen würde, aus ihren Wahrnehmungen ein Urteil herzuleiten, geschweige denn dieses Urteil als Handlungsgrundlage zu nehmen."* (Quelle: Maandblad voor Ziekenverpleging, 1892, in: van der Kooij 1990, S. 33)

Jeltje de Bosch Kemper, eine der bekanntesten der Niederländerinnen, die sich erfolgreich für die Umgestaltung der Krankenpflege zu einem Beruf eingesetzt hatten, reagierte darauf wie folgt:

> *„Mit großem Interesse habe ich die oben genannte ‚Lektion' gelesen, jedoch auch, und das will ich nicht leugnen, mit einiger Verwunderung. Wenn ein wohlbekanntes Thema uns in einer neuen Auffassung dargelegt wird, dann bewirkt dies in uns, dass wir dabei innehalten. Die Vorstellung der Schwester als Hilfe des Arztes, als eine Person, die einen Teil seiner Arbeit übernehmen kann, die ist, so dünkt mich, noch nicht allgemein gängig ..."* (Quelle: 1892, in: van der Maandbld voor Ziekenverpleging, in: van der Kooij 1990)

1921 wurde in den Niederlanden das Gesetz zum Schutze des Krankenpflegediploms angenommen. Dies schien ein Sieg für diejenigen zu sein, die der

2 Dies war das Thema meiner Abschlussarbeit an der Universität.

Krankenpflege den gleichen Status einräumen wollten wie der Medizin. Mir selbst hat meine Dozentin für das Fach Pflegegeschichte dieses Gesetz als Meilenstein in der Geschichte der Professionalisierung der Pflege vermittelt. Groß war meine Enttäuschung, als ich bei meinen historischen Forschungen entdeckte, dass dieses Gesetz nur das Recht schützte, als *examinierte* Krankenschwester zu arbeiten. Pflegen jedoch durfte jede Frau, die eine natürliche Begabung und Lust dazu hatte. Hätten die Examinierten das Alleinrecht auf eine Tätigkeit in einem Pflegeberuf, würde dies sehr schnell zu einem Pflegemangel führen. Kurzum: Dieses Gesetz hat das weibliche „Potenzial fürs Versorgen" als gesellschaftliche natürliche Ressource etabliert. Die Krankenschwestern hatten ihren Kampf verloren, und 1930 hieß es:

> *„Der Architekt eines großen Bauwerks ist mit seinen Hilfsarchitekten für dessen Bau verantwortlich. Er braucht dabei die Hilfe von Zimmerleuten und Maurern. Wird nun der Beruf des Zimmermanns und des Maurers auch der Beruf des Architekten? Oder ist der Beruf des Zimmermanns und des Maurers kein eigener Beruf?"*

Die Diskussion hatte sich von der Gleichwertigkeit im Hinblick auf die Ärzte zur weniger hoch eingestuften Fachkundigkeit der Krankenpflegerinnen verschoben. (Bakker/van der Kooij 1983, Van Gemert/ Spijker 1986). Denn die Fachkundigkeit lag nicht in der ‚Vertretung' und im Ziehen von Schlussfolgerungen, sondern nur im Handeln nach Vorschrift. Dies war einer der Gründe, warum Krankenpflegerinnen die Professionalisierung auf einem anderen Wege anstrebten. Nicht im Bereich der Pflege, sondern als Assistentinnen der Ärzte und in Managementpositionen. Das Versorgen als solches war und blieb eine Eigenschaft der Pflegetätigkeit, über die es nicht viel zu melden gab. Krankenpflegerinnen mussten nett sein, aber das war nichts Besonderes.

Die oben angeführten Zitate spiegeln die interprofessionellen Verhältnisse wider, die ich tatsächlich erlebt habe, und die mich dazu gebracht haben, das mäeutische Pflege- und Betreuungsmodell zu entwickeln. Denn der Kern dieses Modells ist meine Entdeckung, dass Pflegen zwar ein Talent ist, eine natürliche Begabung, dass jedoch dieses Talent, genau wie jedes andere Talent, einer Ausbildung bedarf, um sich entwickeln zu können. Es ist eine Begabung, die größtenteils noch im Unbewussten derjenigen schlummert, die die Arbeit leisten. Das Talent ist sprachlos; hier haben wir es mit *tacit knowledge*, mit schweigendem Wissen zu tun.

Professionalität und Sprache

Professionalität setzt Sprache voraus. Laut Abbott benötigt man diese Sprache, um eigene Konzepte, Standards, Klassifikationen, Diskurse und Methoden zu entwickeln. Sprache braucht man auch für die Entwicklung von abstrakten Theorien und wissenschaftlichen Kenntnissen. Die Pflege, die nach dem Ende des 19. Jahrhunderts in die Position eines Hilfsberufs geraten war, bemühte sich in der zweiten Hälfte des 20. Jahrhunderts um die Entwicklung einer eigenen Sprache. Die amerikanischen Universitäten begannen, Lehrpläne für die Fächer Krankenpflege und Pflegewissenschaft anzubieten. Dabei wurde anfangs das empirische, neopositivistische Forschungsverständnis der Medizin übernommen. Ab der Mitte des 20. Jahrhunderts schlugen Krankenpflegerinnen einen anderen Weg ein: den der phänomenologischen und qualitativen Forschungsmethoden. Der Grund dafür war das Bedürfnis nach eigenen konzeptuellen Modellen und Pflegetheorien (Gastmans 1995, Kapitel 6). Frühe Theoretiker wie Wiedenbach (Danko et al. 1994) und Henderson (Henderson 1982, Wertman DeMeester et al. 1994) betonten die Notwendigkeit der Entwicklung einer reinen krankenpflegerischen Theorie aus dem „präkonzeptuellen Bewusstsein“ heraus, so wie sich dies in der Pflegepraxis formt. Sie spornten die Krankenpflegerinnen an, ihr Geburtsrecht als Pflegende nicht allzu schnell aufzugeben, nur um in anderen Fachbereichen anerkannt zu werden. Immer wieder aufs Neue stellten Krankenpflegerinnen sich Fragen wie: Wie können wir herausfinden, welche Bedürfnisse die Patienten haben? Was bedeutet es für sie, unter dieser Krankheit zu leiden? Wie verarbeiten sie die Folgen ihrer Erkrankung? Welche Rolle spielen wir dabei? Wie kommunizieren wir mit den Patienten und welche Anforderungen stellen wir an die Qualität der Interaktion? Was erwarten Patienten eigentlich von Krankenpflegerinnen?

Ich würde die Entstehung des mäeutischen Pflege- und Betreuungsmodells gerne in diese Tradition einreihen, wenn es auch nicht in der Krankenpflege oder Psychiatrie entwickelt wurde, sondern in der Alten- und Langzeitpflege. Der Begriff „mäeutisch“ stammt von einem der großen Philosophen: Als Mäeutik – also geistige „Hebammenkunst“ – bezeichnet man die auf Sokrates zurückgehende Fertigkeit, durch geschicktes und gezieltes Fragen die im Lernenden schlummernden – ihm aber vielleicht unbewussten – richtigen Antworten und Erkenntnisse an die Oberfläche zu bringen. Die mäeutische Methode entspricht auch der Befreiungspädagogik von Paolo Freire: Der Lehrstoff wird durch die Arbeits- und Lebenserfahrung des Lernenden geformt (siehe auch van der Kooij 2007 b).

Die Gender-Perspektive ist eng mit dieser Anwendung der mäeutischen Didaktik verknüpft. Die als „weiblich" geltende gefühlsmäßige Seite der Pflege wird in Worte gefasst, und damit sowohl sprachlich als auch methodisch vermittelbar. Medizinisches Wissen und Handeln wird nicht als unwichtig bezeichnet. Es bleibt Teil des Pflegewissens, ist jedoch der Medizin nicht mehr unter-, sondern „nebengeordnet". Sowohl die Ärzte als auch die Pflegenden leisten einen eigenen Beitrag zum Prozess des Behandelns, Begleitens, Pflegens und Betreuens, wobei die Pflegenden, weil sie rund um die Uhr da sind, eine zentrale Position einnehmen. Dies klingt nicht nur nach einer Forderung, es ist es auch. Es ist ein unmissverständlicher Anspruch.

Auf der Tagung zur Vorbereitung dieses Buches fiel der Satz: „Wo Sprache fehlt, kommt Macht ins Spiel." Wer jedoch eine Sprache entwickelt und sich damit seiner Identität bewusst wird, der macht deutlich auf sich aufmerksam, legt anderen auch durchaus schon mal Steine in den Weg und beansprucht Anerkennung. Mäeutik in der Pflege, das bedeutet: Empowerment der Pflege. Und dieses Empowerment, diese Emanzipierung weckt den Widerstand derjenigen, die derzeit am Hebel sitzen und das Monopol auf die Verfügungsgewalt im Gesundheitswesen haben (Wiesinger 2009). Es kostet Kraft, in etablierte Interessensphären einzubrechen, vor allem wenn diese Interessen gesetzlich festgelegt sind. Ein Machtkampf ist nicht unbedingt notwendig, vor allem wenn alle Beteiligten sich in der neuen Situation gegenseitig in ihrer spezifischen Professionalität anerkannt wissen. Dazu braucht man eine neue Sichtweise auf Kommunikation und Dokumentation. Im mäeutischen Pflege- und Betreuungsmodell hat sich das in einer Neugestaltung des Pflegeprozesses und der Pflegedokumentation herauskristallisiert.

Der mäeutische Pflegeprozess

Ein wichtiges Kenzeichen des mäeutischen Pflegeprozesses ist es, dass er individuelle Reflexion und gemeinsame Kommunikation voraussetzt. Nun könnte man fragen, ob das nicht selbstverständlich ist? Individuelle Reflexion gibt es in der Pflege, das ist klar, aber mit welchen Worten, Begriffen und Konzepten findet sie statt? Wenn Pflegende sich als paramedizinische Profis betrachten, werden sie auch paramedizinisch reflektieren. Pflegende, die mäeutisch reflektieren, beschäftigen sich mit anderen Fragen und mit anderen Bewusstseinsinhalten. Wer sich in einer Situation der Verluste oder Bedrohung befindet, braucht Zuwendung, Interesse, Aufgeschlossenheit, Präsenz. Pflegende lernen, „erlebensorientiert" zu beobachten. Sie sind sich aller Momente und Situationen bewusst, in denen sie wirklich Kontakt mit einem Menschen erfahren haben. Sie fragen sich in jeder Situation, was dieser Mensch braucht: Stimulans, Unterstützung oder Übernahme. Ob es sich in diesem Augenblick empfiehlt, in der Erlebenswelt oder inneren Welt eines Menschen mitzugehen, um so die Gefühle, derer sie da gewahr werden, benennen und validieren zu können. Und manchmal trauen sie sich, gegenzusteuern. Sie probieren aus, sind kreativ, nehmen auch Fehlschläge in Kauf. Manchmal sagen oder machen sie etwas, was in der betreffenden Situation ganz und gar passt. Sie sind professionell im empathischen Umgang. Kurz und gut: Sie reflektieren darüber, was sie im Umgang und während der Pflege erfahren und empfinden. Sie fragen sich, ob diese Erfahrung oder jener Einfall vielleicht für das ganze Team lehrreich sein könnte. War es eine individuelle oder kollektive Erfahrung, und hatte sie gelegentliche oder strukturelle Bedeutung? Denn sie wissen, dass sie bei der „Bewohnerbesprechung" (oder Klientenbesprechung, aber *nicht Fall*besprechung) mit den Kollegen darüber ins Gespräch kommen werden. Alle Beobachtungen, Erfahrungen und Einfälle fließen in Umgangsempfehlungen und Pflegebeschreibungen ein. Diese Beschreibungen sind bedürfnisorientiert und gehen auf das Verhalten, das Erleben, die Bedürfnisse, die Ressourcen und die Betreuung ein. Lebensthemen, emotionale Bedürfnisse, die Gefühle und Bedürfnisse der Angehörigen: All dies ist Teil der mäeutischen oder erlebensorientierten Bewohnerbesprechung und damit des gesamten mäeutischen Pflegeprozesses.

Neuprofessionalisierung der Pflege

Erst wenn man eine eigene Sprache hat, die eigenen Wahrnehmungen ernst nimmt und eine eigene Berufsidentität gefunden hat, kann man auch *interprofessionell* arbeiten. Die Pflege ist dann keine paramedizinische Berufsgruppe mehr, sondern eine Profession mit einem einzigartigen Erfahrungsbereich. Und diesen Erfahrungsbereich finden wir zunächst einmal neben dem Bett oder Rollstuhl des hilfs- und pflegebedürftigen Menschen. Die Pflege ist zuständig für die Betreuung-rund-um-die-Uhr und die Kontinuität der Qualität. Alle sind im kommunikativen Prozess über Behandlung, Pflege und Betreuung einbezogen. Auch Angehörige, Hilfskräfte und Ehrenamtliche nehmen daran teil. So wurde beispielsweise in den Einrichtungen der Caritas Socialis die Schmerzbesprechung und die ethische Fallbesprechung entwickelt (Hallwirth-Spörk et al. 2008). Wenn das Konzept des *doing family* sich wirklich durchsetzt, kann die Pflegende die Aufgabe einer praktischen Prozesskoordinatorin übernehmen. Dafür braucht man sich nicht wieder eine neue Berufsgruppe auszudenken.

Die Pflege nimmt dann eine Position ein, die der Stellung der Diakonissen des 19. Jahrhunderts ähnelt. Nicht als eine erneute Berufung auf die natürliche Ressource der weiblichen und damit immer noch billigen Fürsorglichkeit, sondern als gesellschaftliche Gender-Potenz mit *bewusster* fürsorglicher Professionalität. Im „Mutterhaus" bzw. der „Betreuungszentrale" finden sowohl die innerberuflichen als auch die interprofessionellen Beratungen statt. Die Mitarbeiter leisten je nach Bedarf stationäre, ambulante und Tagespflege. Laien wie Angehörige, Ehrenamtliche und ungelernte Pflegende liefern einen Beitrag zur Arbeit, jedoch nicht ohne Begleitung, Bestätigung und gegebenenfalls Lernsituationen wie Übung und Training-on-the-Job. Medizinisch sollte alles in Ordnung sein, und wo die Medizin machtlos ist, sind die Pflegenden, Betreuer, Angehörigen und Ehrenamtlichen noch immer präsent und tätig. Es entsteht eine Gleichwertigkeit, die auf gegenseitiger Wertschätzung und Einsicht in das Können der anderen basiert. Hat das etwas mit Gender zu tun?

Literatur

Abbott, A. (1988): The system of professions. An essay on the division of expert labor, Kapitel 1–4. Chicago and London: the University of Chicago Press

Ackerman, M. L./Brink, S. A./Clanton/J. A. (1994): Imogene King. Theory of Goal Attainment Theory. In: Marriner-Tomey A (1994): Nursing Theorists and their Work, Kapitel 9, Third Edition, Mosby

Bakker-van der Kooij. C. (1983): De maatschappelijke positie van verpleegsters in de periode 1880 tot 1940. Tijdschrift voor Geschiedenis 96, S. 454–475

Bischoff, C. (1997): Frauen in der Krankenpflege. Zur Entwicklung von Frauenrolle und Frauenberufstätigkeit im 19. und 20. Jahrhundert, Frankfurt/New York: Campus

Danko, M./Heidenreiter T. J./Hunt N. E./et al. (1994): Ernestine Wiedenbach. The Helping Art of Clinical Nursing. In: Marriner-Tomey, A. (1994): Nursing Theorists and their Work. Kapitel 8, Third Edition, Mosby

Gastmans, C. (1995): Verpleegkunde, zorg en ethiek. Historische, wijsgerig-anthropologische en moraal-theologische grondlijnen van een verpleegkundige ethiek, opgevat als zorgzaamheidsethiek. Proefschrift. Katholieke Universiteit Leuven, Faculteit Godgeleerdheid

Hallwirth-Spörk, C./Heller, A./Weiler, K. (Hrsg.): Hospizkultur und Mäeutik. Offen sein für Leben und Sterben, Freiburg im Breisgau: Lambertus

Henderson, V. (1982): The nursing process: is the title right? Journal of Advanced Nursing, 7, 103–109

Kloosterboer, P. P. (1992): Topkwaliteit schuilt in een verrassende hoek. In: Wijchers, L. Th. R./Kerklaan, L. A. F. M./Mastenbroek, W. F. G. (Hrsg): Kwaliteitsmanagement in de dienstverlening, Deventer: Kluwer bedrijfswetenschappen

Mintzberg, H: (1979). Mintzberg over Management. De wereld van onze organisaties, Amsterdam: Veen

Van der Kooij, C. (1990): 1890–1990. In: Van den Bergh-Braam, A. H. M./van der Kooij, C. H./van der Pasch, A. E. W. M. (Hrsg): Honderd jaar verplegen. Een bijsluiter over gisteren met een opening naar morgen, Lochem: De Tijdstroom

Van der Kooij, C. (2003): Gewoon Lief Zijn? Het maieutisch zorgconcept en het invoeren van geïntegreerde belevingsgerichte zorg op psychogeriatrische verpleeghuisafdelingen, Doktorarbeit, Utrecht: Lemma

Van der Kooij, C. (2006): Pflegetalent als Basis für Professionalität, NOVA, 10, 16–18

Van der Kooij, C. (2007 a): Betrokkenheid als Basis voor het Zorgplan. Methodiek voor Zingevende Zorg, Apeldoorn: Zorgtalentproducties

Van der Kooij, C. (2007 b): Mäeutik. Die Einführung erlebensorientierter Pflege. Freiraum für Kreativität schaffen, RBS-Bulletin, 50, S. 6–9

Van der Kooij, C. (2007 c): Ein Lächeln im Vorübergehen. Erlebensorientierte Altenpflege mit Hilfe der Mäeutik, Bern: Verlag Hans Huber

Van der Kooij, C. (2010): Das mäeutische Pflege- und Betreuungsmodell. Darstellung und Dokumentatiton, Basel: Huber Verlag

Wertman DeMeester, D./Lauer, T./Marriner-Tomey, A./Neal, Susan E./Williams, S. (1994): Verginia Henderson. Definition of Nursing. In: Marriner-Tomey, A. (1994): Nursing Theorists and their Work, Kapitel 20, Third Edition, Mosby

Wiesinger, B. (2009): Einführung des mäeutischen pflege- und Betreuungsmodells nach Cora van der Kooij in Österreich und dessen Auswirkungen auf Management und Strategieentwicklug in der stationären Altersversorgung, Master-Thesis, Donau-Universität an der Krems, Zentrum für Management und Qualität im Gesundheitswesen der Donau-Universität Krems

Lucia Straschil

Demenz, Care und Gender – ein Bericht aus der Praxis der Angehörigenberatung

> *„Demenz entwickelt sich vor unseren Augen zu einer bedeutenden sozialen, politischen, ökonomischen und humanitären Herausforderung der kommenden Jahrzehnte. Das ist von Bürgerinnen und Bürgern, ist in den Kommunen, ist in Deutschland und in Europa noch nicht begriffen. Die Einzelnen und die politischen Gemeinschaften sind auf diese Herausforderung nicht vorbereitet. Im Gegenteil."*
> (Wißmann/Gronemeyer 2008, S. 81)

Das Erreichen eines hohen Lebensalters geht mit der erhöhten Wahrscheinlichkeit im Lebenslauf von einer Demenz betroffen zu sein einher. Wie aus obigem Zitat deutlich wird, erscheint es dringlich, sich aktiv mit dieser Tatsache auseinanderzusetzen, im Sinne der Gestaltung von Lebensbedingungen für uns und unsere Angehörigen im Alter.

Der vorliegende Beitrag spannt einen Bogen von der praktischen Tätigkeit über gesellschaftliche Rahmenbedingungen bis hin zur Notwendigkeit einer gendersensiblen Perspektive in der Beratung und Betreuung von Menschen mit Demenz und deren Angehörigen. Es werden Ansätze aus dem Palliative Care Konzept für die Arbeit mit Menschen mit Demenz diskutiert und ein Ausblick auf die Herausforderungen in der Beratung von Angehörigen versucht.

Zivilgesellschaftliches Engagement und seine Folgen: die Geschichte des „aktivtreff"

Im Jahr 2005 fand sich in der Stadt Linz eine Gruppe gerontologisch engagierter Menschen im Rahmen des Vereins Gero Center mit dem Ziel etwas auf die Beine zu stellen bzw. nach der Veranstaltung einer Tagung zum Thema „Alter und Behinderung" auf der Suche nach einer neuen Initiative zusammen.

Daraus entstand eine Plattform, der es gelang die Vertreter der großen Linzer Anbieter von sozialen Dienstleistungen an einen Tisch zu bringen und gemeinsam ein Konzept für eine niederschwellige Einrichtung für Menschen mit Demenz und deren Angehörige zu formulieren und dieses „aktivtreff" genannte Projekt im Oktober 2006 in die Praxis umzusetzen. Grundsätzliches Ziel der Einrichtung ist die stundenweise Entlastung von Angehörigen und die Möglichkeit zur Beratung, gleichsam vorgeschaltet als erstes Glied in einer Reihe von bestehenden Strukturen wie Tageszentren und als Einstiegsmöglichkeit in Angebote zur Unterstützung.

Es gelang unter der Trägerschaft von pro mente Oberösterreich in Zusammenarbeit mit Caritas für Betreuung und Pflege, Oberösterreichischem Hilfswerk, Volkshilfe Oberösterreich und dem initiierenden Verein Gero Center eine Kombination von Betreuung und Beratung für Menschen mit Demenz und deren Angehörige zu starten, die nach einigen Transformationen im Frühjahr 2009 – dem Ausstieg der ursprünglichen und dem Einstieg eines neuen Kooperationspartners, nämlich der Seniorenzentren Linz GmbH seit der Eröffnung im Jänner 2007 besteht.

Das Leistungsangebot umfasst an drei Vormittagen in der Woche die Gelegenheit zu telefonischer Beratung bzw. der Gelegenheit zur Terminvereinbarung eines persönlichen Gespräches. An einem Nachmittag in der Woche wird Betreuung für vier Stunden von 13 bis 17 Uhr angeboten, an der maximal zehn Menschen mit Demenz, die noch im häuslichen Umfeld leben, teilnehmen können. Darüber hinaus kam es zur Gründung einer Angehörigengruppe, die sich einmal im Monat zum Austausch trifft. Die Möglichkeit zur Beratung von Angehörigen und/oder Menschen mit Demenz besteht ebenfalls. Eine Besonderheit des „aktivtreff" ist die Kostengünstigkeit des Angebotes: Die Beratungsleistungen sind kostenfrei, für die Nachmittagsbetreuung ist ein Unkostenbeitrag von derzeit drei Euro für die Verpflegung zu bezahlen.

Details zur Arbeit im „aktivtreff" lassen sich der Evaluation bzw. dem Forschungsbericht mit dem Titel „Die vergessenen Vergesslichen?" (Koren/Steinwender 2008) entnehmen. Mittels einer Angehörigenbefragung in zwei Wellen, Dokumentenanalyse und teilnehmenden Beobachtungen wird darin die Bedeutung des niederschwellig konzipierten Projektes „aktivtreff" deutlich. Zur Illustration einige Zitate aus den Befragungen der Angehörigen auf die Frage „Was wäre, wenn es den ‚aktivtreff' nicht gäbe":

> *„Wenn es den aktivtreff nicht gäbe, dann müsste ich woanders weitersuchen.“*
> *„Für meinen Mann wäre es ein Verlust. Ich hätte dann einen Nachmittag weniger, über den ich verfügen kann.“*
> *„Wenn es den aktivtreff nicht gäbe, wäre das sehr schade – einerseits um die Mittwoch-Nachmittag-Beschäftigung für meinen Mann, andererseits um meine gewonnene Freizeit. Meinem Mann würde die Abwechslung im Alltag fehlen.“*
> *„Dann hätte ich keinen freien Nachmittag mehr. Die Erleichterung des Gesprächs mit den anderen Angehörigen würde mir fehlen.“* (Koren/Steinwender 2008, S. 73)

Wesentlich für die Gestaltung des nachmittäglichen Betreuungsangebotes des „aktivtreff“ ist neben den professionell Betreuenden das Team der ehrenamtlich Tätigen, die sich mit großer Kontinuität an der Umsetzung beteiligen. Auch damit lässt sich zivilgesellschaftliches Engagement benennen, das sich im „aktivtreff“ durch die gezielte Bündelung vorhandener Ressourcen der KooperationspartnerInnen als eine Antwort auf den Umgang mit Demenz spiegelt.

Demenz, Gender und Care – Frauen als betreuende PartnerInnen

> *„Es fühlen sich vor allem Frauen angesprochen, pflegebedürftige Angehörige zu versorgen, denn in der Regel sind es die Frauen, die sich um ein enges intergenerationelles Verhältnis bemühen, um so auch die Generationensolidarität aufrechtzuerhalten.“* (ÖBIG/BMSK 2007, S. 14)

Der Großteil der Menschen mit Demenz wird im häuslichen Rahmen von nahen Angehörigen betreut. Bedeutsame Zahlen zur Lage betreuender Angehöriger im Allgemeinen finden sich in der Zusammenfassung der Studie „Situation pflegender Angehöriger“ (ÖBIG 2007): Mehr als 80 % der Menschen mit Pflegebedarf werden in Österreich zu Hause von Angehörigen betreut; diese Aufgabe wird zum größten Teil von Frauen übernommen: von den befragten betreuenden Angehörigen waren 79 % weiblich und 21 % männlich; das Alter lag zwischen 20 und 96 Jahren – „der prozentuell sehr hohe Frauenanteil bei den Hauptpflegepersonen hat sich in den letzten Jahren nicht verändert“, berichten die AutorInnen (ÖBIG 2007, S. 11). Für den Bereich der Demenz stammen aktuelle Daten aus der Auswertung von Daten der Wiener

Gebietskrankenkasse, der zufolge im Jahr 2007 10,34 % der Patienten „im laufenden Jahr auf der Bettenstation eines Pensionistenheimes betreut wurden“ (Gleichweit/Rossa 2009, S. 108). Die künftigen Prognosen zum Verhältnis der häuslichen zur stationären Betreuung von Menschen mit Demenz entsprechen dem obigen Verhältnis von 80 : 20. Nach einer älteren Erhebung von Schneekloth et al. aus dem Jahr 1996 stellen die weiblichen Lebens- bzw. Ehepartnerinnen mit 39 % die größte Gruppe der Hauptpflegepersonen von Menschen mit Pflegebedarf zwischen 65 und 79 Jahren dar.

Wie ist es nun um die Veränderungen in der Lebenssituation von Angehörigen durch die Übernahme der informellen Betreuung von Menschen mit Demenz bestellt? Gatterer und Croy (2005) nennen folgende Herausforderungen für die Angehörigen von Menschen mit Demenz in der Care-Situation: emotionale/psychische Belastungen, körperliche Belastung, finanzielle Belastung, soziale Isolation, keine Freizeit, kein Urlaub.

Eine spezielle Perspektive im weiten Feld der Lebensgestaltung der Angehörigen von Menschen mit Demenz bildet die der betreuenden Lebenspartnerin. Im Zuge meiner Arbeit in der oben beschriebenen Einrichtung „aktivtreff“ für Menschen mit Demenz und deren Angehörige, in der ich einerseits koordinierend als auch beratend und betreuend tätig bin, fiel mir wiederholt die Konstellation des (Ehe-)Paares mit einem demenziell erkrankten Partner auf. Aus persönlichen Begegnungen im Arbeitskontext seien exemplarisch folgende erwähnt: die von Phantasie geprägte, aber auch oftmals an der Grenze zur Gewaltanwendung stehende Form der Alltagsgestaltung, weiters die geäußerte Ohnmacht angesichts des voranschreitenden Verlaufs der Erkrankung. Aus dieser Lage heraus resultiert Druck in einem Ausmaß, der die Kapazität des/der Betroffenen überfordert und dazu führt, „etwas“ dagegen zu tun. Dies alles kann zur aktiven Suche nach und das Annehmen von Informations- und Unterstützungsangeboten inklusive der zum Ausdruck gebrachten Erleichterung führen, wobei die Themen „Schuldgefühl“ und „Abgeben von Verantwortung“ im Zuge der Annahme von Entlastungsangeboten erwähnt werden müssen. Nicht zu vernachlässigen ist auch die Bedeutung der früheren Qualität der Beziehung für die aktuelle Betreuungssituation und die Konfrontation mit Verlusterfahrungen und endgültigem Verabschieden im Zuge der (Persönlichkeits-)veränderungen des Partners. Das alltägliche Leben mit der Demenz des Partners führt auch zur Auseinandersetzung mit Rollenbildern und gesellschaftlich geprägten Erwartungshaltungen und gipfelt oftmals in den Fragen: „Wie lebe ich/wie leben wir im Moment – wie werde ich künftig mein Leben gestalten – und was bedeutet ‚wir' außerdem künftig?"

Besonderes Interesse und damit Anlass zu künftiger Forschungsarbeit stellt neben anderem die Ausgestaltung der Beziehungsdynamik und deren Veränderungen im Krankheitsverlauf dar – knapp formuliert: Wie erlebt die Frau die Veränderungen ihres Partners, die den Verlauf einer Demenz ausmachen – sowohl unter dem Aspekt „Verlust" als auch dem des „Gewinnes"?

Relevante Forschung zum Thema Demenz und Partnerschaft im deutschsprachigen Raum wurde neben anderen von Sabine Wadenpohl (2008) und Luitgard Franke (2006) publiziert.

Ableitend aus der Frankschen Kategorisierung der vorhandenen Forschungsthemen (S. 35–40) erscheinen folgende Themenkreise für den Blick auf die Situation der Frau als Betreuende beachtenswert:

- Belastungskorrelat Gender;
- positive Aspekte, Gewinne;
- geschlechtsspezifische Praxis der Pflegearbeit;
- Auseinandersetzung mit existentiellen Themen;
- Verarbeitung von Verlusten;
- soziale Unterstützung;
- Veränderung der Ehebeziehung infolge der Demenz;
- Inanspruchnahme formeller Dienste.

Einen aktuellen Beitrag zur Erweiterung der Forschungsperspektive von der Belastungsforschung hin in Richtung Ressourcenorientierung liefert Wadenpohl (2008), indem sie das Feld „Demenz und Partnerschaft" unter dem Blickwinkel des Resilienzkonzeptes beleuchtet. Die Resilienz als Phänomen beschreibt die Fähigkeit, derzufolge es Menschen trotz fordernder beziehungsweise bedrohlicher Lebensbedingungen gelingt, die Identität zu bewahren bzw. sogar weiter zu entwickeln. Der Wert des Resilienzkonzeptes liegt für die Autorin in der Möglichkeit, „die Lebensphasen ‚Alter und Hochaltrigkeit' und die die Lebenssituation ‚demenzielle Erkrankung' gleichermaßen zu berücksichtigen" (S. 72). Es lassen sich mit Hilfe des Blickes auf Resilienzen Stärken im Prozess des Alterns ausmachen und Erklärungen sowie Modelle für gelingendes Altern und damit auch dem Leben mit einer Demenz finden. Sie beschreibt die Unterschiedlichkeit der Formen wissenschaftlicher Arbeiten zum Thema Demenz und Angehörige und differenziert zwischen repräsentativen Studien in Bezug auf Daten zu Pflege(leistungen) und Angeboten zur Entlastung sowie Studien, die die Lage betreuender Angehöriger zum Inhalt haben. Im Vergleich der Studienergebnisse unter den Aspekten „Familienstand, Alter und Geschlecht der Hauptbezugsperson“ kommt die Forscherin zu folgendem Ergebnis:

> *„Es zeigt sich deutlich, wie verschieden die Ergebnisse bei unterschiedlichen Erhebungsinstrumenten sein können, so dass ein Vergleich der Studien oder eine Verallgemeinerung der Ergebnisse sehr erschwert beziehungsweise gar nicht möglich sind.“* (Wadenpohl 2008, S. 65)

Aus dieser Feststellung wird der weitere Forschungsbedarf ersichtlich – Franke (2006) weist in diesem Zusammenhang darauf hin, dass sich die Forschung in Deutschland weitgehend mit der Situation von pflegenden Töchtern und Schwiegertöchtern befasst hat und macht auf die Gefahr aufmerksam, diese Erkenntnisse unkritisch auf die Situation des Paares umzulegen.

Ein differenzierter Blick auf die Gruppe der Angehörigen von Menschen ist damit unabdingbar! Dabei ist der Ansatz, den Blick auf die Gruppe der betreuenden Partnerinnen, ein möglicher Beitrag zu einer „geschlechtersensiblen Altenpflege“ (Backes et al. 2008, S. 5), den Backes (2009) zum Begriff der„körper-gendersensiblen Altenpflege“ erweitert.

Die Bewältigungsleistungen der betreuenden Ehefrau in den für pflegende Angehörige typischen Belastungsfeldern sind vielfältig und geschehen vielfach hinter verschlossenen Türen und dadurch ohne Unterstützung sowie Anerkennung von außen. So bildet die Stärkung der betreuenden Frauen einen wesentlichen Ansatz der Stützung des familiären Betreuungssystems, denn in der Regel trägt ein weibliches Familienmitglied die Hauptlast (Wilz et al, 2001). Franke (2006) weist darauf hin, dass hinsichtlich der familiären Entwicklung mit kleineren Familien die Konstellation „Frau pflegt die eigene Mutter und später den eigenen Ehemann immer häufiger auftreten dürfte“ und es damit zum so genannten „Risiko von Mehrfachpflegen“ (S. 27) komme.

Aus den Ergebnissen der LEANDER-Studie zur Belastung pflegender Angehöriger von Menschen mit Demenz (Zank/Schacke 2007) lassen sich genderspezifische Unterschiede ableiten. So erleben sich Frauen als subjektiv höher belastet als Männer auch in dem Fall, dass sich die Anforderungen objektiv nicht unterscheiden. Die Autorinnen führen das darauf zurück, dass Männer ein höheres Maß an sozialer Anerkennung für ihr Care-Leistungen von der sozialen Umgebung erfahren. Damit wird der Genderaspekt klar deutlich: Die kulturelle Rollenzuweisung der versorgenden Partnerin – „in guten wie in schlechten Tagen" – entspricht dem gesellschaftlich kreierten Frauenbild. Unbeachtet bleibt dabei die Möglichkeit, dass die Demenz unter Umständen mit dem Empfinden, „dass das Vergessen scheidet", in Verbindung gebracht wird. Dazu Aussagen betreuender Partnerinnen aus dem „aktivtreff":

> *„Die Krankheit verändert einen Menschen so sehr, das er eine andere Persönlichkeit wird. Ich kann mir überhaupt nicht mehr vorstellen, dass ich meinen Mann, den ich vor 50 Jahren geheiratet habe, noch einmal heiraten würde."*
> *„Sie leben in einer anderen Welt. Das ist nicht mehr mein Mann. Das ist das Fürchterliche, das Deprimierende, das macht es so schwierig."* (Koren/Steinwender 2008, S. 24 und S. 28)

Zusammenfassend für die aktuelle Situation in der häuslichen Care-Landschaft seien Backes et al. (2008, S. 46) zitiert:

> *„... stellen Frauen weiterhin die Mehrheit der pflegenden Angehörigen in der häuslichen Pflege dar und übernehmen auch zeitlich gesehen die meiste Pflegearbeit. Auch die gesundheitlichen und sozialen Belastungen sind für pflegende Frauen in der Regel größer als für pflegende Männer. Die volkswirtschaftliche Wertschöpfung durch die informelle Pflegearbeit ist enorm und lässt sich zu zwei Dritteln der Pflegearbeit von Frauen, aber auch zu einem Drittel der Pflegearbeit von Männern zuschreiben."*

Die Auseinandersetzung mit dem Thema der Frau(en) in der Care-Situation ist damit das, was Backes (2009) als die „Sichtbarmachung der weiblichen Hintergrundarbeit" beschreibt. Dies kann gleichzeitig als Arbeitsauftrag für die im Feld der Angehörigen von Menschen mit Demenz tätigen ExpertInnen gelten, um der herrschenden gesellschaftlichen Nichtbeachtung der Themen „Demenz, Gender und Care" entgegenzuwirken.

Verbindungen zwischen Demenz und Palliative Care

Im Folgenden werden – ausgehend vom Praxisfeld Beratungsstelle – Querverbindungen aus dem Palliative-Care-Konzept auf die Arbeit mit Menschen mit Menschen mit Demenz bzw. deren Angehörige hergestellt, die Anregung zu Diskussion und Weiterdenken bieten sollen.

Engel beschreibt die Demenz als eine das Leben begrenzende Erkrankung:

> *„... dass es wohl eine Einstellungsfrage ist, ob die Demenzerkrankung selbst als Todesursache angesehen wird oder nicht. Tatsache ist aber, dass Demenzen lebensbegrenzende Krankheiten darstellen."* (Engel 2006, S. 34)

Das „palliative Moment" in der Begleitung von Menschen mit Demenz zeigt sich unter anderem in der Parallele von Tod und Demenz verbunden durch das Kriterium der Irreversibilität: In der Literatur finden sich unterschiedliche Bezeichnungen wie die des „pre-death-losses" (Franke 2006, S. 75) oder dem „Abschied auf Raten" (Engel 2006, S. 106). Durch das Fortschreiten der Demenz wird es nötig, Abschied zu nehmen (von Gewohntem, Vertrautem, Geliebtem, aber auch Ungeliebtem ...) – dies stellt sich als wiederkehrende Aufgabe für die Betreuenden/PartnerInnen von Menschen mit Demenz. Dazu gesellt sich sowohl die Trauer als auch die gesellschaftliche Herausforderung, wenn die Betroffenen sich doch offensichtlich „bester körperlicher" Gesundheit erfreuen und die Veränderungen auch auf den zweiten Blick für Außenstehende noch nicht erkenntlich sind. Dies kann auch auf Familienmitglieder zutreffen, die nicht direkt in die Betreuung eingebunden sind. Das Unverständnis der Empfindungen der Hauptpflegeperson kann die Beziehungen des Systems nachhaltig belasten, sei es innerhalb der Familie, der Nachbarschaft oder der (Wohn-)Gemeinde bzw. im öffentlichen Raum. Eine Angehörige meint dazu bündig: „Man kann es sich nicht vorstellen, wenn man nicht 24 Stunden in der Situation ist." Die sich zugestandene Trauer kann zudem von starken Ängsten begleitet sein, da die Angehörigen damit den nicht aufhaltbaren Verlust realisieren und die vielleicht schon viel früher erfolgte Diagnose erst dadurch gleichsam Gültigkeit erlangt. Wißmann und Gronemeyer (2008) diskutieren in diesem Zusammenhang sehr kritisch die Bedeutung bzw. Wichtigkeit der Frühdiagnose, die Betroffenen und Angehörigen zwar

Zeit gibt, sich auf die neue Situation einzustellen, andererseits „auch einen tiefen Absturz“ (S. 30) bedeuten kann.

Auch die immer wieder neue Klärung dessen, was (Er-)lebensqualität in der aktuellen Situation ausmacht, prägt die Care-Situation in der Demenz. Schmidl (2009) betont mit dem Hintergrund der Erfahrungen in der palliativen Geriatrie, dass sich Demenz und Lebensqualität nicht ausschließen und betont die Bedeutung der Kommunikation, der Anwesenheit von anderen Menschen, des Zuhörens und Ernstnehmens der geäußerten Bedürfnisse, die Bedeutung von Berührungen, um Sicherheit erleben zu können. Dies trifft natürlich auf die Menschen mit fortgeschrittener Demenz zu, wenn sich Angehörige dazu entscheiden, stationäre Betreuungsangebote in Anspruch zu nehmen – Chladek/Kojer (2009) weisen auf die Bedeutung des gezielten Beziehungsaufbaus und der Kommunikation mit Angehörigen hin, im Besonderen mit Hinblick auf das tatsächliche Versterben ihres Angehörigen mit Demenz und der palliativen Begleitung in dieser Lebensphase. Es bleibt abzuwarten, welche Ableitungen sich – frei nach der Forderung „Palliative Care für alle“ – für die Unterstützung speziell der Gruppe der betreuenden Frauen in der Praxis bewähren werden. Kojer (2009) gibt dazu allen Anlass, wenn sie im Rückblick auf die vergangenen Jahre schreibt: „Palliative Geriatrie und palliative Demenzbetreuung haben sich in der Zwischenzeit einen festen Platz in der Palliative Care erobert. Die Pionierzeit ist vorbei.“ (S. 17).

Care für Menschen mit Demenz in der Beratungspraxis

Was lässt sich aus den obigen Ausführungen nunmehr konkret ableiten? Gröning (2009) kritisiert das Konzept der Beratungsstelle als geschlossenen „Container“ und spricht von einer „Doing Care Community“ in Anlehnung an das Konzepts von „Doing Family“ – zentral sei der Blick darauf, wie bestehende (Familien-)systeme ihre Probleme lösen, so dass sich dadurch die Ansatzpunkte für die Unterstützung des Care-Systems ergeben (vgl. Wilz et al. 2001). Die Relevanz dieser Frage wird aus der Tatsache, dass wie oben erwähnt rund 80 % der Betreuungsleistungen von Angehörigen erbracht werden, klar ersichtlich. Weiters warnt Gröning (2009) vor der „Individuumszentrierung“ in der Praxis der Beratung von Angehörigen, die ein persönliches Versagen der Menschen, die Care leisten, implizieren kann. Gerade bei der Demenz kann dies zu massiven Schuldgefühlen und Versagensempfinden angesichts der Veränderungen, die die fortschreitende Demenz mit sich bringt, führen. Als Beispiele werden von Engel (2006) die folgenden genannt:

- der Wunsch nach dem Angehörigen von „früher", aus der Zeit vor den dementiellen Veränderungen;
- Schuldempfinden aufgrund des Nichtakzeptieren-Könnens der Demenz, der Ungeduld, der fehlenden Einsicht des Betroffenen;
- Enttäuschung über sich selbst, den persönlich an sich gestellten Anforderungen in der Care-Situation nicht zu entsprechen.

Dazu gesellen sich oftmals Gefühle wie Scham, Trauer, Wut, Ohnmachtsempfinden.

Wie kann Unterstützung für Menschen mit Demenz bzw. deren Angehörigen, die im häuslichen Umfeld leben, nun erfolgreich gestaltet werden?

Die Forderung von „system"geschneiderten Konzepten, der Orientierung an den Bedürfnissen der Betroffenen liegt im Bereich der Demenz auf der Hand. Die Schwierigkeiten in der „Erfüllung" dieser Forderung beginnt im Grunde mit der Entscheidung darüber, auf eine Zielgruppe – die Angehörigen oder die der Menschen mit Demenz selbst – zu fokussieren. Diese stimmen nicht zwangsläufig überein. So kann zum Beispiel das für den Besuch des „aktivtreff" notwendige Verlassen des häuslichen Milieus, das Teilnehmen an einer Gruppe, die Reisebewegung zur oder von der Räumlichkeit für die Betroffenen als unliebsame oder unmöglich zu überwindende Hürde werden, für die Angehörigen jedoch den einzigen Rahmen für real empfundene Entlastung darstellen.

Angebote, die erfolgreich genutzt werden, weisen Bezug zur Biografie der NutzerInnen auf – z. B. für die Entscheidung zu Gruppen- oder Einzelsettings. Das gilt auch für die Räumlichkeiten: Hilfsorganisationen bieten demnach auch „aufsuchende" Betreuungsleistungen an, wo es wie beim Verein M. A. S. möglich ist, sich stundenweise speziell geschulte MitarbeiterInnen ins Haus zu holen.

Eine optimal gestaltete Care-Landschaft besteht somit aus einer Vielfalt an Angeboten, aus denen sich nach jeweiligem Stadium der Demenz und der Ausgestaltung der familiären Care-Beiträge wählen lässt.

Eine aktuelle Zusammenschau der in Österreich vorhandenen Angebote für Menschen mit Demenz und deren Angehörige findet sich im dritten Teil des österreichischen Demenzberichts unter dem Titel „Bericht zur Versorgung demenzkranker Menschen und ihrer Angehörigen", einer Studie der Abteilung Pflegeforschung Wien (Seidel et al. 2008). Darin werden auch Modellprojekte und Initiativen aus dem Ausland mittels Literaturrecherche vorgestellt (S. 64 f.). Dieser Überblick spiegelt eine Vielzahl von Initiativen wider, für Angehörige bedeutet dies jedoch auch die Aufgabe, sich in der Betreuungslandschaft zu orientieren und das Durchhaltevermögen zu besitzen, bis die in der momentanen Phase passende Unterstützung gefunden ist. Wadenpohl weist in diesem Zusammenhang darauf hin, dass „pflegende Angehörige soziale Unterstützung nicht per se als positiv empfinden, sondern nur dann, wenn sie subjektiv als hilfreich eingeschätzt wird und nicht zu Auseinandersetzungen im Alltag führt" (2008, S. 68). So gilt es für die Dienstleisterseite zu vermeiden, die paradoxe Rolle eines zusätzlichen Stressors zu übernehmen – Wißmann/Gronemeyer (2008) warnen in diesem Zusammenhang, vor der Gefahr der „professionellen Fremdbestimmtheit" (S. 30), die an und für sich intakte familiäre Systeme überformen und Verantwortung entziehen kann!

Abschließend zur Illustration, wie sich Beratungsangebote nicht als in Einbahnstraßenmanier zu benützende Container, sondern vielmehr als Orte präsentieren, an denen Ressourcenvernetzung für das Care-System passieren kann: die Darstellung eines Fallbeispieles mit dem Titel „Familienkonferenz" aus der anfänglich beschriebenen Einrichtung „aktivtreff":

> *Ich erhalte eine Anfrage per e-mail von Herrn F., der um einen Termin für ein Beratungsgespräch ersucht. Bei meinem Rückruf schildert Herr F. die Situation seiner Schwiegermutter, die von ihm beschriebenen Verhaltensänderungen – speziell in den letzten Wochen – beziehen sich auf den Alltag der in unmittelbarer Nachbarschaft in einer eigenen Wohnung Lebenden. Gleichzeitig dreht sich das Gespräch um die konkrete Anfrage, wie sich die Familie bei dem zunehmend fordernder für alle Beteiligten gestaltenden Kontakt zur Mutter verhalten soll.*
> *Wir vereinbaren einen Termin, an dem der Schwiegersohn gemeinsam mit seiner Frau in die Beratungsstelle kommt. Nach der Schilderung verschiedener als aus ihrer Sicht problematisch erlebter Erlebnisse dient das Gespräch gleichzeitig dem Bekennen zur sich zuspitzenden Situation.*
> *Um das Thema zu fokussieren, erkundige ich mich nach ganz konkreten Alltagserlebnissen, der Akzent des Gesprächs verschiebt sich weg von der emotionalen Betroffenheit in Richtung „was tun wir wie". Das Ehepaar F. ist bemüht um die*

Wahrung der Interessen ihrer Mutter. Dies zeigt sich am Beispiele von Rückfragen wie „ist das normal?“ oder „kann man das so machen?“ Gleichzeitig wird der eigene Bedarf nach Regeln, Grenzen und Unterstützung in der zeitlich intensiver werdenden Betreuung der Mutter formuliert.
Das Paar F. kommt 14 Tage später noch einmal zu einem Beratungsgespräch, in dem Themen wie „Essen auf Rädern“ oder „Haustürschlüsselmanagement“ besprochen werden. Am Ende vereinbaren wir einen nächsten Termin gemeinsam mit dem Bruder von Frau F. und dessen Gattin, die die Herausforderung der sich entwickelnden Demenz der Mutter durch das Leben in einem 25 Kilometer entfernten Ort nach Beschreibung des Ehepaares F. noch nicht „erkannt“ haben.
Die Paare F. und S. erscheinen zum Termin – zu Beginn stehen Informationen zum Demenz-Syndrom in Verbindung mit Verhaltensweisen der Schwiegermutter, in dem sich Herr F. immer wieder mit eigener Betroffenheit und Situationsbeschreibungen einbringt. Im Lauf des Gesprächs werden Handlungsspielräume der beiden Familien thematisiert. Als gemeinsames Ziel wird der möglichst lange Verbleib der Mutter in den eigenen vier Wänden formuliert, die zeitlichen Ressourcen abgeklärt und unter anderem die Nutzung eines Anbieters mobiler Hilfsdienste beschlossen. Mit dem Hinweis, bei etwaigen Fragen wieder Ansprechspartnerin zu sein, wird die Beratung abgeschlossen. Herr F. bedankt sich zwei Tage später per E-Mail für die Unterstützung seiner Familie.

Dieses Beispiel kann auch unter dem Aspekt der Genderspezifität gelesen werden – nach der Orientierung an der Frage: Wie „organisieren sich Männer und Frauen erfolgreich Unterstützung“? In der Beantwortung scheint es mir bedeutsam, die Gewichtung auf „erfolgreiche Strategien“ und nicht auf die Betonung von Unterschieden zu legen, um so genderübergreifendes Verständnis und wechselseitiges Lernen zu ermöglichen.

Ausblick

Ein Großteil der Forschung zum Thema „Demenz und Angehörige“ rankt sich bis dato um den Belastungsdiskurs. Eine Erweiterung der Seite des Gelingens, weg von der Deskription der Belastung kann ein Auftrag an künftige Forschung zum Thema unter der Berücksichtigung der Genderperspektive sein. Es gilt vor allem im Bereich der Demenz den „Paradigmenwechsel von der Pathogenese hin zur Salutogenese fortzuschreiben“ (Wadenpohl 2008, S. 73). In der Praxis sind Antworten auf die Fragen nötig, welche Strategien sowohl Frauen als auch Männer nutzen, um die Betreuung ihrer Angehörigen mit Demenz erfolgreich zu gestalten.

Besonders wichtig für Unterstützungsangebote für Angehörige von Menschen mit Demenz ist es, sich an den Bedürfnissen der Familien und ihren Organisationsformen zu orientieren. Dies kann eine Veränderung des bisherigen Rollenverständnisses der ExpertInnen und Professionellen im Feld bedeuten: ExpertInnentum zeigt sich in dieser Konzeption in der Koordination und Vernetzung der im System zur Verfügung stehenden Menschen und Ressourcen und nicht im einseitigen Rat-„Schlag“. Dieser kann Betroffene in Passivität bringen oder das sich als ungenügend in der Care-Situation Erleben verstärken. Hilfe bedeutet in diesem Zusammenhang ein Absichern bewährter oder Erschließen neuer Handlungsspielräume – im Sinne der eingangs zitierten gesellschaftspolitischen Relevanz und künftig demenzfreundlicheren Lebensbedingungen für uns selbst und unsere Angehörigen.

> *„Die soziale Dimension des Phänomens kognitiver Veränderungsprozesse bei älteren Menschen, die im Vergleich zu biomedizinischen und pharmakologischen Fragestellungen bisher eine marginale Rolle spielt, wird in den Fokus rücken müssen, nicht zuletzt auch die nach den Wegen zu einem demenzfreundlichen Gemeinwesen.“* (Wißmann/Gronemeyer 2008, S. 50)

Literatur

Backes, Gertrud M. (2009): Perspektiven einer gender-körpersensiblen Altenpflege. Vortrag im Rahmen der Tagung „Gender Care“, Wien, 19. Juni 2009

Backes, Gertrud M./Amrhein, Ludwig/Wolfinger, Martina (2008): Gender in der Pflege. Herausforderung für die Politik, Bonn, Friedrich Ebert Stiftung

Chladek, Alfred/Kojer, Marina (2009): Einbindung und Begleitung von Angehörigen. In: Kojer, Marina (2009) (Hrsg.): Alt, krank und verwirrt. Einführung in die Praxis der Palliativen Geriatrie, 3. Aufl., Freiburg im Breisgau: Lambertus, S. 350–370

Engel, Sabine (2006): Alzheimer und Demenzen. Unterstützung für Angehörige, Stuttgart: Trias

Gröning, Katharina (2009): Pflege im gesellschaftlichen Modernisierungsprozess und die Bedeutungen der Geschlechterbeziehungen. Vortrag im Rahmen der Tagung „Gender Care", Wien, 18. Juni 2009

Franke, Luitgard (2006): Demenz in der Ehe. Über die verwirrende Gleichzeitigkeit von Ehe- und Pflegebeziehung. Eine Studie zur psychosozialen Beratung für Ehepartner mit Menschen mit Demenz, Frankfurt a. M.: Mabuse-Verlag

Gatterer, Gerald/Croy, Antonia (2005): Leben mit Demenz. Praxisbezogener Ratgeber für Pflege und Betreuung, Wien: Springer

Gleichweit, Sonja/Rossa, Martina (2009): Erster österreichischer Demenzbericht. Teil 1: Analyse zur Versorgungssituation durch das Compentence Center Integrierte Versorgung der österreichischen Sozialversicherung, Wien: Wiener Gebietskrankenkasse

Koren, Gernot/Steinwender, Roswitha (2008): Die vergessenen Vergesslichen? Evaluation und Forschungsbericht „aktivtreff" – Erfahrungsaustausch für Demenzkranke und Angehörige, Wien/Salzburg: Eigenverlag pro mente prävention

Kojer, Marina (2009): Vorwort zur dritten Auflage. In: Kojer, Marina (2009) (Hrsg.): Alt, krank und verwirrt. Einführung in die Praxis der Palliativen Geriatrie, 3. Aufl., Freiburg im Breisgau: Lambertus, S. 17–18

ÖBIG/BMSK (2007): Situation pflegender Angehöriger. Endbericht, Wien: Bundesministerium für Soziales und Konsumentenschutz

Schneekloth, Ulrich/Piekara, Regine/Potthoff Peter/von Rosenbladt, Bernhard (1996): Hilfe- und Pflegebedürftige in privaten Haushalten. Endbericht. Schriftenreihe des Bundesministeriums für Familie, Senioren, Frauen und Jugend, Bd. 111.2, Stuttgart: Kohlhammer

Seidel, Elisabeth/Walter, Ilsemarie/Kaetl, Patricia (2008): Erster österreichischer Demenzbericht. Teil 3: Unterstützungsangebote und Projektdarstellungen zur integrierten Versorgung für demenzkranke Menschen, Wien: Wiener Gebietskrankenkasse

Schmidel, Martina (2009): Lebensqualität. In: Kojer, Marina (2009) (Hrsg.): Alt, krank und verwirrt. Einführung in die Praxis der Palliativen Geriatrie, 3. Aufl., Freiburg im Breisgau: Lambertus, S. 371–384

Wadenpohl, Sabine (2008): Demenz und Partnerschaft, Freiburg im Breisgau: Lambertus

Wilz, Gabriele/Adler, Corinne/Gunzelmann, Thomas (2001): Gruppenarbeit mit Angehörigen von Demenzkranken. Ein therapeutischer Leitfaden, Göttingen: Hogrefe-Verlag

Wißmann, Peter/Gronemeyer, Reimer (2008): Demenz und Zivilgesellschaft – eine Streitschrift, Frankfurt a. M.: Mabuse-Verlag

Zank, Susanne/Schacke, Claudia (2007): Projekt Längsschnittstudie pflegender Angehöriger von demenziell Erkrankten (LEANDER). Abschlussbericht Phase 2: Längsschnittergebnisse der Leander Studie, Siegen: Universität Siegen

Ingrid Windisch

Gib mir den Mantel, den ganzen! Palliative Care in der hausärztlichen Betreuung von Frauen im Alter: ein narrativer Zugang

Nachruf

Gib mir den Mantel, Martin
Aber geh erst vom Sattel
Und lass dein Schwert, wo es ist,
Gib mir den ganzen.

Ilse Aichinger

Einleitung

Die Themen weiblicher Körper und Würde beschäftigen mich schon lange in meinem beruflichen Alltag als Hausärztin. In meiner Masterarbeit für Palliative Care an der Interdisziplinären Fakultät für Forschung und Fortbildung (IFF), Abteilung Palliative Care und OrganisationsEthik der Universität Klagenfurt hatte ich Gelegenheit, das tabuisierte ethische Thema zu vertiefen; ich beschäftigte mich mit dem Aspekt körperlicher Würde von Frauen im Alter (vgl. Windisch 2008). Die Verknüpfung von theoretischen Überlegungen zum Begriff der „Würde" einerseits und zu verschiedenen Körperkonzepten andererseits mit den unterschiedlichen und vielschichtigen Wirklichkeiten alter Frauen in einer allgemeinmedizinischen Praxis war mein Anliegen. Ich ging der Frage nach, ob und wie Palliative Care dazu beitragen kann, die Würde des Körpers zu achten und zu wahren; mein Zugang war sehr persönlich und von einer wissenschaftskritischen Haltung geprägt. Es ging mir darum, den Stimmen von Frauen im Alter Raum zu geben, ihren Geschichten zuzuhören und das ernst zu nehmen, was sie zu sagen haben.

Durch das Erzählen dieser Geschichten aus meinem Alltag nahm ich Verbindung zu den oben genannten Theoriefeldern auf. Dabei wurde deutlich, wie eine Haltung, die sich an „Palliative Care“ orientiert, in einem streng medizinisch durchorganisierten Alltag Raum für Individualität und persönliche Bedürfnisse von alten Frauen schafft und dazu beiträgt, Situationen für alle Beteiligten würdevoll zu gestalten.

Ich nahm die Einladung, einen Beitrag für dieses Buch zu verfassen, gerne an und werde auf die hohe Bedeutsamkeit von Genderaspekten im Alter bzw. auf Besonderheiten von Frauenleben im Alter, auf Körper-Care und das Konzept der Narrativität aus meiner beruflichen Perspektive eingehen.

„Gender“ im Alter

Im deutschsprachigen Raum wurde 2004 das erste klinische Textbuch zum Thema „Gender-Medizin“ veröffentlicht (vgl. Rieder et al. 2004). Ein Beitrag in diesem Buch ist der alternden Bevölkerung gewidmet. Er fokussiert die demografische Entwicklung, insbesonders deren jeweilige Bedeutung für Frauen und für Männer, beschäftigt sich mit geschlechtsspezifischen Aspekten von Gesundheit und Krankheit im Alter und mit der Prävention aus der Genderperspektive. Die Auseinandersetzung mit Geschlechterfragen beschränkt sich meines Erachtens in der medizinischen Literatur oft auf die Darstellung statistisch-demografischer Daten; Überlegungen zu Machtverhältnissen und deren gesellschaftliche Analyse kommen zu kurz (vgl. ASTAT 2006).

Wie Männer sich das Alter ausmalen und wie Frauen es erleben, beschreibt die Publizistin und Germanistin Hannelore Schlaffer sehr genau. Frauen, die zunächst über den Körper definiert werden – also über Jugendlichkeit, Schönheit, Gesundheit –, verstehen sich auf das Klagen und auf das Leiden am Körper, während Männer den Körper verachten und das Altern weitgehend ignorieren (vgl. Schlaffer 2003).

Genau hier setze ich an und zeige auf, wie Frauen sich im Alter körperlich wahrnehmen, woran sie leiden, wie sie von ihrem Unbehagen sprechen und welche Strategien sie entwickeln, um mit ihrem Leben zurechtzukommen.

In meinem Verständnis von „Gender“ orientiere ich mich an Wissenschaftlerinnen der feministischen Tradition, die ihre „Beobachtungen und

Argumente von einem persönlich involvierten und an alltäglichen Arbeitsprozessen teilnehmenden Standpunkt aus" entfalten (Read 2007, S. 201). Ich habe diesen Ansatz gewählt, weil im Allgemeinen nicht von einer gerechten und gleichwertigen Sicht auf Lebensbedingungen von Frauen und Männern ausgegangen werden kann.

Frauen im Alter

Das Leben von Frauen im Alter entwickelt sich ähnlich deutlich und geschlechtsspezifisch wie in jeder anderen Altersgruppe auch. In meinem Alltag als Hausärztin spielen sich tagtäglich in den Praxisräumen und Wohnungen die großen und kleinen Dramen alter Frauen vor meinen Augen ab. In meinem Beruf geht es um primär ärztliche Aufgaben und medizinische Fragen, und doch ist die Nähe zu Pflege und Care/Sorge als conditio humana (vgl. Backes et al. 2008) oft größer als jene zu medizinischem Fachwissen und zu technisch-instrumentellen Eingriffen in Körpersysteme.

Ein Blick auf die Pflege von bedürftigen Menschen im Alter macht deutlich: Es handelt sich um eine „Frauenwelt". HeimbewohnerInnen sind überwiegend weiblich, ebenso pflegende Angehörige und Pflegepersonen (vgl. Reitinger et al. 2005). Was das für die Gestaltung des Lebens in der letzten Lebensphase bedeutet, wie Geschlechtlichkeit gelebt, gedeutet und was ihr zugeschrieben wird – diese Fragen gilt es zu stellen und zu klären.

Ein Körper ist niemals geschlechts- und alterslos. Warum ich gerade die Körper alter Frauen ins Zentrum der Aufmerksamkeit rücke, liegt daran, dass aufgrund meiner Beobachtungen und Erfahrungen diese besonders gefährdet sind, im sozialen Raum und im Gesundheitssystem übersehen, abgewertet, rücksichtslos behandelt oder für bestimmte Zwecke missbraucht zu werden. Wenn ich an die zahlreichen Gespräche, Untersuchungen, Kontakte denke, die ich in meinem Alltag als Hausärztin mit alten Frauen erlebe, dann erhalte ich ein negatives Bild von den letzten Lebensjahren vieler Patientinnen. Sie sind aus meinem ärztlichen Blickwinkel von Einsamkeit, Schmerzen (nicht unbedingt primär körperlicher Art), Verlassenheit, körperlichen Einschränkungen, Verlusterfahrungen, ernsthaften und schwerwiegenden Erkrankungen, Angst vor dem Sterben, vor Würdeverlust, Demenz oder Krebserkrankungen geprägt. Andererseits staune ich, wie unglaublich stark alte Frauen sind, über wie viele Ressourcen sie verfügen und wie viel Energie sie aufwenden können, um in den widrigsten Situationen zurechtzukommen. Würde und gutes Leben einer kranken, pflegebedürftigen, sterbenden, alten Frau entfalten sich im Rahmen von Beziehungen und erfordern eine besondere Sensibilität für weibliche Lebenszusammenhänge. Ein derartiges Bewusstsein entsteht durch Auseinandersetzung, Vernetzung und die Bereitschaft, über den Zaun hinauszuschauen, wie es auch für eine „Palliative-Care" Kultur charakteristisch ist.

Viele Autorinnen haben sich mit wichtigen Lebensbereichen alter Frauen intensiv beschäftigt. Ich möchte besonders auf diejenigen eingehen, die mein Denken in diesem Zusammenhang geprägt haben.

Über die „Unsichtbarkeit alter Frauen in der Gegenwartsgesellschaft" hat beispielsweise die Soziologin Elisabeth Hellmich nachgedacht. Sie hat den aktuellen gesellschaftlichen und soziologischen Altersdiskurs dargestellt und die besondere Bedeutung von Alter(n) für Frauen herausgearbeitet. Hellmich zeichnet ein eher negatives Bild vom weiblichen Alter, das durch Mythenbildung, Diskriminierung, Verzerrung von Tatsachen, Aggressivität und Unverständnis charakterisiert ist (vgl. Hellmich 2007).

Die Altenpflegefachfrau Martina Böhmer hat bei der Pflege von Frauen im Alter auf die Reaktivierung von Traumata hingewiesen, die von Vergewaltigungen im Krieg herrühren, nun wieder erinnert werden und zu unverständlichen Reaktionen führen können. Mit viel Einfühlungsvermögen zeigt sie Wege auf, wie eine Annäherung zu Handlungen am Körper erfolgen kann, ohne die Intimsphäre der betroffenen Frauen zu verletzen (vgl. Böhmer 2000).

Zahlreiche Anregungen und Beispiele, wie Betreuungsbeziehungen bei schwer und dementiell erkrankten Hochbetagten gelingen können, gibt die Ärztin Marina Kojer, eine Pionierin der „palliativen Geriatrie". Sie reflektiert die Notwendigkeiten, um den Bedürfnissen schwerkranker Menschen gerecht zu werden: radikale PatientInnenenorientierung, Kommunikation und Zusammenarbeit im Team, Kompetenzsteigerung der MitarbeiterInnen, Sichtbarmachen von Leistungen (vgl. Kojer 2002).

Die Journalistinnen Edith Moroder und Bärbel Danneberg schildern eindrücklich den Alltag pflegender Töchter und die damit verbundenen Herausforderungen und Erkenntnisse. Moroder berichtet von ihrem Leben als pflegende Tochter einer demenzkranken Mutter. Mit großer Offenheit schildert sie die Veränderungen in der Kommunikation und im Verhalten ihrer Mutter, und sie schreibt über den oft schmerzhaften Prozess der Pflegeübernahme (vgl. Moroder 2006). Auch Danneberg beschreibt in ihren Tagebuchaufzeichnungen den intensiven Pflegealltag, nachdem sie ihre neunzig Jahre alte demenzkranke Mutter bei sich zu Hause aufgenommen hatte. Besonders gelungen ist die Beschreibung der Aufteilung der Pflege auf die Familienmitglieder und FreundInnen (vgl. Danneberg 2008).

Körper-Care

Den Begriff „Körper-Care" grenze ich hier explizit nicht auf die Pflege des Körpers ein, sondern ich meine die realen, sinnlichen, bewusst und unbewusst aufeinander treffenden Körper von zwei oder mehreren Personen, die jeweils in einer gewissen Weise zueinander stehen, sich aufeinander beziehen und gemeinsam eine Situation erleben. In diesem Feld wird „Care" zu gelebter Praxis.

In der Pflege und medizinischen Behandlung von alten Frauen und Männern ist der Körper das „Hauptobjekt", mit dem wir als Pflegende und ÄrztInnen zu tun haben. Der biomedizinische Körper ist Anhaltspunkt und Orientierung – und zugleich Objekt und Modell. Wir nähern uns den anderen Körpern in eigener Körperlichkeit und benötigen über die Vorstellung eines materiellen Körpers hinaus die Begrifflichkeit des Leibes, wie ihn beispielsweise phänomenologische DenkerInnen verwenden (vgl. Uzarewicz 2007). Gemeint ist die eigene Leiblichkeit, die wir kennen, die wir gewohnt sind, in der und über die hinaus wir wissen, spüren, fühlen, erinnern, in der unsere Geschichte gespeichert ist und über die wir in Beziehung treten.

Im Zusammenhang mit dem Lebensende wird Würde je nach Kontext ganz unterschiedlich verstanden und mit verschiedenen Bedeutungen belegt. Neben ihrer individuellen und sozialen Dimension wird Würde auch „verkörpert" (vgl. Street/Kissane 2001). Möglicherweise kann die Würde eines sterbenden Menschen oder die Würde eines Menschen, dessen Körper durch eine Krankheit so verändert ist, dass er nicht mehr wiederzuerkennen ist, nur durch achtsame Worte, Mimik, Gesten und Handlungen anderer gewahrt bleiben (vgl. Leung 2007).

Elisabeth Conradi hat sich ganz besonders mit „Care-Ethik“ befasst. Sie kritisiert die Weise wie „Care“ in der zeitgenössischen deontologischen Pflichten-Ethik marginalisiert wird und sucht nach alternativen Konzepten, die in der Dynamik der Bezogenheit Care-ethische Ansätze darstellen. „Care ist eine Praxis der Achtsamkeit und Bezogenheit, die Selbstsorge und kleine Gesten der Aufmerksamkeit ebenso umfasst wie pflegende und versorgende menschliche Interaktionen sowie kollektive Aktivitäten“ (Conradi 2001, S. 13).

Achtsamkeit, Interrelationalität und Praxis sind die Schlüsselbegriffe der Care-Ethik. Für die Care-Ethik ist Moral nicht das richtige und gute Handeln eines einzelnen Menschen, sondern sie findet zwischen Menschen statt. Care-Interaktionen haben zumeist mit körperlichen Berührungen zu tun, umfassen auch die Reinigung eines Zimmers und die Aufmerksamkeit für die Umgebung einer Person. Es geht um körperliche Zuwendung, trostspendende Gesten, Umarmungen, Lächeln, nonverbale mimische Botschaften, um die Bedeutung und Bedeutsamkeit körperlicher Präsenz. Genau hier könnte die Medizin viel von der Pflege lernen – genauso wie Männer von Frauen. Und nur so ist es möglich, den „ganzen Mantel“ zu geben, wenn er bitter benötigt wird. „Die Qualität der Beziehung besteht ja immer darin, dass sich die Helfenden riskieren, dass sie sich aussetzen, dass sie wahrnehmbar werden in ihrer eigenen Gebrochenheit und Begrenzung“ (Heller 2007, S. 196).

Im hektischen Alltag, in welchem Wirtschaftlichkeit das Ziel und Zeitmangel und Überforderung die Regel sind, ist eine bewusste, achtsame und fachgerechte Herangehensweise bei Handlungen am Körper für Berufspersonen oft nicht einfach.

Der Körper wird gedreht, gewendet, Kleidung wird ausgezogen. Er wird gewaschen, eingecremt, gelagert, angezogen; Wunden werden gereinigt, behandelt, verbunden. Technische Maßnahmen am Körper werden verrichtet, wie Katheter legen, Spritzen geben, Kanülen oder Sonden legen. Medikamente werden verabreicht, Essen wird eingegeben, der Körper wird von Kot und Urin gesäubert, Erbrochenes wird abgewischt, Schleim wird abgesaugt, Geräte für die Beatmung und für die Überwachung von wichtigen Körperfunktionen werden am Körper angebracht.

Der Körper wird untersucht, angeschaut, abgetastet, abgehört, abgeklopft. Es wird in Mund, Ohren, Nase hineingeschaut, mit Fingern werden Mastdarm und Genitalorgane ertastet.

Die Untersuchung wird mit technischen Geräten fortgesetzt. Ultraschallsonden werden auf der Haut angebracht oder in die Scheide eingeführt. Elektroden werden auf die Haut geklebt; Endoskope werden durch Mund, Darm, Scheide oder Hautöffnungen vorgeschoben; Röntgenverfahren liefern detaillierte Bilder aus dem Körperinneren. Messungen bestimmter Werte in Blut und Urin, Analysen von Abstrichen und Gewebeproben geben Auskunft über den momentanen Zustand eines Körpers und den Stand einer Krankheit.

In Krankenhäusern, Altenheimen und ärztlichen Ordinationen ist der Körper vielen dieser Prozeduren mehrmals täglich ausgesetzt. Nicht immer werden diese Handlungen am Körper in der Form ausgeführt, dass dabei die Würde gewahrt bleibt. Ich als Ärztin muss mir dessen bewusst sein, dass ich beispielsweise nicht nur eine Rektaluntersuchung mache, sondern dass ich dabei eine Person in ihrer Intimzone untersuche und mich damit auf ein Feld begebe, das mit Tabus, Scham, Peinlichkeit, Angst besetzt ist, und zwar nicht nur mit den jeweiligen Gefühlen der Patientin, sondern auch mit meinen eigenen.

Selma Sevenhuijsens „moral geography of the body" weist auf die notwendige Verbindung zwischen Feingefühl, Sinneswahrnehmung und kommunikativen Fähigkeiten hin. Sie schlägt deshalb vor, den aufmerksamen Gebrauch und Einsatz unserer Füße, Augen und Hände, unseres Kopfes und Herzens als Tugend und Disziplin zu verstehen, die geübt und zu einem selbstverständlichen Teil unseres Alltags werden kann. Aufmerksamkeit bedeutet nicht, die Ohren aufzusperren, die Augenbrauen zusammenzuziehen, den Atem anzuhalten und die Muskeln anzuspannen, sondern besteht in der Fähigkeit, Kopf und Herz frei zu machen und sich zu öffnen für alle Aspekte der Demütigung, der sozialen Erniedrigung, des körperlichen Schmerzes und der spirituellen Not (vgl. Sevenhuijsen 2003). Dass dieser Anspruch in der alltäglichen Praxis, die häufig von Zeitmangel, Leistungsdruck, Dokumentationszwang und mangelnden Fachkenntnissen geprägt ist, leicht zu einer Überforderung führen kann, liegt nahe. Wenn ich persönliche, spirituelle, psychosoziale und medizinisch-pflegerische Bedürfnisse einer nicht-selbstständigen Person wahrnehmen und nach den augenblicklichen Möglichkeiten darauf reagieren will, muss ich hart und diszipliniert arbeiten, muss ich bereit sein, mich selbst zu beobachten, immer wieder innezuhalten, mein Tun in Frage zu stellen und meine Fertigkeiten durch Fort- und Ausbildungen zu verbessern. Ich kann mir die Zeit nehmen, darüber nachzudenken, was ich tue. Ich kann mir eine Haltung aneignen, die es mir erlaubt, jeden Augenblick und jede Person als einzigartig anzusehen. Ich kann persönliche und kulturelle Eigenheiten erfragen und soweit es mir möglich ist, diese Informationen mit in mein berufliches Vorgehen einbeziehen. Und ich kann mich mit meinen eigenen Gefühlen von Scham, Ekel, Angst, Wut, Ohnmacht auseinandersetzen und über diesen Weg Verständnis für die Lage vieler Patientinnen entwickeln.

Narrativität

Zuhören und Erzählen nimmt einen großen Stellenwert im Kontakt mit kranken und alten Menschen ein, vor allem wenn die Betreuung als etwas Umfassendes und Ganzes verstanden wird. Patientinnen können zeigen, was ihnen wichtig ist und was sie brauchen. Narrativität als Methode erlaubt es mir, Aussagen von Patientinnen in den Mittelpunkt zu stellen und von ihren Bedürfnissen auszugehen. Die Sensibilität für das Narrative im ärztlichen Gespräch ermöglicht, dass Patientinnen als Personen wahr- und ernstgenommen und als solche respektiert werden. Über das Erzählen werden Gefühle frei, Nähe hergestellt, Distanz gewahrt, Gedanken ausgesprochen, Informationen ausgetauscht, Wissen weitergegeben, Fragen aufgeworfen, Antworten gefunden, unbearbeitete Geschichten neu aufgerollt. So können neue Erkenntnisse gewonnen sowie Krankheit, Alter und Sterben verarbeitet und in den Lebensfluss eingebettet werden. Einem bestimmten Ereignis kann Sinn und Form gegeben werden (vgl. Specht-Tomann 2003).

Dabei können mit entsprechendem Bewusstsein und Hintergrundwissen auf die Geschlechterperspektive eingegangen und die Lebensbedingungen von Frauen und ihr sozialgeschichtlicher Hintergrund besonders gewürdigt werden.

Um die individuellen Lebenslagen von Frauen zu „begreifen“ und darzustellen, fing ich vor einigen Jahren an, meine beruflichen Begegnungen mit alten Frauen aufzuschreiben. Nach einer Konsultation oder Sprechstunde nehme ich mir Zeit, mich daran zu erinnern, was mir aufgefallen ist, welches Thema oder welche Patientin mich innerlich noch beschäftigt. Dann halte ich diesen Moment fest und schreibe eine Geschichte. Sie ist eine Momentaufnahme, ein Bild, das auftaucht, ein kurzer Dialog, der überraschend entsteht, hervorgehoben aus dem Ablauf der Begegnung. Meine Sammlung besteht aus mehr als 100 Geschichten, 30 davon veröffentlichte ich in meiner Masterarbeit. Aussagen von alten Frauen stehen im Mittelpunkt mit dem Ziel, ihre Vorstellungen, Beschwerden und Wahrnehmungen abzubilden und damit sichtbar werden zu lassen.

Mein Versuch, von den Begegnungen zu erzählen, ist ein Balanceakt zwischen Sprache und Sprachlosigkeit und kleidet einen Ausschnitt von Wirklichkeit in Worte, der im üblichen Medizinbetrieb unsichtbar bleibt.

Ich schreibe weder Fallgeschichten noch Beispiele, auch keine Krankengeschichten und keine Lebensgeschichten. Es geht mir um Augenblicke, in denen die menschliche Dimension im Mittelpunkt steht und die Tragikomik diverser Situationen eingefangen wird. Manche Geschichten haben eine Pointe, die meisten nicht. Vielleicht liegt gerade darin ihr besonderer Reiz. Sie erzählen von kleinen Dingen, sind nahe am Leben und bezeugen, dass es ist, wie es ist. Auch wenn ich Patientinnen zu Wort kommen lasse, so zeigen die Geschichten viel von mir: die Art, wie ich Menschen wahrnehme, wie ich versuche, schwierige Situationen würdevoll zu meistern, wie meine „palliative Haltung" im Alltag zum Tragen kommt, wie ich mit meiner Ratlosigkeit umgehe.

Narrative Praxis in der Medizin und im Alter wird von zahlreichen AutorInnen aufgegriffen und theoretisch eingebunden. Bei meinen Überlegungen und Aufzeichnungen orientiere ich mich an den Arbeiten folgender ForscherInnen:

Rita Charon, Ärztin für klinische Medizin an der Columbia University, New York City, definiert narrative Medizin als Praxis, erzählende Elemente der Krankengeschichte in den Prozess von Erkranken, Kranksein, Gesundwerden, unter veränderten Bedingungen Weiterleben mit einzubeziehen. So können Einflüsse auf allen Ebenen einer komplexen Realität betrachtet und neben bürokratischen Notwendigkeiten und technologischen Prozeduren menschliche Begegnungen und Beziehungen zwischen ÄrztInnen und PatientInnen thematisiert werden (vgl. Charon 2006).

Wissenschaftlich mit PatientInnengeschichten befasste sich Glyn Jones Elwyn, Allgemeinmediziner aus England. In einer Studie beschrieb er siebzehn Konsultationen, die innerhalb von 170 Minuten stattfanden. Er beschreibt die

Begegnungen als sehr persönliche, private Konversationen und geht auf die beiderseitigen Emotionen ein. Er weist auf „Beziehung“ als Instrument hin, das in der Allgemeinmedizin gezielt eingesetzt werden kann (vgl. Elwyn 1997).

Iona Heath, Hausärztin in London, sieht ihre berufliche Rolle neben ihrem medizinischen Auftrag darin, Zeugin für die Lebensgeschichte von PatientInnen zu sein: Sie erzählt, wie Krankengeschichten unterschiedliche Kulturen verbinden, wie gemeinsame historische Ereignisse ÄrztInnen und PatientInnen beeinflussen, wie körperliches, emotionales und kulturelles Wissen erworben und wirksam wird (vgl. Heath 2005).

Die Historikerin Elisabeth Wappelshammer beschäftigt sich seit den 1980er Jahren mit Alltagsgeschichte und lebensgeschichtlichen Erzählungen im Alter. Sie formulierte Anweisungen zur Organisation von Gesprächsrunden, bei denen der Bildungsprozess im Vordergrund steht. Sie zeigt, wie vor allem alleinstehende Frauen, die in ihrer Isolation oft genug ein Selbstbild der Bedeutungslosigkeit entwickelt haben, in Gruppen erstaunliche Veränderungen durchmachen (vgl. Blimlinger et al. 1996). Es ist denkbar, dass gerade im Krankheitsfall durch das Erzählen und Angehörtwerden Prozesse eingeleitet oder weitergeführt werden, die zu einer zunehmenden Kompetenz bei der Krankheitsbewältigung führen.

In der herrschenden Medizinkultur ist es nicht selbstverständlich, technische Abläufe, diagnostische und therapeutische Eingriffe mit aufklärenden, erklärenden und Vertrauen schaffenden Gesprächen vorzubereiten, zu begleiten und nachzubesprechen. Vielmehr werden ärztliche Visiten für viele PatientInnen zu frustrierenden und unbefriedigenden Erfahrungen. Ich bin überzeugt, dass mangelnde Aufmerksamkeit und Bewusstheit für die Bedeutsamkeit der verwendeten Worte und Gesten mit ein Grund für das Unbehagen und die Unzufriedenheit sowohl vieler PatientInnen als auch vieler AkteurInnen im sanitären und sozialen Arbeitsfeld sind. Die Verknüpfung von Narrativität und Medizin kann einen Beitrag zum besseren gegenseitigen Verständnis liefern. „Eine Lebensgeschichte wird gerade in ihrer Gebrochenheit nachvollziehbar, wenn sie eine narrative Form erhält, die den Eindruck von Kontinuität und kohärenter Entwicklung auch dann erzeugt, wenn im unmittelbaren Erleben das Bild des Scherbenhaufens dominiert“ (Lesch 2002, S. 237).

Sich von einer Lebensgeschichte bewegen zu lassen, heißt eine Person wahrzunehmen, mitzufühlen, zu verstehen und zu Lösungen zu kommen, die zu dieser Person passen. Es geht auch um ein Sich-Einlassen auf das, was fremd, unvertraut, unnachvollziehbar, beängstigend ist und um den gemeinsamen Versuch, heilsame Ergebnisse zu finden. Im Kontext von Palliative Care werden diese Anliegen aufgenommen und Rahmenbedingungen geschaffen, in denen Verständnis entwickelt und zusätzliche Kompetenzen erworben werden können.

Ich bin sicher, dass es sich für ÄrztInnen lohnt, dem Reichtum Raum zu geben, von dem alte Frauen berichten: von ihren Körperwahrnehmungen, ihren Vorstellungen von Gesundsein und Kranksein und von ihren Lebenslagen und -umständen. So kann es zu gelingenden Betreuungsbeziehungen kommen, die für beide Seiten befriedigend verlaufen und der Eigenwilligkeit und dem Eigensinn einer Alten in ihrem Umfeld gerecht werden.

Literatur

Aichinger, Ilse (2002): Verschenkter Rat. Gedichte, Frankfurt am Main: Fischer

Autonome Provinz Bozen-Südtirol, Landesinstitut für Statistik – ASTAT (2006): Gender-Bericht Gesundheit. Frauen und Männer im Vergleich 2005, Bozen

Backes, Gertrud M./Amrhein, Ludwig/Wolfinger, Martina (2008): Gender in der Pflege. Herausforderungen für die Politik, Bonn: Friedrich-Ebert-Stiftung

Blimlinger, Eva/Ertl, Angelika/Koch-Straube, Ursula/Wappelshammer, Elisabeth (1996): Lebensgeschichten. Biographiearbeit mit alten Menschen, Hannover: Vincentz

Böhmer, Martina (2000): Erfahrungen sexualisierter Gewalt in der Lebensgeschichte alter Frauen. Ansätze für eine frauenorientierte Altenarbeit, Frankfurt am Main: Mabuse

Charon, Rita (2006): Narrative medicine. Honoring the Stories of Illness, New York: Oxford University Press

Conradi, Elisabeth (2001): Take Care. Grundlagen einer Ethik der Achtsamkeit, Frankfurt am Main: Campus

Danneberg, Bärbel (2008): Alter Vogel, flieg! Tagebuch einer pflegenden Tochter, Wien: Promedia

Elwyn, Glyn Jones (1997): General practice. So many precious stories: a reflective narrative of patient based medicine in general practice. In: British Medical Journal. December, No. 7123 Vol. 315, p.1659–1663

Heath, Iona (2005): Auf der Spur von Krankengeschichten: Versorgungskontinuität in der Hausarztpraxis. In: Greenhalgh, Trisha; Hurwitz, Brian (Hg.innen): Narrative-based Medicine – Sprechende Medizin. Dialog und Diskurs im klinischen Alltag, Bern u. a.: Hans Huber, S. 115–126

Heller, Andreas (2007): Palliative Versorgung und ihre Prinzipien. In: Heller, Andreas; Heimerl, Katharina; Husebø, Stein (Hrsg.): Wenn nichts mehr zu machen ist, ist noch viel zu tun. Wie alte Menschen würdig sterben können. Freiburg im Breisgau: Lambertus, S. 191–208

Hellmich, Elisabeth (2007): forever young? Die Unsichtbarkeit alter Frauen in der Gegenwartsgesellschaft, Wien: Milena

Kojer, Martina (Hrsg.in) (2002): Alt, krank und verwirrt. Einführung in die Praxis der palliativen Geriatrie, Freiburg im Breisgau: Lambertus

Lesch, Walter (2002): Hermeneutische Ethik/Narrative Ethik. In: Düwell, Markus/Hübenthal, Christoph/Werner, Micha H. (Hrsg.): Handbuch Ethik, Stuttgart, Weimar: J. B. Metzler, S. 237

Leung, Doris (2007): Granting death with dignity: patient, family and professional perspectives. In: International Journal of Palliative Nursing, Vol. 13, N 4, S. 170–174

Moroder, Edith (2006): Im Treibsand. Leben mit Demenz, Bozen: Athesia

Read, Rosie (2007): Verkörperte Pflege. In: Lammer, Christina/Sawchuk, Kim/Pichler, Cathrin (Hrsg.innen): Verkörperungen, Wien: Löcker, S. 201

Reitinger, Elisabeth/Heimerl, Katharina/Pleschberger, Sabine (2005): Leben und Sterben in der Frauenwelt Pflegeheim: erste Blitzlichter auf graue Schatten? In: Koryphäe, Heft 38/05, S. 22–25

Rieder, Anita/Lohff, Brigitte (Hrsg.innen) (2004): gender medizin. geschlechtsspezifische aspekte für die klinische praxis, Wien, New York: Springer

Schlaffer, Hannelore (2003): Das Alter. Ein Traum von Jugend, Frankfurt am Main: Suhrkamp

Sevenhuijsen, Selma (2003): „A moral geography of the body", Schritte zu einer Ethik der Aufmerksamkeit. In: Moser, Michaela/Praetorius, Ina (Hrsg.innen): Welt gestalten im ausgehenden Patriarchat, Königstein: Ulrike Helmer, S. 104–117

Specht-Tomann, Monika (2003): Erzähl mir dein Leben. Zuhören und reden in Beratung und Begleitung, Düsseldorf, Zürich: Walter

Street, Anette/Kissane, David (2001): Constructions of Dignity in end-of-live Care. In: Journal of Palliative Care, Vol. 17, N 2, S. 93–101

Uzarewicz, Charlotte (2007): Die Bedeutung der leiblichen Kommunikation im Kontext transkultureller Pflege. In: Domenig, Dagmar (Hrsg.in): Transkulturelle Kompetenz. Lehrbuch für Pflege-, Gesundheits- und Sozialberufe, Bern: Hans Huber, S. 259–274

Windisch, Ingrid (2008): Die Würde des Körpers ist antastbar. Reflexionen und Geschichten einer Palliative Care-orientierten Hausärztin am Beispiel des Körpers von Frauen im Alter, Wien: IFF (Masterarbeit)

Angelika Feichtner

Palliative und Gender Care im Pflegeheim

Trotz aller berechtigten Kritik an den Pflegeheimen, noch nie war die Versorgung und Betreuung unserer alten Mitbürger und Mitbürgerinnen so gut wie heute. Die Qualität der Betreuung in den Pflegeheimen ist so hoch wie noch nie zuvor. Zugleich besteht jedoch ein hohes Maß an Unzufriedenheit mit der derzeitigen Betreuungsqualität in unseren Pflegeheimen. Der Anspruch der Pflegenden an ihre Arbeit hat sich vor allem in den vergangenen zwei Jahrzehnten stark verändert. Während zu Beginn des 20. Jahrhunderts eine Versorgung durchaus als angemessen empfunden wurde, streben Pflegende in allen heutigen Versorgungskontexten eine umfassende Pflege und Betreuung nach einem bio-psycho-sozialen Modell an. Ausschließliches Versorgen entspricht nicht mehr den Vorstellungen von einer guten Altenpflege und wird von den Pflegenden als völlig unzureichend wahrgenommen.

Die Entwicklung von der reinen Versorgung hin zur umfassenden Betreuung ist deutlich. In Bezug auf den Personal-Einsatz ist dieser Paradigmenwechsel allerdings noch nicht vollzogen. In den meisten österreichischen Pflegeheimen wird noch mit relativ geringem Personaleinsatz gearbeitet. Ein Pflege-Personalschlüssel von 0,36 pro BewohnerIn ist durchaus üblich und nicht die Untergrenze. Die personellen und die zeitlichen Ressourcen sind häufig so knapp bemessen, dass derzeit allenfalls eine gute Versorgung, aber keine umfassende bio-psycho-soziale Betreuung gewährleistet werden kann. Das führt zur Wahrnehmung von mangelnder Zuwendung seitens der BewohnerInnen, aber auch zu Frustration und einem Gefühl des Nicht-Genügens auf Seiten der Pflegenden.

Pflegebeabhängige Menschen sind in besonderer Weise bedürftig und verletzbar. Die Individualität und persönlichen Freiräume werden bei Pflegebedürftigkeit rasch sehr begrenzt, allein schon dadurch, dass die Essens- und Schlafenszeiten vorgegeben werden. Die Menschen, die heute in Pflegeheimen leben, sind, anders als noch vor einigen Jahren, meist sehr krank. Sie haben verschiedene, oft schwerwiegende, chronische Erkrankungen. Häufig leiden sie an belastenden Symptomen und auch an chronischen Schmerzen. Viele von ihnen sind PalliativpatientInnen im klassischen Sinne. Aber nicht nur der Bedarf an Palliative Care ist steigend, es kann auch eine Zunahme von geronto-psychiatrischen Symptomen bei Pflegeheim-BewohnerInnen beobachtet werden. Viele der BewohnerInnen leiden unter Multimorbidität: Sie haben neben einer Tumorerkrankung auch dementielle Veränderungen oder andere psychiatrische Diagnosen. Vielfach stehen die geronto-psychiatrischen Symptome im Vordergrund und sie prägen die Pflege dieser BewohnerInnen durch einen erhöhten Betreuungs- und Zuwendungs-Bedarf.

Die meist schwerkranken alten Menschen brauchen nicht nur eine umfassende Schmerz- und Symptomkontrolle, sie sind angewiesen darauf, dass Pflegende ihr Recht auf Selbstbestimmung respektieren und sie brauchen eine Orientierung der Betreuung an ihren aktuellen Bedürfnissen. Um den individuellen Bedürfnissen der BewohnerInnen zu begegnen, ist es erforderlich, dass die professionellen BetreuerInnen auch die unterschiedlichen Bedürfnisse von Frauen und Männern wahrnehmen. Nicht nur geronto-psychiatrisches Fachwissen und eine Betreuung nach den Grundsätzen von Palliative Care sind für eine angemessene Betreuung der alten Menschen unerlässlich, es gilt auch ein Bewusstsein für die Notwendigkeit einer geschlechtersensiblen Pflege zu entwickeln, um den Bedürfnissen der Pflegeheim-BewohnerInnen tatsächlich gerecht zu werden. Die alten Menschen im Pflegeheim sind ähnlich bedürftig wie die Patienten und Patientinnen in Hospizen oder Palliativstationen, in mancher Hinsicht sogar noch bedürftiger: Anders als die meist jüngeren PatientInnen dort haben sie oft kein tragfähiges soziales Umfeld mehr, ihre Verwandten und Freunde stehen nicht mehr zur Verfügung. Sie haben ein enormes Bedürfnis nach Zuwendung und Zuneigung und häufig sind die Pflegenden ihre einzigen Bezugspersonen.

Der Weg ins Heim

Die Entscheidung, in ein Alten- und Pflegeheim zu gehen, wird häufig nicht von den Betroffenen selbst getroffen, sondern von den Angehörigen. Dabei ist es ganz wesentlich, wie und zu welchem Zeitpunkt die Entscheidung zu einer Übersiedlung in ein Alten- und Pflegeheim gefällt wird. Es ist deutlich erkennbar, wenn es die eigene Entscheidung des alten Menschen sein kann, dass ein Pflegeheim jetzt die erforderliche Sicherheit oder mehr Betreuung bietet, dann ist der Ortswechsel leichter zu verkraften, als wenn jemand ins Heim ziehen muss.

Hier zeigen sich Unterschiede zwischen Frauen und Männern. Bei Frauen scheint das Bedürfnis nach Sicherheit oft wesentlich deutlicher ausgeprägt. Sie entscheiden sich in der Regel früher für eine Aufnahme in ein Pflegeheim, wenn sie sich zuhause nicht mehr sicher fühlen oder wenn ihr Pflegebedarf zunimmt, während Männer meist erst dann in ein Pflegeheim kommen, wenn keine weitere Betreuung zu Hause mehr möglich ist. Die Erwartungen an eine Betreuung durch Ehefrauen, Töchter und Schwiegertöchter sind hoch. Obwohl das Prinzip der Freiwilligkeit zu einer Übersiedlung in ein Pflegeheim gilt, kommt es immer wieder zu einer Heim-Aufnahme ohne das ausdrückliche Einverständnis der alten Menschen.

Der Wechsel von der häuslichen Betreuung zur Betreuung in einem Pflegeheim ist für kognitiv beeinträchtigte Menschen besonders schwer zu bewältigen. Sie bedürfen einer besonders behutsamen und sorgfältigen Vorbereitung und einer intensiven Unterstützung. Die Übersiedlung in ein Pflegeheim erfolgt bei Frauen und bei Männern meist unter verschiedenen Voraussetzungen: Frauen sind im Laufe ihres Lebens immer wieder mit unterschiedlichen Pflege- und Betreuungssituationen konfrontiert. Viele haben Eltern und Schwiegereltern gepflegt und sich damit auch mit der Möglichkeit vielleicht selbst einmal betreuungsbedürftig zu werden auseinandergesetzt. Männer scheinen es vielfach zeitlebens verdrängt zu haben, einmal nicht mehr selbstständig leben zu können oder sie gehen von der festen Überzeugung aus, dass bei einer Betreuungsbedürftigkeit Ehefrau, Tochter oder Schwiegertochter zur Verfügung stehen. Für viele Männer ist es schwer zu verstehen, dass sie in einem Pflegeheim betreut werden sollen, obwohl sie eine (Ehe-)Frau oder Töchter haben. Für Frauen ebenso wie für Männer gilt jedoch gleichermaßen, dass es von Vorteil ist, wenn der Wechsel in ein Alten- und Pflegeheim erfolgt solange noch ein gewisses Maß an Selbstständigkeit erhalten ist. Die Anpassung an die neue Situation ist wesentlich leichter, da die Einschränkungen in den persönlichen Gewohnheiten und damit auch die Einschränkungen der Lebensqualität nicht so massiv sind, solange nicht eine gravierende Pflegeabhängigkeit besteht. Bedauerlicherweise lehnen die Heime aber diese frühen Aufnahmen, mit niederen Pflegestufen, aus wirtschaftlichen Gründen zunehmend ab.

Das neue Refugium

Jeder Ortswechsel kann mit großen Belastungen und mit Stressreaktionen verbunden sein. Die Übersiedelung in ein Pflegeheim ist darüber hinaus immer auch mit wesentlichen Einschränkungen nicht nur der Gewohnheiten, sondern auch der Lebensqualität insgesamt verbunden. Wird die Übersiedlung als sehr belastend erlebt, so äußert sich das häufig in einem Relokationssyndrom. Dieses Verlegungsstress-Syndrom gilt als anerkannte Pflegediagnose (nach NANDA). Die unterschiedlichen Voraussetzungen, unter denen jemand ins Pflegeheim übersiedelt und auch nicht erfüllte Erwartungen können Ursachen dieses Relokationssyndroms sein. Das Relokationssyndrom hat physiologische und psychosoziale Störungen zur Folge. Trennungsangst, Unsicherheit, Furcht und Aggression, aber auch Depression, Verwirrtheit und Rückzug können Ausdruck dieses Verlegungsstress-Syndroms sein (Doenges et al. 2002, S. 578).

Besonders ausgeprägt ist das Relokationssyndrom, wenn der Umzug für den betroffenen Menschen nicht vorhersehbar ist und daher nicht geplant werden kann. Aber auch wenn der Umzug durch den Verlust des Lebenspartners, der Lebenspartnerin erforderlich wird, reagieren die neuen Bewohner und Bewohnerinnen unter den Belastungen nicht nur mit Trauer, sondern auch mit deutlichem Verlegungsstress. Hinzu kommen Ängste aufgrund der eigenen und der gesellschaftlichen Bilder von Pflegeeinrichtungen, der Verlust von sozialen Kontakten, von Wohnung, Besitz und auch von Autorität. Das Verlassen des eigenen Zuhauses ist ein sehr kritisches Ereignis für die alten Menschen und ausgeprägte Schlafstörungen in den ersten Tagen sind häufig. Unter Berücksichtigung der Tatsache, dass die Übersiedlung in ein Pflegeheim oft unvorbereitet und auch unfreiwillig geschieht, ist nachvollziehbar, dass die Anpassung an die neue Umgebung oft schwierig ist. Unsere Konzepte von Lebensqualität hängen entscheidend vom Lebensort und von den Gestaltungs-Möglichkeiten unseres Lebensraumes ab. Deshalb ist es entscheidend, dass wir an neuen Lebensorten möglichst rasch wieder ein Refugium erlangen. Ein Refugium als ein Ort des Vertrauens, eine Art Zuflucht und Rückzugsort (Wittensöldner 2007, S. 142).

Das kann nur gelingen, wenn der Bewohner bzw. die Bewohnerin in der Lage ist, ihr Zimmer selbst zu gestalten. Dabei zeigt sich, dass es Frauen meist leichter fällt, ihr Zimmer mit vertrauten Möbeln, einer geliebte Wolldecke, den Pflanzen aus der früheren Wohnung oder der Bilderwand mit den Fotos der ganzen Familie zu einem neuen Refugium zu gestalten. Die Zimmer der Männer werden eher von weiblichen Angehörigen nach deren Vorstellung gestaltet und nicht selten bleiben die Zimmer von Männern im Pflegeheim oft jahrelang kahl und unpersönlich. Für die meisten der Bewohnerinnen in unserem Heim ist es wichtig, ihr Zimmer nachts, oder auch wenn sie es für einige Zeit verlassen, absperren zu können. Dabei wird ihr Bedürfnis deutlich, ihr Refugium und ihren persönlichen Raum zu schützen. Männer scheinen dieses Bedürfnis weniger zu haben, denn kaum ein Mann nutzt die Möglichkeit, seinen persönlichen Raum auf diese Weise zu schützen. Insgesamt entsteht der Eindruck, dass es Männern sehr viel schwerer fällt, ihr Zimmer in einem Pflegeheim als persönliches Refugium wahrnehmen zu können.

Anpassung an die neue Umgebung

Die Einschränkungen der Lebensqualität, die restriktiven Vorgaben des Tagesablaufes wie der Essens-Zeiten die damit verbundene Unmöglichkeit einer individuellen Tagesgestaltung und der sehr begrenzte persönliche Raum erfordern eine sehr hohe Anpassungsleistung von den neuen BewohnerInnen eines Heimes. Die auftretenden geschlechtsspezifischen Trauerreaktionen äußern sich in Rückzug, depressiven Verstimmungen, häufigem Weinen oder ablehnendem Verhalten. Es ist deutlich, dass der Heimeinzug von den meisten BewohnerInnen als kritisches Lebensereignis erlebt wird. Pantel und Bockenheimer-Lucius konnten in einer Studie belegen, dass PflegeheimbewohnerInnen, die direkt nach einem Krankenhausaufenthalt in ein Heim transferiert werden, signifikant häufiger Symptome einer Depression zeigen als BewohnerInnen, die von zu Hause in ein Heim umgezogen sind (Pantel et al. 2005, S. 46).

Der Abschied von der eigenen Wohnung und das Ordnen der persönlichen Dinge sind wichtige Voraussetzungen dafür, um sich an die neue Lebenswelt und den neuen Sozialverband im Heim anpassen zu können.

Belastende Symptome

Es gilt als verpönt, im Zusammenhang mit Pflegeheimen von Patienten und Patientinnen zu sprechen. Die Menschen die in den Heimen leben, werden heute meist als Bewohner und Bewohnerinnen bezeichnet. Das mag im juristischen Sinne korrekt sein, aber es wird damit ausgeblendet, dass es sich bei der Mehrheit um sehr kranke, pflegeabhängige Menschen handelt. Sie haben fast immer keine andere Wahl, sie können sich nicht frei entscheiden, wo sie wohnen möchten. Die meisten haben verschiedene, oft schwere, chronische Erkrankungen und viele der Bewohner und Bewohnerinnen leiden an belastenden Symptomen wie Atembeschwerden oder chronischen Schmerzen.

Der Ausdruck dieser Belastungen und auch die Artikulation von belastenden Krankheitssymptomen sind geschlechtsabhängig. Während Frauen ihre Symptome früh mitteilen, aber eher als diffuses Unbehagen und klagend ausdrücken, erklären Männer ihre Symptome eher später und wesentlich konkreter, vorausgesetzt sie sind nicht durch dementielle Veränderungen oder Ähnliches kognitiv beeinträchtigt.

Die fast ausschließlich weiblichen Pflegenden in den Pflegeheimen begegnen den häufigen Klagen der Frauen mit einer deutlich geringeren Empathie als den konkreten, oft auch fordernden Appellen der Männer. Der Handlungsbedarf bei Klagen eines Mannes scheint wesentlich rascher gegeben als bei Frauen. Demenziell veränderte Männer scheinen diesen Vorteil zu verlieren, sie werden von den Pflegenden häufig als ähnlich diffus klagend wahrgenommen wie Frauen. Dieses bekannte Phänomen im Pflegealltag findet allerdings nur wenig Berücksichtigung in einem umfassenden Schmerz- und Symptomassessment. Geschlechtsspezifisches Schmerzerleben, wie es in den Studien von Anita Unruh bereits 1996 beschrieben wurde, findet nur geringe Berücksichtigung (Unruh 1996). Ein umfassendes geriatrisches Assessment zur Erfassung der verschiedenen Belastungen der BewohnerInnen wird in der Praxis noch kaum eingesetzt.

Herausforderndes Verhalten

Herausforderndes Verhalten beschreibt problematisches Verhalten, Verhaltensstörung oder Verhaltensauffälligkeit der BewohnerInnen im Zusammenhang mit dementiellen Erkrankungen. Besonders häufig tritt herausforderndes Verhalten in den ersten Monaten nach der Aufnahme in ein Pflegeheim auf, aber auch wiederholt bei neuen Belastungen durch Krankheitssymptome, wenn die BewohnerInnen aufgrund demenzieller Veränderungen nicht in der Lage sind, diese Belastungen verbal mitzuteilen.

Mit dem Begriff „herausforderndes Verhalten" werden Verhaltens-Weisen wie das ziellose Umherwandern, lautes Rufen oder Schreien, Agitation, Aggressivität oder auch Apathie zusammengefasst. So führen zum Beispiel die so genannten vokalen Störungen wie Schreien, Rufen, Geräusche machen zu Frustration, Angst und Ärger bei den Pflegenden und bewirken eine Distanzierung zu demenzkranken Personen (Brodaty et al. 2003, S. 583–590).

Auffällige Verhaltensweisen sind jedoch immer Ausdruck eines Bedürfnisses. Cohen-Mansfield beschreibt zwei weitere Modelle zum Verständnis herausfordernden Verhaltens: Das Modell der unbefriedigten Bedürfnisse, das Modell der Vulnerabilität der Umgebung und eine verminderte Stresstoleranz (Cohen-Mansfield 2001, S. 361–381).

Nicht alle Pflegenden in Pflegeheimen haben ausreichend Verständnis und ausreichendes Fachwissen im Umgang mit herausfordernden Verhaltensweisen von demenziell veränderten BewohnerInnen, was dazu führen kann, dass diesem Verhalten weniger mit verstärkter Zuwendung, sondern mit Medikamentierung begegnet wird.

Herausforderndes Verhalten deutet immer darauf hin, dass die Betroffenen selbst unter einem starken Leidensdruck stehen. Oft sind diese auffälligen Verhaltensweisen ihre einzige Möglichkeit, ihrem Leiden Ausdruck zu verleihen. Wenn Menschen daran gehindert werden, über einen gewissen Freiheitsspielraum und Einfluss auf die Umgebung zu verfügen, erleben sie eine Einengung oder Verletzung ihrer Selbstbestimmung, die in der Motivation resultiert, die verlorene Freiheit zu sichern oder zurückzugewinnen. Dies kann sich in Formen von Angst, Enttäuschung, Wut und Aggression zeigen. Je weniger ein Mensch über sozial anerkannte Formen sozialer Kompetenz verfügt, umso eher wird er versuchen, unter Einbeziehung sozial abweichender oder stigmatisierter Formen seine Selbstbestimmung wiederherzustellen (Wüllenweber 2001).

Hier wäre verstärkte Zuwendung und intensive Betreuung erforderlich. Aufgrund der äußerst knappen personellen Ressourcen in der Altenpflege ist dies jedoch kaum leistbar. Der zunehmende Bedarf an palliativer und gerontopsychiatrischer Betreuung findet keine Entsprechung in einem angemessenen Personaleinsatz. Dieser Mangel an personellen und zeitlichen Ressourcen führt zu einer permanent hohen Belastung der Pflegenden. Besonders in der Konfrontation mit herausforderndem Verhalten von BewohnerInnen geraten Pflegende an die Grenzen der Belastbarkeit. Diese Belastung, oft in Verbindung mit einem Mangel an Kompetenz in der Betreuung dementer PatientInnen, führt bei herausforderndem Verhalten von BewohnerInnen häufig zu inadäquater Psychopharmakotherapie. Die Pflegenden in unseren Alten- und Pflegeheimen sind zumeist ausgebildete PflegehelferInnen oder AltenfachbetreuerInnen. Die Anzahl der angestellten diplomierten Pflegekräfte in den Heimen ist gering und nur vereinzelt verfügen sie über eine geronto-psychiatrische Zusatzausbildung. Angesichts der häufigen geronto-psychiatrischen Erkrankungen bei PflegeheimbewohnerInnen ist diese zusätzliche Qualifikation jedoch unverzichtbar.

Psychopharmaka als Lösung?

Die hohe Prävalenz von Psychopharmaka-Verordnungen bei Pflegeheim-BewohnerInnen wird international kritisiert. Aktuelle Daten zu Psychopharmaka-Verordnungen in österreichischen Pflegeheimen sind derzeit nicht verfügbar, aber die Praxis zeigt häufig: Wo Zuwendung und Aufmerksamkeit erforderlich wäre, wird „störendem“ oder herausforderndem Verhalten von BewohnerInnen und Bewohnern mit medikamentösen Maßnahmen begegnet. Der Einsatz von Psychopharmaka bei PflegeheimbewohnerInnen erfolgt vielfach weil angemessene Zuwendung und Betreuung aufgrund des knappen Personaleinsatzes nicht möglich sind. Wo validierende Zuwendung und einfühlendes Verstehen hilfreich wäre, stellt die Verabreichung von sedierenden Psychopharmaka aus Sicht der Pflegenden oft die Lösung für belastende Situationen dar. Eine inadäquate Gabe von psychotrop und zentralnervös wirksamen Medikamenten tangiert jedoch die vier ethischen Prinzipien wie sie von Beauchamp und Childress beschrieben wurden (Beauchamp/Childress 1993). Damit wird nicht nur der Grundsatz, dass alle Maßnahmen zum Wohl des Patienten/der Patientin erfolgen müssen verletzt, sondern es werden damit häufig auch andere ethische Prinzipien, wie das Recht auf Selbstbestimmung und das Nicht-Schadens-Prinzip, tangiert.

Nach Ansicht des Freiburger Rechtsexperten Thomas Klie hat der in vielen Pflegeheimen praktizierte Einsatz von Psychopharmaka eine strafrechtliche Qualität (vgl. Schnabel 2009, S. 30). Nach seiner Ansicht macht sich strafbar, wer ohne medizinische Indikation Neuroleptika verordnet.

Eine Analyse der Medikamentenverordnung bei PflegeheimbewohnerInnen zeigte, dass 83 % der Bewohnerinnen, jedoch nur 48 % der Bewohner regelmäßig zumindest ein Psychopharmakon einnehmen. Das legt den Schluss nahe, dass Frauen in höherem Masse als Männer gefährdet sind, eine möglicherweise inadäquate Medikation mit psychotrop und zentralnervös wirksamen Substanzen zu erhalten.

Die Situation der Pflegenden in den Pflegeheimen

Die Personalsituation in der Altenhilfe und -pflege ist durch hohe Fluktuation, teilweise hohe Krankenstände, geringe Bezahlung, wenig gesellschaftliche Anerkennung und geringe Aufstiegsmöglichkeiten gekennzeichnet. Ein hoher Anteil an Stellen ist unbesetzt. Die Arbeit ist mit hohen emotionalen, psychischen und physischen Belastungen verbunden (Reitinger/Heimerl/Pleschberger 2005, S. 24).

Die Pflegenden in unseren Pflegeheimen arbeiten vorwiegend mit hohem Engagement und viel Bereitschaft, den individuellen Bedürfnissen der BewohnerInnen zu entsprechen. Zugleich besteht ein hohes Maß an Frustration und Resignation. Es sind nicht so sehr die Belastungen durch die Pflege, die zu Frustration führen, es sind vielmehr die Rahmenbedingungen in der Altenpflege, die als sehr erschwerend erlebt werden. Viele Pflegende im Altenpflegebereich arbeiten in einem permanenten Gefühl der Überforderung, verbunden mit der Wahrnehmung den Ansprüchen der BewohnerInnen und auch den eigenen Ansprüchen aufgrund des knappen Personalstandes nicht entsprechen zu können. Pflegende äußern häufig Schuld-Scham- und Versagensgefühle, wenn eine angemessene Betreuung der BewohnerInnen aufgrund andauernder personeller Knappheit nicht möglich ist. Das ist ein besonders bedrohliches Gefühl angesichts der Tatsache, dass Pflegende kaum Einfluss auf die Personalsituation und damit auf die Rahmen-Bedingungen in den Heimen nehmen können. Zunehmende Krankenstände, besonders Langzeit-Krankenstände, sind die Folge von permanent hoher Belastung und Frustration. Krankheitsbedingte Ausfälle wiederum bedeuten eine vermehrte Belastung der KollegInnen. Britische Untersuchungen zeigen, dass Krankenhäuser, die mit Pflegepersonal unterausgestattet sind, deutlich schlechtere Ergebnisse aufweisen gemessen an der Patientenmortalität und der Fluktuation von Pflegekräften infolge von Unzufriedenheit mit ihrer Arbeit, Burn-out-Syndromen und schlechter Pflegequalität (Helmchen 2007, S. 163–181). Ähnliche Resultate sind auch bei Untersuchungen in Pflegeheimen zu erwarten. Der Zusammenhang mit Personaleinsatz, Pflegequalität und Arbeitszufriedenheit des Pflegepersonals ist unbestritten.

Personaleinsatz am Beispiel eines Wohnbereiches
Insgesamt 15 BewohnerInnen, davon 7 als Vollpflege eingestuft, 5 BewohnerInnen mit Pflegestufe 4, 2 BewohnerInnen in Pflegestufe 3 und eine Bewohnerin in Pflegestufe 2. Von den gesamten 15 BewohnerInnen sind 11 demenziell verändert.
Die zur Verfügung stehende, maximale Tages-Pflege- und Betreuungszeit inklusive aller administrativen Tätigkeiten beträgt 22 Stunden.

Das bedeutet, dass für Betreuung und Pflege von 15 intensiv betreuungsbedürftigen BewohnerInnen nach Abzug von Übergaben, Dokumentation und anderen administrativen Aufgaben eine Gesamtbetreuungszeit von höchstens 20 Stunden pro Tag zur Verfügung steht. Das ergibt eine durchschnittliche Betreuungs- und Pflegezeit von 1,33 Stunden für einen Bewohner/eine Bewohnerin. Einige der BewohnerInnen benötigen Unterstützung beim Essen. Für das Essen-Eingeben brauchen die Pflegenden häufig 30 Minuten und länger pro Person für eine Mahlzeit. Erstrebenswert wäre ein Betreuungsverhältnis von 1 : 2,4, in der Realität betreut jedoch eine Pflegeperson durchschnittlich 7 oder 8 BewohnerInnen.

Ärztliche Betreuung

Da es sich bei den BewohnerInnen im Pflegeheim vorwiegend um schwerkranke Menschen handelt, sind eine ärztliche Betreuung und eine ärztliche Rufbereitschaft rund um die Uhr unverzichtbar. Derzeit beschränkt sich die ärztliche Versorgung in den meisten Heimen auf wöchentliche Visiten durch niedergelassene Hausärzte, eine Rufbereitschaft, mit Ausnahme des Notarzt-Dienstes, besteht nicht. Somit geraten Pflegende immer wieder in Situationen, in denn sie Entscheidungen treffen müssen, für die sie nicht ausreichend qualifiziert sind. Im Wissen, dass der Transfer in ein Krankenhaus vor allem für die demenziell veränderten BewohnerInnen eine hohe Belastung darstellt, gilt es, diese nach Möglichkeit zu vermeiden. Auftretende Akut-Situationen, besonders während der Nachtstunden, führen jedoch rasch zur Überforderung der Pflegenden und damit zu einem Transfer der PatientInnen in ein Akutkrankenhaus. Da es durchaus üblich ist, dass für 70 BewohnerInnen nur zwei Nachtdienste zur Verfügung stehen, ist es kaum möglich, dass sich eine Pflegeperson intensiver um eine einzelne akut besonders bedürftige Bewohnerin/einen einzelnen Bewohner bemühen kann. Eine ärztliche Rufbereitschaft könnte für Pflegende in den Heimen eine deutliche Entlastung darstellen. Es gibt in Österreich einige alternative Modelle mit eigenen Heim-ÄrztInnen. So hat die Stadt Linz bereits 1995 einen hauseigenen ärztlichen Dienst für Pflegeheime installiert. Neben den regelmäßigen Visiten leisten diese ÄrztInnen auch Bereitschaftsdienste für die Pflegeheime. Die enge Zusammenarbeit der Pflegenden sowohl mit den jeweiligen niedergelassenen HausärztInnen der BewohnerInnen als auch mit den Heim-ÄrztInnen sichert eine lückenlose ärztliche Betreuung der BewohnerInnen.

Ein Modell der Caritas Socialis (Wiesinger 2009) zeigt, wie entscheidend der Einsatz eines eigenen Heim-Arztes mit palliativmedizinischer Ausbildung nicht nur die Betreuungsqualität im Heim, sondern auch die gesamte Lebensqualität der BewohnerInnen, verbessern kann. Ein hauseigener ärztlicher Dienst muss nicht zwingend das bestehende Hausarztsystem ersetzen. Auf Wunsch können die BewohnerInnen durch ihre, ihnen oft seit Jahrzehnten vertrauten HausärztInnen weiter betreut werden. Für palliativmedizinische Fragen und auch für akute Situationen und anfallende Fragen der Pflegenden steht jedoch ein zusätzlicher, hauseigener ärztlicher Bereitschaftsdienst zur

Verfügung. Dadurch können zahlreiche Transferierungen von BewohnerInnen in ein Akutkrankenhaus vermieden werden.

Das Prinzip der Gerechtigkeit

Das Prinzip der Gerechtigkeit fordert eine gerechte Verteilung von Leistungen in der Gesundheitsversorgung und Solidarität unter den Menschen. Im Akutbereich werden derzeit hohe Summen für Diagnostik und spezielle Therapien eingesetzt. Bei der Versorgung und Betreuung alter, schwerkranker Menschen besteht ein deutlich höheres Kostenbewusstsein. Es geht um gesellschaftliche Solidarität. „Unter Bedingungen der Ressourcenknappheit … ist die Frage, wie viel jemandem zusteht, nicht ablösbar davon zu beantworten, wie viel andere erhalten sollen“ (Pauer-Studer 2000, S. 53).

Unsere Gesellschaft muss sich die Frage stellen, wie viel uns eine entsprechende Betreuung unserer Alten wert ist. Während für Sport und Kultur hohe Summen bereitgestellt werden können, beschränken sich die Ausgaben für die Betreuung unserer pflegebedürftigen, alten MitbürgerInnen auf vergleichsweise bescheidene Summen. Die Idee des Gesellschaftsvertrages bedeutet eine vertragliche Begründung von Rechten und Pflichten, die auf die gesamte Gesellschaft bezogen sind. Es gilt ähnliche Ressourcen für alte Menschen bereitzustellen wie sie auch für Kinder oder jüngere Menschen, die noch im Arbeitsprozess stehen, bereitgestellt werden. Es geht um soziale Gerechtigkeit. John Rawls schreibt in seiner Theorie der Gerechtigkeit: „Jeder Mensch besitzt eine aus der Gerechtigkeit entspringende, nicht anzutastende Unverletzlichkeit.“ Rawls betrachtet Gerechtigkeit als erste Tugend sozialer Institutionen und im Sinne einer Achtungsgleichheit muss soziale Gerechtigkeit angestrebt werden (Rawls 2006, S. 78).

Wenn etwa in Hospizen und Palliativstationen ein Pflegepersonalschlüssel von 1,2 : 1 als selbstverständlich gilt, so ist es schwer nachvollziehbar, dass für alte, schwerkranke und nicht minder pflegebedürftige PatientInnen in Pflegeheimen ein weit geringerer Personaleinsatz zu rechtfertigen ist. Hinzu kommt, dass die ärztliche Betreuung in den Pflegeheimen derzeit nicht dem tatsächlichen Bedarf entspricht. Dadurch kommt es häufig zu vermeidbaren Transferierungen der PatientInnen in ein Akutkrankenhaus, was nicht nur mit hohen Kosten, sondern auch mit erheblichen Belastungen der alten Menschen verbunden ist.

Wenn wir uns an den Bedürfnissen der alten, kranken Menschen orientieren, dann muss Zuwendung und die Erhaltung der Lebensqualität im Sinne von Palliative Care für den pflegebedürftigen, alten Menschen im Zentrum aller Bemühungen stehen.

Altenpflege ist mit einer Vielfalt an Belastungen für die Pflegenden verbunden. Als besonders belastend wird die permanente Zeitknappheit empfunden und damit verbunden die Unmöglichkeit, eine angemessene Pflege mit Berücksichtigung bio-psycho-sozialer Aspekte zu leisten. Es ist deutlich: auch durch verstärktes Engagement können Pflegende strukturelle Defizite nicht gänzlich kompensieren. Das individuelle Pflegehandeln muss immer auch in Verbindung mit den institutionalisierten Kontexten betrachtet werden.

Obwohl jedes Jahr eine hohe Anzahl von Pflegekräften ausgebildet wird, besteht noch immer ein eklatanter Mangel an Pflegepersonal. Derzeit fehlen laut neuesten Medienberichten 6500 Pflegekräfte in Österreich.

Ökonomisierung in der Altenpflege wird vor allem in den knappen personellen und zeitlichen Ressourcen zur Falle. Die Altenpflege kann sich zumeist nicht primär an den Bedürfnissen der BewohnerInnen orientieren, es gilt vielmehr die vorgegeben Pflegezeiten einzuhalten. Wenn eine durchschnittliche Betreuungs- und Pflegezeit von 1,33 Stunden pro Tag für einen Bewohner/eine Bewohnerin zur Verfügung steht, wird deutlich, dass hier nicht viel Zuwendung möglich ist.

Ein Personalschlüssel wie in Pflegeheimen üblich wäre in keinem Krankenhaus denkbar. Wenn berücksichtigt wird, dass die BewohnerInnen in Pflegeheimen meist wesentlich mehr an Pflege und Betreuung brauchen als PatientInnen in Krankenhäusern, so wird deutlich erkennbar, dass es sich hier keineswegs um eine gerechte Ressourcen-Allokation handelt. Kann aufgrund von Personalmangel nicht ausreichend aktivierende Pflege geleistet werden, so führt das zu einer frühen Pflegeabhängigkeit der BewohnerInnen. Das hat nicht nur schwerwiegende Folgen für die BewohnerInnen, es entstehen damit auch hohe Kosten für das Gesundheitssystem.

Palliative Care im Pflegeheim

Die Herausforderungen für stationäre Pflegeeinrichtungen für alte und oft auch schwerkranke Menschen nehmen zu. Das Leiden zu lindern, Lebensqualität zu erhalten und den alten Menschen in seiner Gesamtheit wahrzunehmen und auch die Angehörigen angemessen zu unterstützen bedarf nicht nur fachlicher Kompetenz, sondern auch einer entsprechenden Haltung und der Entwicklung einer palliativen Kultur im Heim. Die Erfahrungen aus Palliative Care und Hospizarbeit soll dazu beitragen, die Betreuung der alten Menschen im Heim zu optimieren, die Pflegenden zu unterstützen und Rahmenbedingungen zu schaffen, in denen die letzte Lebensphase und auch das Sterben geschützt und begleitet geschehen können. Die Bereitschaft der Pflegenden, nach den Erkenntnissen von Palliative Care zu betreuen ist sehr hoch, aber wenn Palliative Care im Pflegeheim mehr als ein Etikett sein soll, dann müssen die Rahmenbedingungen für die Pflege und auch die ärztliche Versorgung der Pflegeheim-BewohnerInnen den Bedürfnissen angepasst werden. Palliative Care im Pflegeheim bedeutet zu allererst eine Orientierung an den Bedürfnissen der BewohnerInnen. Das betrifft medizinische, pflegerische und psychosoziale Aspekte gleichermaßen.

Wenn wir den Bedürfnissen der Bewohnerinnen und Bewohner in den Pflegeheimen entsprechen wollen, sind palliative Betreuungskonzepte ebenso unerlässlich wie eine geschlechter-sensible Pflege und Betreuung. Diese verschiedenen Aspekte einer an den Bedürfnissen der Betroffenen orientierte Betreuung sind nicht voneinander zu trennen. Mit dem derzeitigen knappen Personaleinsatz in den Pflegeheimen eine angemessene palliative Betreuung leisten zu wollen, ist unrealistisch.

„Ich habe mich bewusst der Versorgung von Tumorpatienten gewidmet. Ich wusste, dass es mir nicht gelingt, die Misere in der Versorgung unserer alten Mitbürger aufzugreifen. Das Problem ist mir zu groß gewesen“ (Saunders 1999). Dieser oft zitierte Satz von Cicely Saunders zeigt, dass sich ungeachtet aller Entwicklung in Palliative Care die Bedingungen für die alten und oft auch schwerkranken Menschen in unseren Pflegeheimen nicht zufriedenstellend verändert haben. Es hat sich bereits vieles verbessert in der Betreuung unserer alten Mitbürger und Mitbürgerinnen und es gibt noch unendlich viel zu tun!

Literatur:

Beauchamp, Tom L./Childress, James F. (1993): Principles of Biomedical Ethics, New York, Oxford: Oxford University Press. In: Ach, J. S./Gaidt, A. (Hrsg): Herausforderung der Bioethik, Stuttgart-Bad Cannstatt: Fromann-Holzboog, S. 45–70

Brodaty, Henry/Draper, Brian/Low, Lee-Fay (2003): Nursing home staff attitudes towards residents with dementia: strain and satisfaction with work. Journal of Advanced Nursing 44(6): S. 583–590

Cohen-Mansfield, Jiska (2001): Nonpharmacologic interventions for inappropriate behaviors in dementia: a review, summary, and critique. The American Journal of Geriatric Psychiatry 2001, 9(4), S. 361–381

Doenges, Marilynn E./Moorhouse, Mary Frances/Geissler-Murr, Alice C. (2002): Pflegediagnosen und Massnahmen, Bern: Huber Verlag, 578

Helmchen, Hanfried (2007): Das medizinisch „Notwendige“, „Zweckmäßige“ und „Wünschenswerte“: Prioritäten in der Medizin – aus der Sicht des Psychiaters. In: Schumpelick, Volker/Vogel, Bernhard/ Konrad-Adenauer- Stiftung e. V. (Hrsg.): Was ist uns die Gesundheit wert? Gerechte Verteilung knapper Ressourcen. Herder: Freiburg, S. 163–181

Pantel, Johannes/Bockenheimer-Lucius, Gisela/Ebsen, I. (2005): Psychopharmaka im Altenpflegeheim. Eine interdisziplinäre Untersuchung unter Berücksichtigung gerontopsychiatrischer, ethischer und juristischer Aspekte, Frankfurt am Main. Peter Lang, 46

Pauer-Studer, Herlinde (2000): Freiheit und Gleichheit aus der Perspektive feministischer politischer Theorie. In: Autonom leben. Reflexionen über Freiheit und Gleichheit, Frankfurt a. M., 53

Rawls, John/Kelly, Erin/Schulte, Joachim (2006): Gerechtigkeit als Fairness. Ein Neuentwurf, Frankfurt a. M.: Suhrkamp Taschenbuch Wissenschaft, S. 78

Reitinger, Elisabeth/Heimerl, Katharina/Pleschberger, Sabine (2005): Leben und Sterben in der Frauenwelt Pflegeheim: Erste Blitzlichter auf graue Schatten? In: Koryphäe; Medium für feministische Naturwissenschaft und Technik, 2005:24, Wien

Saunders, Cicely (1999): Vortrag anlässlich der Conference on Love, Bergen

Schnabel, Ulrich (2009): Ruhe auf Rezept. In: Zeit vom 9. Februar 2009: 30, Hamburg Verlagsgruppe Georg von Holtzbrinck GmbH

Unruh, Anita (1996): Gender Variation in Clincal Pain Experience. In: Pain 65: 123–167

Wiesinger, Karlheinz (2009): Palliativmedizinische Betreuung in der Caritas Socialis. In: Hallwirth-Spörk, Christina; Heller, Andreas; Weiler, Karin (Hrsg.): Hospizkultur und Mäeutik. Offen sein für Leben und Sterben, Freiburg im Breisgau: Lambertus, S. 213–234

Wittensöldner Cecile (2007): Relokationssyndrom – Vom Unterwegs-Sein zum Ort des Abschiednehmens im Alter. In: Knipping, Cornelia (Hrsg.): Lehrbuch Palliative Care, Bern: Huber Verlag, 142

Wüllenweber, Ernst (2001): Rahmenempfehlungen zum Umgang mit herausforderndem Verhalten bei Menschen mit Demenz in der stationären Altenhilfe, Herausgeber: Bundesministerium für Gesundheit

Christof Eisl

Gender-Betrachtungen aus der Hospiz- und Palliativpraxis

Es steht statistisch fest, dass Männer in Österreich früher sterben als Frauen, dass prozentuell mehr Frauen (51 %) als Männer (39 %) an Herz-Kreislauferkrankungen, hingegen mehr Männer (29 %) als Frauen (23 %) an Krebserkrankungen sterben, und dass bei Männern Unfälle die dritthäufigste Todesursache darstellen, während diese bei Frauen nur an sechster Stelle rangieren (vgl. Bundesministerium für Gesundheit und Frauen 2006: 29 f.).

Was aber ist das innere Erleben von Frauen oder Männern angesichts des bevorstehenden Todes? Leben sie in dieser Phase unterschiedlich in ihren beruflichen, sozialen oder familiären Zusammenhängen? Sterben sie unterschiedlich? Macht es einen Unterschied, ob sie in dieser Phase durch Männer oder durch Frauen betreut werden?

Ziel der Hospiz- und Palliativversorgung ist es, Menschen mit einer fortschreitenden schweren Erkrankung und dadurch begrenzten Lebenserwartung und deren Angehörigen Unterstützung zu bieten, dass das menschliche Leben bewusst, in Geborgenheit, Würde und – wo möglich und gewünscht – in vertrauter Umgebung enden kann. Sie erhebt den Anspruch, die körperlichen psychisch-emotionalen, sozialen und spirituellen Bedürfnisse zu erfassen, entsprechende Handlungsweisen für den Umgang damit zu erlernen und dem Bedarf der sozialen Umwelt in der Betreuung gerecht zu werden, wie Generations-, Milieu-, Kultur-, Religions- oder Schichtzugehörigkeit, dem familiären Umfeld, dem Wohnumfeld oder dem sozialen Netz, innerhalb deren sich das Leben in dieser Phase abspielt. Sensibilität gegenüber der Genderfrage reiht sich demnach als eine Facette in die Sensibilität gegenüber unterschiedlichen gesellschaftlichen Lebenszusammenhängen von Frauen und Männern ein, der sich die Hospiz- und Palliativversorgung verpflichtet fühlt und in einer besonderen Lebensphase stellt – wenn bis dato auch nicht wissenschaftlich reflektiert.

Auch wenn immer wieder geäußert wird, dass Sterben dem Wunsch Betroffener entsprechend dort stattfinden sollte, „wo ich hingehöre“ – Umfragen zufolge 81 % der Menschen –, so sterben in Österreich bei jährlich 75.000 Todesfällen in den letzten Jahrzehnten etwa zwei Drittel der Menschen in Institutionen, seien es Spitäler oder Pflegeheime, ein jüngerer Trend ist die Verlagerung von Krankenhäusern in Richtung Pflegeheime. Neben der Grundversorgung hat sich eine spezialisierte Hospiz- und Palliativversorgung entwickelt, die beratend, unterstützend oder betreuend tätig wird. Diese kann ihrem Ansatz entsprechend nur in einer interprofessionellen Teamarbeit von ehrenamtlichen HospizbegleiterInnen, palliativ ausgebildeten Pflegekräften, ÄrztInnen und SeelsorgerInnen gelingen und findet in allen Lebensbereichen statt, die mit der Thematik schwerer Krankheit und Sterben befasst sind: im häuslich-familiären Bereich, in Senioren- oder Pflegeheimen, in (Tages-)Hospizen und im Krankenhaus.

Sich als Organisation unter dem Blickwinkel der unterschiedlichen Anspruchsgruppen – Schwerkranke, Angehörige, ehrenamtliche und professionelle MitarbeiterInnen – dem Thema Gender zu stellen und mit dem Zur-Sprache-Bringen zu einer weiteren Sensibilisierung beizutragen, ist hier der Auftrag. Keine wissenschaftliche Analyse oder fertig umsetzbaren Konzepte sind das Ziel, sondern auf der Basis von strukturierten Interviews und Fragebögen soll versucht werden, einen Fragenraum zu eröffnen, der sich aus dem praktischen Handlungsfeld ergibt. Vier Interviews wurden mit angestellten Mitarbeiterinnen im Bereich der Stadt Salzburg geführt, von den acht ausgesandten Fragebogen an die Einsatzleiterinnen der mobilen Hospizteams im Bundesland Salzburg wurden vier beantwortet zurückgesandt, eine Beantwortung kam aus Vorarlberg. Die Darstellung konzentriert sich auf die Versorgung in vertrauter Umgebung durch Angebote der mobilen Palliativbetreuung sowie die Hospizbegleitung und Unterstützung durch das Tageshospiz.

Organisationsebene

Hospiz wohnt – seit ihren Anfangszeiten – ein gesellschaftskritischer Ansatz inne, der gerade über das Ehrenamt und den Zugang über den Sozialbereich ins Gesundheitswesen Einzug hält und damit auch ein vielfältiges Miteinander mit Kreativität zu verändern sucht. In einem männerdominierten technisierten, medikalisierten und institutionalisierten Medizinbetrieb zeichnet sich die Hospizarbeit durch „low Tech and high Touch", in der Betonung einer flachen Hierarchie und dem Perspektivenwechsel weg vom heilungs- hin zu einem lebensqualitätsorientierten Handeln aus. Sie ist – durch einen sehr geringen Männeranteil – als „starker Frauenraum" mit „weiblichen" Zügen geprägt. Gründe mögen in traditionellen Rollenzuschreibungen, im Arbeitsfeld, Berufsthema, den Arbeitsbedingungen etc. liegen. Demgegenüber finden sich sowohl auf Vorstands- als auch auf Leitungspositionen überproportional viele Männer. In dieser Hinsicht unterscheidet sich der Hospizbereich nicht wesentlich von anderen Sozialorganisationen oder auch Berufsfeldern.

Dabei entsteht durchaus ein Spannungsfeld, in dem Ehrenamtliche und Angehörige in ihrem hohen Stellenwert teilweise als „Störfaktor" im Medizinbetrieb oder – wie Klaus Dörner sagt – als „geborene Feinde der Professionellen" (Heller 2009: 18) wahrgenommen werden.

Eine interessante Genderproblematik zeigt sich durch die Konsolidierung und strukturelle Hinführung in das Regelgesundheitswesen: dies birgt die Gefahr, dass Hospiz und Palliative Care das Widerständige verliert und „domestiziert" wird, um sich der immer noch männerdominierten High-Tech-Medizin anzupassen. Die speziellen Fähigkeiten der Frauen der aufbauenden Pionierphase werden „ausgetauscht" gegen das „ordnende männliche Eingreifen". Aus der Erfahrung heraus werden strukturelle Schwächen, zwischenmenschliche Krisen, langes Verharren in der Pionierphase immer wieder der Frauendominanz bzw. reinen Frauenteams zugeschrieben und weniger den ganz persönlichen Führungsstilen oder -stärken von konkret handelnden Personen.

Beteiligte Personengruppen

Betroffene Schwerstkranke

Wie die ausgewerteten Daten der Erhebung des Dachverbandes Hospiz Österreich für die Jahre 2006 bis 2008 zeigt, sind insgesamt in Österreich etwa 65 % der in der spezialisierten Hospiz- und Palliativversorgung betreuten Personen Frauen, bei Palliativstationen und Palliativkonsiliardiensten ist das Geschlechterverhältnis in etwa ausgeglichen, die Betreuung durch mobile Palliativteams entspricht ungefähr dem Gesamt-Durchschnitt. Signifikant mehr Frauen als Männer werden durch stationäre Hospize, Hospizteams und Tageshospize betreut. Im beobachteten Zeitraum von 3 Jahren ist in stationären Hospizen prozentuell der Anteil der versorgten Frauen gestiegen. In der mobilen Betreuung und in Tageshospizen, die immer stärker ausgelastet sind, ist im gleichen Zeitraum prozentuell der Anteil der versorgten Frauen gestiegen. In Versorgungsangeboten, die mit palliativmedizinischem Schwerpunkt klar dem Gesundheitswesen zugeteilt sind, ist das Geschlechterverhältnis ziemlich ausgeglichen. Angebote, in denen Pflege und der psychosoziale Aspekt stärker betont sind, werden deutlich mehr von Frauen als Männern in Anspruch genommen.

Anzahl betreuter PatientInnen nach Versorgungssementen und Geschlecht getrennt

	2006				2007				2008			
	M	**W**	**RQ**	**F%**	**M**	**W**	**RQ**	**F%**	**M**	**W**	**RQ**	**F%**
Hospizteam	**1.532**	**2.413**	*65 %*	*61 %*	**2.459**	**3.850**	*76 %*	*61 %*	**2.255**	**3.796**	*73 %*	*63 %*
Mobiles Palliativteam	**1.464**	**1.801**	*92 %*	*55 %*	**1.997**	**2.258**	*100 %*	*53 %*	**2.531**	**2.714**	*94 %*	*52 %*
Palliativkonsiliardienst	**918**	**925**	*64 %*	*50%*	**1.623**	**1.739**	*86 %*	*52 %*	**2.540**	**2.760**	*94 %*	*52 %*
Tageshospiz	**37**	**59**	*100 %*	*61 %*	**31**	**87**	*100 %*	*74 %*	**54**	**113**	*100 %*	*68 %*
Stationäres Hospiz	**100**	**187**	*86 %*	*65 %*	**138**	**189**	*100 %*	*58 %*	**178**	**214**	*100 %*	*55 %*
Palliativstation	**1.980**	**2.030**	*86 %*	*51 %*	**2.287**	**2.425**	*88 %*	*51 %*	**2.130**	**2.522**	*84 %*	*54 %*
Summe M/W	**6.031**	**7.415**		*55 %*	**8.535**	**10.548**		*55 %*	**9.688**	**12.119**		*56 %*
Summe	**13.446**				**19.083**				**21.807**			

RQ ... Rückmeldequote in Prozent
F% ... Anzahl der Frauen in Prozent

Quelle: Dachverband Hospiz Österreich

Auf die Frage nach Unterschieden bzw. Gemeinsamkeiten im Erleben von Frauen und Männern angesichts des zu erwartenden Todes findet sich in den Antworten der Befragung zuerst das Verbindende, Nicht-Unterscheidende *„im Wechsel von Annehmen und Verzweifeln, in den Wechselbädern der Emotionen zwischen Hoffnung und Hoffnungslosigkeit"* (I1). Stärker wahrgenommen wird, dass die Lebensweisen und die „Lebens-Rollen" der Betroffenen als solche den Umgang in dieser Krisensituation mitbestimmen als der faktische Geschlechtsunterschied. Erst bei näherem Eingehen werden tendenzielle Unterschiede aufgezeigt:

> *„Meine Erfahrung ist, dass Frauen zwar mehr Gefühle leben, aber nicht ‚verpönte' wie Wut, sie tendieren mehr zu Schuldgefühlen. Männer wollen ‚verstehen', Frauen das Schlimme aushalten."* (I4)

Äußerlichkeiten spielen angesichts der schwierigen Gesamtsituation oft eine untergeordnete Rolle oder kommen zumindest nicht entsprechend zur Sprache. Im Umgang mit und Artikulieren von körperlichen Beschwerden und Symptomen von Erkrankung und Behandlung ist die Beobachtung,

> *„dass es bei Männern noch schwieriger ist, herauszubringen, wie viel Schmerz der Patient wirklich hat, weil Männer häufig nicht den Eindruck vermitteln möchten, wehleidig zu sein. Im Gespräch ist häufig auch erfahrbar, dass Männer vielleicht jemanden zum Biertrinken und Kartenspielen haben, aber nicht wirklich jemanden, mit dem sie sich austauschen können über das, was sie belastet oder beunruhigt. Frauen haben meist wenigstens ein oder zwei Freundinnen, mit denen sie etwas Wichtiges besprechen können."* (I3)

Auf der psychisch-emotionalen Ebene wird wahrgenommen, *„dass Frauen mehr über das reden, was ihnen ganz nah am Herzen ist, während Männer eher darüber schweigen"* (I1) und sich mehr mit dem Thema Sterben auseinandersetzen. Die statistischen Ergebnisse, dass gerade Angebote der psychosozialen Versorgung von Männern weniger frequentiert werden, deuten in dieselbe Richtung. Wahrgenommen wird in der Art und Weise, dass *„Frauen mehr aus der Vergangenheit sprechen, Männer setzen sich mehr mit dem Hier und Jetzt auseinander, sind lösungsorientierter"* (I4).

Frauen könnten Zuwendung und Betreuung von außen eher annehmen, dies auch, weil Männer oft die nötige Betreuung seitens der eigenen Partnerin erhalten.

> *„Die Männer kommen oft erst, wenn sie sehr verzweifelt sind. Frauen suchen sich eher jemanden, organisieren selbst, aber die Männer, wenn die keine taffe Frau an ihrer Seite haben, dann wissen sie sich oft selber gar nicht zu helfen in diesem Medizinsystem."* (I3)

Individuelle Unterschiede zwischen Männern und Frauen scheinen die gesellschaftliche Rollenzuweisung eher zu bestätigen, denn zu relativieren: *„Wir denken immer, dass Frauen offener sind, werden in der Realität immer wieder überrascht, wie offen Männer mit den existentiellen Fragen umgehen"*. (F3)

Auf der sozialen Ebene begegnet einem immer wieder eine sehr deutliche Rollen- und Geschlechterverteilung innerhalb der Familien, vermutlich verstärkt auch durch die Tatsache, dass das Durchschnittsalter der betreuten Personen der Generation 60+ angehört.

> *„Was ich häufig erlebe, dass Frauen sich ganz viele Gedanken machen, wie wird es weitergehen ohne mich? Die Männer kriegen eine Einführung, wie bediene ich die Waschmaschine, wie koche ich was, und so weiter. Männer erklären der Frau dann noch, wo welches Geld und wo welche Versicherung oder ähnliches abgeheftet ist. Viele Frauen dieser Generation wissen über die Finanzen überhaupt nicht Bescheid und haben keine richtige Kontovollmacht."* (I3)

Ist die letzte Lebensphase von schwerer Krankheit gezeichnet, so begegnet uns bei Betroffenen, wie bei Krisen allgemein, dass sie entweder die Chance ergreifen, überkommene Muster, Rollen und das soziale Gesamtgefüge zu ändern, oder dass die Verhaltensmuster der Betroffenen eher verstärkt werden, indem sie in der Krisenbewältigung auf „bewährte" Muster und Rollenverteilungen zurückgreifen. Palliativ- und Hospizarbeit tritt nicht mit dem Anspruch auf, angesichts des bevorstehenden Todes das individuelle Verhalten – z. B. Raucher – oder das soziale Verhalten in Familiensystemen – z. B. Konflikte oder Geschlechterrollen – zu ändern, dennoch wird die Zeit angesichts des Todes immer wieder von Betroffenen zur „Bearbeitung" von Problemen oder ungelösten Lebensthemen und -rollen genutzt.

Hier ist es wieder wesentlich, dass durch das sensible und genaue Hinhören der Betreuenden solche Themen aufgegriffen werden und sie einen „Resonanz-Raum" finden, offene Fragen in dieser Lebensphase noch auf den Weg zu bringen.

Spirituelle bzw. religiöse Themen und Handlungen – wie Krankensalbung – sind erfahrungsgemäß eher für Frauen wichtig, wobei dies stark von deren Bedeutung im Lebensverlauf abhängt. Doch ist eine „Rückkehr des Religiösen in die Lebensgeschichte vieler Betroffener"(Eisl 2007, S. 57) merkbar.

Betreuende Angehörige

Die betreuenden bzw. pflegenden Angehörigen sind großteils Frauen. Überwiegend aufgrund ihrer Sozialisation erscheint es ganz normal, dass Frauen die körperliche Pflege und Betreuung durchführen, *„weil Frauen meistens die Fürsorgenden auch im Leben sind und Männer dies dann erst tun, wenn die Frau krank ist“* (F3), sie haben dadurch oft auch eine geringere Hemmschwelle bei der Übernahme von Pflegeaufgaben.

Männliche betreuende Angehörige sind zwar keine Seltenheit mehr und für manche ist es selbstverständlich, sich selbst um die Frau, Partnerin oder Mutter zu kümmern, auch wenn es sehr an die eigenen Grenzen geht und nur mit entsprechender Unterstützung und Unterweisung zu bewerkstelligen ist. Häufiger sind es jedoch Männer, die sich der Pflege und Betreuung schwerkranker Angehörigen, nicht gewachsen fühlen oder sich erst gar nicht darauf einlassen und diese abgeben.

Vermutlich aufgrund der unterschiedlichen Sozialisation von Frauen und Männern werden Männer als pflegende Angehörige gegenüber Frauen von der Umwelt als etwas Besonderes angesehen:

> *„Manchmal kriegen die ‚Pflegemänner‘ sehr viel Unterstützung von der Umwelt, da gibt es dann Nachbarinnen, die kochen, die mithelfen, weil man dies dem ‚armen Mann‘ nicht zumuten kann. Frauen, bekommen lange nicht so viel Unterstützung.“* (I3)

Auch die professionell Handelnden drängen häufig unreflektiert den Betroffenen ihre Rollenbilder auf, etwa was die Betreuungs- und Versorgungspflichten anbelangt.

> *„Frauen bekommen hier mehr (moralischen) Druck zu spüren als Männer. Das mehr oder weniger bewusste eigene Rollenbild wird meist unbemerkt den Betreuten aufgedrängt, die natürlich auch ihre eigenen Rollenbilder haben.“* (F4)

Ein Aspekt könnte allerdings auch sein, dass Männer eher bereit sind Unterstützung für die Pflege anzunehmen als Frauen. Die Annahme von Hilfe kommt eher einem Versagen oder dem Eingeständnis des Mangels einer „weiblichen Fähigkeit“ gleich. Dabei scheint es für Frauen noch leichter, sich körperliche Unterstützung zu holen (z. B. wenn es ums Heben und Tragen geht) als sich der Pflege allgemein zu entziehen oder Zuwendung und das Gespräch mit jemandem zu suchen, von dem sie sich verstanden fühlen. Hier wirken ganz deutlich tradierte Rollenmuster. Die Bewältigungsstrategien unterscheiden sich dementsprechend oft sehr deutlich:

> *„Frauen zeigen eher Gefühle, während Männer ‚funktionieren', oft ‚stark' sind und ihre Gefühle – etwa durch Sport und Arbeit – ‚abarbeiten'."* (F2)

Ehrenamtliche BegleiterInnen – Teil eines sozialen Netzes

Kernfamilien allein können mit geänderten gesellschaftlichen Ansprüchen heute vieles nicht mehr leisten. Im intermediären Bereich zwischen Familie und Professionellen entwickelt sich ein System von Freundschafts-, Nachbarschaftshilfe und organisiertem Ehrenamt, welches in das soziale Gefüge des Betreuungsnetzes einzubeziehen ist – mit allen Schattierungen zwischen hilfreichem und belastendem Verhalten und Verhältnissen.

Ehrenamtliche Tätigkeit hat gerade auch aus der Perspektive der Gendersensibilität besondere Bedeutung, da die Geschlechterverteilung im Hospiz-Bereich wohl dem allgemeinen Befund entspricht: „Der Frauenanteil ist bei den ‚Religiösen' bzw. ‚Sozialen Diensten' besonders hoch (73,1 % bzw. 61,5 %)" (Badelt/More-Hollerweger 2007, S. 511). Im Hospizbereich ist der Prozentsatz vor allem in der direkten Begleittätigkeit noch höher, der Männeranteil liegt deutlich unter 10 %. Ehrenamtliche werden von Betroffenen stärker in ihrem Frau- bzw. Mannsein wahrgenommen, da der Zugang unbefangener ist. Durch ehrenamtliche Hospiz-BegleiterInnen ist der Blickwinkel auf den Alltag und die Normalität gerichtet und Begleitung auf gleicher Augenhöhe gewährleistet. Dadurch, dass ihre Tätigkeit zeitlich keinem ökonomischen Druck ausgesetzt ist und sie keiner beruflichen Rolle, und der dadurch verlangten „Fachlichkeit" bzw. damit verbundener Erwartungshaltung verpflichtet sind, ist eine andere Form der Nähe möglich. Die wichtigen Eigenschaften wie Zuwendung und Nächstenliebe, die vor allem Menschen mit hoher Empathie aufweisen, werden nach wie vor zu wenig respektiert und gewürdigt oder in berufliche Ausbildungen kaum integriert. Umso mehr ist der Stellenwert ehrenamtlichen Engagements wertzuschätzen. (vgl. Bernatzky/Eisl 2009, S. 32–36)

Männer haben in diesem Tätigkeitsfeld bereits während der Ausbildung aufgrund der geringen Anzahl einen besonderen Status

> „*Es ist wertvoll, dass mit Männern auch männertypische Inhalte einfließen: sachlich, theoretisch – manchmal allerdings wenig praktikabel. Ihre Stellungnahmen und Meinungen werden oft polarisierend entweder wichtig genommen oder im Gegenteil ignoriert.*" (I4)

Die Erwartungen an ehrenamtliche Begleiter und Begleiterinnen sind natürlich auch geprägt vom Rollenbild, das die Befragten selbst von Frauen bzw. Männern haben. Hier reichen die Wahrnehmungen der Geschlechtsspezifika von keinen Unterschieden bis zu klaren Zuschreibungen:

> „*Männer sind im Gespräch klarer und bringen Themen schneller auf den Punkt, während Frauen länger und ausführlicher sprechen.*" (F1)
> „*Würden wir eine breite Masse von Frauen beschreiben lassen, was die Eigenschaften eines Mannes sind, so würden von unseren ehrenamtlichen Männern wenige unter diese Klassifizierung fallen. Viele haben – wenn es auch ein Klischee oder ein Rollenbild ist – ‚weibliche' Anteile.*" (I2)

Erlebt wird auch, dass mit Männern als ehrenamtliche Begleiter andere Themen zur Sprache kommen. Die Frage bleibt, ob die Rolle der Begleiterin bzw. des Begleiters das Frau- bzw. Mannsein überlagern: „*Eine Vermutung ist, dass Hospizbegleiter und -begleiterin doch wieder eine Rolle ist, wo Mann und Frau dahinter ein bisschen verschwindet.*" (I2)

Sowohl in der Gruppen- und Teamarbeit als auch im Tageshospizgeschehen ist die Gruppendynamik wesentlich von den beteiligten Personen beeinflusst, wobei die Einschätzung sehr unterschiedlich ist, wie sehr dies vom Frau- bzw. Mannsein bedingt ist. Die Anwesenheit von Männern wird aber grundsätzlich sehr positiv wahrgenommen.

> „*Ich erlebe die Arbeit der ehrenamtlichen Männer bei uns als sehr wertvoll. Auch Patientinnen tut es gut, wenn sich einmal ein Mann um sie kümmert. Den Patienten ist es angenehm, in einem Frauen dominierten Hospizbereich, dass sie auch einmal einen Mann als Ansprechpartner haben.*" (I3)

Angestellte MitarbeiterInnen

Auf der Ebene der Angestellten in der Hospiz- und Palliativarbeit ist der Anteil der Mitarbeiterinnen ebenfalls sehr dominant, viele Teams sind reine Frauenteams. So waren in den ersten 10 Jahren 84 % der AbsolventInnen von Palliativlehrgängen in Österreich Frauen (Dachverband 2008, S. 3).

Die Erwartungen und Anforderungen, die an MitarbeiterInnen in diesem Bereich gestellt werden, scheinen mit dem weiblichen Rollenbild und der Zuschreibung empathischer Kommunikationsfähigkeit zu korrelieren, etwa

> *„dass man mit einer Frau besser reden kann, als mit einem Mann, dass man mit einer Ärztin besser reden kann als mit einem Arzt. Vielleicht ist es als Mann vor Frauen leichter zu sagen, ‚mir geht es schlecht' und ‚ich tu mir gerade schwer mit meiner Erkrankung', mich also vor einer Frau schwach zu zeigen, als vor einem anderen Mann."* (I3)

Selbst in einer sehr angespannten Lebenssituation scheinen auch die Anziehungskraft und die Attraktivität eine nicht unbedeutende Rolle im Betreuungsgeschehen zu spielen und die Kommunikation zu beeinflussen, da die volle Bandbreite des Menschseins einfließt und der Erkrankte sich nicht nur auf die Krankheit reduziert erlebt:

> *„Es gibt manche Patienten, die finden es total schön, mit einer Ärztin zu reden, denen gefalle ich einfach, von der Optik her, ohne dass sie es explizit ausdrücken. Das merkt man einfach, da kann man auch ein bisschen einen Schmäh laufen lassen."* (I3)

Am Augenscheinlichsten wird der Unterschied zwischen den Geschlechtern bei Tätigkeiten, die körperliche Kraft erfordern, wenngleich dies auch eine Frage von erlernbaren, antrainierbaren Techniken sein kann.

Ebenso wird bei Behandlungen im Intimbereich oder speziell bei frauen- bzw. männerspezifischen Erkrankungen die Behandlung durch gleichgeschlechtliche ÄrztInnen oder Pflegekräfte tendenziell als besonders wichtig erachtet, *„auch wenn sie sich da nie beschwert hätten, wenn dies nicht möglich war"* (I3). Wenn offen über diesen Bereich gesprochen werden kann, spielt das Geschlecht des Gegenübers sehr wohl eine größere Rolle.

Im Palliativbereich fehlt durch den geringen Männeranteil oftmals – vor allem zum Nachteil von Männern – die Auswahlmöglichkeit. Ein „Schutzmechanismus" scheint zu sein, die „Berufsrolle" der Pflegekraft, in diesem Fall überwiegend Frauen, in den Vordergrund zu stellen, damit die Bedeutung des „Frau- bzw. Mann-Seins" zurücktreten kann. Männliche Pflegekräfte werden häufig aufgrund der weiblichen Konnotation des Pflegeberufs als *„männliche Krankenschwester"* (I2) wahrgenommen.

Das Thema Spiritualität ist ein ähnlich intimes und ist – vor allem im katholisch sozialisierten Bereich – stark von einer Geschlechteraufteilung betroffen, indem gerade die sakramentalen Rituale ausschließlich Männern bzw. Priestern vorbehalten sind. Wenngleich Spiritualität von den unterschiedlichen Berufsgruppen in die Betreuung eingebracht werden kann, so wird diese häufig mit Religion gleichgesetzt und die Erwartungshaltung der Betroffenen stark von deren Sozialisation geprägt. *„Erst für die Generation plus/minus Dreißig spielt es mehr oder weniger keine Rolle, ob ich Frau oder Mann bin."* (I2)

Gemeinsam ist allen im Hospiz- und Palliativbereich tätigen Berufsgruppen die Erwartung nach Professionalität in der Tätigkeit und Zusammenarbeit, dass die Probleme der PatientInnen und deren individuelle Not wahrgenommen werden.

Das Frau- bzw. Mannsein spielt selbstverständlich auch in der Dynamik und Zusammenarbeit im Team eine Rolle. Aufgrund der Frauendominanz wird im Hospiz-Bereich immer wieder der Wunsch nach Männern als Teammitgliedern artikuliert, weil davon sowohl für das Miteinander im Team als auch für die Möglichkeiten in der Betreuung positive Auswirkungen erwartet werden. Von Frauen wird aufgrund ihres Erfahrungskontextes mehr Verständnis für den privaten Bereich, wie etwa die Doppelbelastung von Familie und Beruf, erwartet (s. F3).

Hospiz- und Pallitivbegleitung zum Verbleib in vertrauter Umgebung

Aufsuchende Hospiz- und Palliativbegleitung im häuslichen Bereich bedeutet für die begleitenden bzw. behandelnden Personen immer, im Hause des anderen zu Gast zu sein, in die Privatsphäre des anderen „einzudringen". Ist diese Schwelle überschritten, so bietet gerade der häusliche Bereich einen Zugang zu den Menschen, zu den Dynamiken und (Geschlechter-)Rollen in den Familien, der in betreuenden Einrichtungen außerhalb nicht so leicht zu gewinnen ist. Dies bedeutet auch eine besondere Verantwortung, weil den BegleiterInnen oft sehr großes Vertrauen entgegengebracht wird. Körperlicher Intimität als Gesprächsthema kann gerade auch hier als „letzter Wunsch von Patienten" besondere Bedeutung zukommen. Im häuslichen Bereich als vertrauter Umgebung bedarf es jedoch weniger „Mut, sich Sexualität zu wünschen" (Eberl/Werni-Kourik 2009, S. 182) als in Heimen und Krankenhäusern, weil es dazu keiner eigens geschaffenen Bedingungen bedarf.

Durch tage- oder stundenweise Aufnahme unterstützen Tageshospize das Bestreben, Menschen in schwerer Krankheit und in den letzten Lebenstagen ein Verbleiben zu Hause zu ermöglichen, indem sie das Familiensystem entlasten und damit stabilisieren helfen. Als möglicher Grund für die häufigere Inanspruchnahme des Angebotes Tageshospiz durch Frauen ist anzunehmen, dass diese Betreuungsform eine recht direkte Auseinandersetzung mit dem zu erwartenden Tod erfordert, oft bereits zu einem Zeitpunkt, wo vielfach das Thema noch ausgeklammert wird. Weil damit klare Entscheidungen verbunden sind, bedeutet es eine gewisse Hemmschwelle, sich der eigenen Lebenssituation der Vergänglichkeit bewusst zu stellen. Frauen suchen erfahrungsgemäß in einer solchen Situation eher die Gemeinschaft anderer und reden über das, was ihnen sehr nahegeht, während Männer eher darüber schweigen. Ein weiterer Grund liegt wohl darin, dass Männer im häuslichen Bereich häufiger von ihren Frauen betreut und gepflegt werden und Hilfe von außen weniger in Anspruch genommen wird (s. 3.2). Zudem ist zu beobachten, dass Männer in Frauenbegleitung kommen und *„viel mehr Frauen, die hier her ins Tageshospiz kommen alleinstehend sind als Männer"*. (I3)

Im Tageshospiz können schwerkranke BesucherInnen außerhalb ihrer gewohnten häuslichen Umgebung an verschiedenen Aktivitäten teilnehmen und Gemeinschaft erleben, was der krankheitsbedingten Gefahr sozialer Isolation entgegengewirkt und die Selbständigkeit Betroffener in dieser Lebensphase unterstützt. Aufgrund der ressourcenbedingten Einteilung bilden sich Besuchergruppen, die mehr oder weniger ausgeprägt stabil und überschaubar sind, in denen Nähe, Offenheit bis hin zu Freundschaften möglich sind. Unterschiedlichste Gruppenkonstellationen und -dynamiken bestimmen das Tagesgeschehen. Durch wechselnde Begleitkonstellationen und mehrere Begleitpersonen ist auch die Wahl von GesprächspartnerInnen – auch geschlechtsspezifisch – möglich.

„Im Tageshospiz spielt sich mehr die gesellschaftliche Dimension des Frau- und Mannseins ab." (I1) Bezüglich der Genderproblematik lassen sich die gesellschaftliche Rollenverteilung oder auch das Frau- und Mann-Sein besonders gut bei den Gesprächen am Mittagstisch oder bei Gemeinschaftsaktivitäten beobachten, da diese von den durchaus unterschiedlichen Interessen geleitet werden und eine entspannte, beinah intime Atmosphäre besteht. *„Durch Männer wird das Geschehen ‚robuster'."* (I1) *„Frauen können sich im Tageshospiz an einen gedeckten Mittagstisch setzen und sich bedienen lassen"* (I1) und tauschen sich hier gerne über Kochrezepte aus, während manche Männer – durchaus auch mit anzüglichen Witzen – zu einer anderen Art der Kommunikation beitragen und „Leben" in den Alltag bringen. Der geringere Männeranteil führt seitens der „Damenbesucherinnen" manchmal dazu, dass diese sich um deren *‚Gunst bemühen'*. In den Gesprächen über Familie, Reisen oder Geld kommt hier *„die konkrete – und häufig ‚traditionelle' Rollenverteilung der Betroffenen in der Familie zum Ausdruck."* (I1)

Schluss

Der Zugang zur Fragestellung ist eine deskriptive Darstellung von Erkenntnissen, basierend auf mündlichen und schriftlichen Befragungen mit in diesem Bereich praktisch tätigen Frauen. Zu jeder geschlechtsspezifischen Erfahrung sind den Befragten gegenteilige Beispiele eingefallen, so dass im subjektiven Empfinden der Einzelnen Typisierungen schwierig erschienen. Vielfach handelt es sich bei den Gemeinsamkeiten und Unterschieden um interpretierte Erfahrungen aus der Praxis.

Organisationsebene

Hier bleibt die Frage, wie sich das Geschlechterverhältnis in den nächsten Generationen durch aktive Bewusstseinsbildung im Bezug auf die Genderfrage auch auf die Sozialisation auswirken wird und sich damit automatisch auf das Verhältnis von pflegenden bzw. in diesem Bereich tätigen Frauen und Männern ändert.

Betroffene PatientInnen und Angehörige

Wird mit dem Anspruch der Hospizbewegung, ein Sterben in vertrauter Umgebung zu ermöglichen, die Rückkehr in eine häuslich-familiäre Umgebung mit starker Geschlechterverteilung forciert, in welcher den Frauen die Last der Pflege zugemutet wird? Diese Lebenszeit sowie der damit befasste Hospiz- und Palliativbereich stehen diesbezüglich auf dem Prüfstand, ob sie zur Verstärkung bestehender gesellschaftlicher Muster beitragen. Die Erfahrung in der Praxis, mit dem Hospizanliegen ein Leben bis zuletzt in vertrauter Umgebung zu unterstützen, ist ermutigender Weise jedoch oft eine gegenteilige. Mit der Betonung der Autonomie am Lebensende ist im Hospizbereich ein stark emanzipatorisches Interesse spürbar: Am Ende des Lebens die Betroffenen dazu anzuregen und anzuleiten, sich der eigenen Bedürfnisse bewusst zu werden und diese zu artikulieren – da erfahrungsgemäß nur so eine gute Schmerz- und Symptombehandlung möglich ist und eine „Aussöhnung am Lebensende" mit all seinen Lebensrollen bewusst erlebt werden kann.

Außerfamiliäre Begleit- und Betreuungspersonen

Einer der Bereiche, auf dem bereits in der Ausbildung zur Hospizbegleiterin/zum Hospizbegleiter bzw. im Palliativbereich sehr genaues Augenmerk gelegt wird, ist zu lernen, die Vielschichtigkeit der Menschen/des Mensch-Seins und seiner Bezugssysteme wahrzunehmen. Angesichts des möglichen Todes kommt es nicht nur darauf an, welche Themen zur Sprache kommen, sondern auch, wie diese Themen angesprochen und entsprechende Frage- und Gesprächsräume eröffnet werden. Von den Begleitenden wird immer wieder bemerkt, dass Fragen, die gar nicht gestellt werden, in den meisten Fällen auch von den Betroffenen nicht zur Sprache gebracht werden. Es wird als befreiend erlebt, wenn „blinde Flecken" seitens der Betreuungspersonen angesprochen werden und sich dadurch immer wieder scheinbar unlösbare Situationen verbessern oder gar einer Lösung zugeführt werden. Andererseits gibt es auch die Erfahrung, dass das aus Sicht der betreuenden Personen scheinbar Beste für die Betroffenen von diesen nicht angenommen wird oder werden kann und auch diese zu akzeptieren und der Autonomie der/des einzelnen zu überlassen sind.

Ein achtsamer Umgang mit der Genderfrage muss gewährleisten, dass die in vielfacher Weise aufgezeigten gesellschaftlichen Ungleichverhältnisse zwischen Frauen und Männern nicht dazu führen, den Druck in einer Krisensituation auf die Betroffenen zu erhöhen und vorrangigere Bedürfnisse außer Acht zu lassen. Wenn eine Frau oder ein Mann in der letzten Lebensphase von sich aus oder durch sensible Begleitung noch entdeckt, was sie oder er für sich in ihrem Frau- bzw. Mannsein verändern will, so muss es der Auftrag an die Betreuenden sein, die Verwirklichung des Wunsches zu unterstützen – dies gilt nicht nur für die erkrankte Person, sondern auch für Familie und soziales Umfeld. Ist der Wunsch aber, altbewährte Muster – auch wider „besseren Wissens" der Betreuenden und Betroffenen – aufrecht zu erhalten bzw. darauf in der Krisensituation als Vertrautem zurückzugreifen, so ist auch dieses Bedürfnis zu respektieren und zu unterstützen.

Die Auseinandersetzung mit der Genderfrage ist bedeutsam, weil sie zu einer Sensibilisierung aller in der Hospiz- und Palliativversorgung tätigen Personen beiträgt. Wir sind von unseren sozialen Rollen, Mustern etc. geprägt und es ist wichtig diese zu reflektieren, um mögliche „blinde Flecken" zu beleuchten. Da Hospiz und Palliative Care den individuellen Menschen mit seinen Bedingtheiten und Bedürfnissen im Blick hat – dazu gehört das Frau- und Mannsein – muss Gendersensibilität fixer Bestandteil einer bedürfnisorientierten Versorgung werden. Ein „genderbewusster" Umgang kann nur durch beständige und aktive Bewusstseinsbildung erzielt werden und muss in jedes der betroffenen Systeme hineinwirken. Damit können im Sinne der Qualitätsentwicklung neue Impulse für notwendige gesellschaftliche Umbrüche gesetzt werden.

Literatur

Badelt, Christoph/More-Hollweger, Eva (2007): Ehrenamtliche Arbeit im Nonprofit Sektor. In: Badelt, Christoph/Meyer, Michael/Simsa, Ruth ([4]2007): Handbuch der Non Profit-Organisation. Strukturen und Management, Stuttgart, S. 503–531

Bernatzky, Günther/Eisl, Christof S. (2009): Die Bedeutung des Ehrenamtes für die Hospiz- und Palliativversorgung. In: Werni-Kourik Michaela u. a. (Hrsg.): Palliativmedizin – Lehrbuch für Ärzte, Psychosoziale Berufe und Pflegepersonen, Bremen.

Bundesministerium für Gesundheit und Frauen (2006): Gesundheitsbericht für den Nationalrat 2006. Berichtszeitraum 2202–2004, Wien

Dachverband Hospiz Österreich (2008): 10 Jahre Interdisziplinäre Palliativbasislehrgänge in Österreich TeilnehmerInnenstatistik 1998–2007, Wien

Dachverband Hospiz Österreich (2009): Datenerhebung 2008, Wien

Eberl, Ines/Werni-Kourik, Michaela (2009): Letzte Wünsche von Patienten. In: Werni-Kourik, Michaela u. a. (Hrsg.): Palliativmedizin – Lehrbuch für Ärzte, Psychosoziale Berufe und Pflegepersonen, Bremen

Eisl, Christof S. (2007): Erst durch die Krankheit habe ich verstanden, was Leben ist. Erfahrungen aus der Hospiz-Bewegung Salzburg. In: Salzburger Theologische Zeitschrift 11. Jg. 1, Salzburg, S. 55–57

Heller, Andreas (2009): „Die Angehörigen sind die geborenen Feinde der Profis …“ Interview mit Klaus Dörner. In: Praxis Palliative Care. Für ein gutes Leben bis zuletzt, Nr. 3

Österreichisches Bundesinstitut für Gesundheitswesen (2004): Abgestufte Hospiz- und Palliativversorgung in Österreich, Wien

3. Kapitel:
ForscherInnenperspektiven in der Verschränkung aus Betroffenheit und Strukturen

Katharina Gröning

Gender und Care – diskursanalytische Aspekte und Reinterpretationen eines gesellschaftlichen Problems

1994 schrieb Gertrud Backes in der Zeitschrift für Sozialreform (vgl. Backes 1994, S. 130), dass das Altern immer mehr zum Problem für die gesamte Gesellschaft wird und nannte Altern eine gesellschaftliche Herausforderung. Backes unterscheidet in ihrer Analyse und Kritik der psychogerontologisch ausgewiesenen Alternswissenschaft in der Bundesrepublik Deutschland zwischen einem sozialen und einem gesellschaftlichen Problem. Ein gesellschaftliches Problem definiert sie in Anlehnung an Merton als umfassende Veränderung, auf die die gesamten gesellschaftlichen Subsysteme neue Antworten finden müssten. Mehrere Entwicklungen träfen und wirkten gleichzeitig zusammen wie z. B. Hochaltrigkeit, Zunahme der Demenzen, interkulturelle Dimensionen des Alters. Die erforderlichen Problemlöseinstrumente und Institutionen stünden dagegen nicht zur Verfügung und müssten erst entwickelt werden (Backes 1994, S. 133). In Richtung der psychogerontologisch ausgerichteten Alterswissenschaft argumentiert Backes vor allem gegen eine individuumszentrierte Alterswissenschaft und Alterspolitik, da durch die Dimension des Problems individuelle Lösungsansätze versagen würden.

Backes fordert zweitens eine Verknüpfung von Geschlechterforschung und gerontologischer, pflegewissenschaftlicher und sozialpolitikwissenschaftlicher Forschung, da die Autorin von einer hohen geschlechtsspezifischen Bedeutung der Altersentwicklung ausgeht. Die Probleme des Alters beträfen vor allem Frauen, da diese als Ältere dem Risiko der kumulativen Benachteiligung besonders ausgesetzt seien. Die Empirie der häuslichen Pflege und der professionellen Pflege hinsichtlich ihrer Geschlechterdimension zeige, dass zu Pflegende wie Pflegepersonen, privat oder professionell mehrheitlich Frauen sind und schließlich besondere Probleme der Hochaltrigkeit durch die höhere Lebenserwartungen von Frauen sich auch noch einmal geschlechtsspezifisch zuspitzen ließen. Die Geschlechterdimension der gesellschaftlichen Alternsproblematik skizziert Backes wie folgt: Es kommt zu einer qualitativen und quantitativen Zuspitzung der geschlechtsspezifisch verlaufenden weiblichen Alternsproblematik, weil Frauen zum einen diejenigen seien, die für Ältere gesellschaftlich zuständig gemacht würden, zweitens seien sie selbst von den sozialen Problemen der modernen Altersverläufe wie Singularisierung und Pflegebedürftigkeit besonders betroffen und hätten drittens weniger Ressourcen, ihre individuellen Altersverläufe materiell zu bestimmen. Backes thematisiert auch, dass diese hohe geschlechtsspezifische Bedeutung des gesellschaftlichen Problems des Alterns in den Sozialwissenschaften, in der Gerontologie oder der Sozialpolitik kaum eine Rolle spielt, wenn vom „Rentengrau", der „Überalterung" oder dem „Krieg der Generationen" die Rede ist. Sie macht eine Reihe von wissenschaftsimmanenten Entwicklungen für die Teilwahrnehmung der gesellschaftlichen Alternsproblematik als geschlechtsneutrales Problem verantwortlich, vor allem die Entwicklung der Gerontologie hin zur Psychogerontologie. Backes unterscheidet die Wahrnehmung der Alternsproblematik in der Wissenschaft von einem individuellen Problem (1950er Jahre), über eine soziale problematische Lebenslage (1970er Jahre), bis hin zu Wahrnehmung des Alters als gesellschaftliches Problem seit der zweiten Hälfte der 1980er Jahre. Vor allem das Krisenszenario, das seit den 1990er Jahren die Beschreibung des Altersstrukturwandels prägt, lasse eine analytische und theoretisch fundierte Bearbeitung vermissen. Backes spricht in Anlehnung an Margret Dieck von einer Zunahme der deskriptiven Datensammlung, die kaum zu einer theoretischen Klärung beigetragen habe. Diese Dominanz der Deskription und Abstinenz gegenüber einer Theorieentwicklung fördere die Aussparung der Geschlechterbedeutung.

> *„Die Tendenz zur eher deskriptiven Datensammlung wird teilweise gefördert durch ein eher deskriptives Strukturwandelkonzept des Alters, das sich gegenüber einem analytischen durchgesetzt hat."* (Backes 1994, S. 187)

15 Jahre später steht dieses analytische Konzept des demografischen Wandels immer noch aus und es dominieren weiterhin die Daten und ihre unsicheren Auslegungen bei Beibehaltung der Geschlechterabstinenz. Da die Meinungsbildung zum demografischen Strukturwandel zunehmend außerhalb des wissenschaftlichen Diskurses und der wissenschaftlichen Gemeinschaft erfolgt und zunehmend an der Schnittstelle zwischen Wissenschaft und Wirtschaft stattfindet, habe ich eine neue Studie der Deutschen Bank zur gesetzlichen Pflegeversicherung ausgewählt und möchte anhand der Argumentation der Verfasser (vgl.

Blinkert/Gräf 2009) die Verknüpfung von Geschlechterabstinenz und theoretischer Abstinenz in diesem Diskurs aufzeigen. Auch die Studie der Deutschen Bank von 2009 ist der Kategorie der deskriptiven Strukturwandelkonzeption des Alters zuzuordnen und füllt das Theoriedefizit in Bezug auf die von Backes schon 1994 geforderte analytische Theorie des demografischen und gesellschaftlichen Strukturwandels wenig auf. Die Autoren begnügen sich mit Prognosen der Pflegebedürftigkeitsentwicklung bis zum Jahr 2050 und verschiedenen Szenarien bezogen auf das Zusammentreffen von sozialem und demografischem Wandel, wobei Aussagen lediglich zum demografischen Wandel als verlässlich beschrieben werden. Vor allem die den Annahmen zugrunde liegende Überlegungen der Dimensionen des sozialen Wandels bleiben schemenhaft und theoretisch auf die Modernisierungsthese von Beck (1986) beschränkt. Die Autoren gehen davon aus, dass sich sozialer und demografischer Wandel krisenhaft verbinden. Den Berechnungen der Autoren zufolge entwickelt sich die Situation der deutschen sozialen Pflegeversicherung dahin gehend, dass

- der demografische und soziale Wandel die Pflegeversicherung in den kommenden Dekaden unter erheblichen Druck setzt und gravierende Folgen für die Versorgungssituation pflegebedürftiger Menschen haben wird;
- die Zahl der Pflegebedürftigen aufgrund der Alterung der Gesellschaft von derzeit gut 2 Mio. bis 2020 auf 2 ½ bis 3 Mio. und 2050 auf zwischen 3 ¼ und 4 ¼ Mio. steigen wird;
- dabei vor allem der Anteil der über 90-Jährigen mit einem Pflegerisiko von 60 % steigt, wohingegen bei den 80- bis 90-Jährigen die Pflegebedürftigkeitsquote leicht sinken wird;
- die Entwicklung des informellen Pflegepotenzials sich verdoppeln müsste, d. h. sich von einer so genannten Abschöpfungsquote von 0,074 zu einer Quote von 0,15 entwickeln müsste, um den Anteil der häuslichen Pflege von heute zu erhalten. Diese Entwicklung nenne die Autoren unwahrscheinlich, weil die Faktoren – welche sind unklar – für eine solche Entwicklung nicht gegeben seien. Lediglich wenn der Lebensstandard sinke, die Heimkosten stiegen oder die Leistungen der Pflegeversicherung für die pflegenden Angehörigen sich erhöhten, gehen die Autoren von einer Verbesserung der Abschöpfungsquote des informellen Pflegepotenzials aus.

In einem eigenen Szenario mit dem Titel „Pro Pflege“ nennen die Autoren immerhin einige bekannte Sozialreformen zur günstigen sozialpolitischen Beeinflussung der häuslichen Pflege: wenn Strukturen geschaffen werden, die eine bessere Vereinbarkeit von Berufstätigkeit und Pflege ermöglichen und wenn in der Pflegeversicherung Leistungen wie z. B. das persönliche Pflegebudget verankert werden, die eine individuellere Nachfrage nach Hilfen und Diensten ermöglichen. (S. 21) Die Ausschöpfungsquote der häuslichen Pflege bliebe aber unverändert bzw. sinke sogar, wenn der derzeit beobachtbare Wertewandel anhält und persönliche Lebensentwürfe weiterhin oder sogar noch stärker durch Individualisierung und hedonistische Orientierungen geprägt würden. Vor allem wenn die Pflegenden mit hohen, vielleicht sogar steigenden Opportunitätskosten rechneten, wenn bei der Entscheidung zur Übernahme von Pflegeverpflichtungen in starkem Maße die damit verbundenen entgangenen Chancen in sozialer, kultureller und ökonomischer Hinsicht berücksichtigt würden, dann würden sich vor allem Angehörige des liberalen Bürgertums gegen die Pflege entscheiden.

Werden die den Annahmen und Szenarien zugrunde liegenden Gesellschaftstheorien analysiert, so sagen die beiden Verfasser an verschiedenen Stellen, dass eine Entwicklung mit einer Zunahme an ökonomischem Druck – höhere Arbeitslosigkeit, sinkende Erwerbsquote, wirtschaftliche Krisen – eine Art korporatistische Solidarität erhöhen würde und nehmen an, dass diese sich günstig auf die häusliche Pflege und das so genannte informelle Pflegepotenzial auswirken würde. Eine Erhöhung der Erwerbsarbeitsplätze, mehr wirtschaftliches Wachstum und Modernisierung würden dagegen die Opportunitätskosten der häuslichen Pflege steigen lassen. Auch wenn die Autoren die These vom Ende der Solidarität so nicht teilen wollen, so verorten sie Solidarität doch in den traditionalen Unter- und Mittelschichtmilieus und bleiben konsequent geschlechterabstinent und funktional.

Die vorgestellte Studie steht für einen Typus der deskriptiven Prognosen, die seit den 1990er Jahren die Rede vom „Krieg der Generationen“ stark mitbeeinflusst haben und sich neben der sehr schmalen sozialwissenschaftlich, Fundierung durch eine durchgängige Geschlechterabstinenz auszeichnen. Solidarität zwischen den Generationen wird zudem bevorzugt in traditionalen Unterschichts- und kleinbürgerlichen Milieus verortet, d. h. mit Durkheim, dass Solidarität zwischen den Generationen als organische Solidarität verstanden wird – man braucht einander. Löst die moderne Leistungsgesellschaft eines ihrer zentralen Versprechen ein, dass die Tüchtigen aufsteigen und die Leistungsbereitschaft zum gesamtwirtschaftlichen Erfolg führt, verschwindet die Solidarität bzw. transformiert sich zur mechanischen Solidarität durch Generationenverträge und Transferleistungen, die indessen nicht geeignet sind, das Problem des demografischen Wandels in den beschriebenen Dimensionen zu lösen. Modernisierung und generative Verantwortung, Liberalismus und Fürsorge schließen sich in den meisten Studien des deskriptiven Typus aus. Die gesellschaftlichen Träger des sozialen Wandels, verortet im liberalen Bürgertum, denken bei Blinkert und Gräf (2009) hedonistisch. Zur Begründung ihrer Thesen vermischen die Verfasser die Feldtheorie Bourdieus (vgl. Vester u. a. 2001) und die traditionelle soziologische Schichttheorie und konstruieren sieben soziale Milieus. Pflege erscheint als alternativlose Restsolidarität traditionaler kleinbürgerlicher Frauen (und Männer), die nicht genügend Opportunitätskosten anführen können und bei denen sich materielle Anreize wie z. B. die Pflegebudgets lohnen. Der Kommunikationstheoretiker Paul Watzlawick hat immer wieder betont, dass jede Kommunikation immer Ursache und Wirkung ist. Wissenschaftler, die die Wirklichkeit beschreiben, verändern diese gleichzeitig. Da wir es wie Backes 1994 bereits sagte nicht mit einzelnen Studien zu tun haben, sondern mit einem Diskurs zur alternden Gesellschaft, dessen Ausdruck die beschriebenen deskriptiven Studien sind, muss die Wirkungsmächtigkeit dieses Diskurses reflektiert und Lücken, Defizite und Probleme benannt werden. Dies soll unter einer frauensensiblen Perspektive geschehen. Der Diskurs über die alternde Gesellschaft stützt sich wissenschaftlich auf die Modernisierungstheorie und sozialpolitisch auf eine Neubestimmung des Verhältnisses von Sozialstaat, Gesellschaft und Familie, welche in den 1990er Jahren eine Debatte um die Gerechtigkeit zwischen den Generationen ausgelöst hat. War die Diskussion um die Zukunft des Sozialstaats zu ihrem Beginn noch sehr stark von einer ökologischen Krisenwahrnehmung bestimmt, die unter dem Stichwort der Grenzen des Wachstums stand, so verknüpfte sich die ökologische Akzentuierung der Diskussion bald mit der Frage, was denn künftige Generationen für die modernen Lebensformen heute bezahlen müssten. Die Jungen hätten nicht nur für die Alten zu sorgen, so die Kritiker des Generationengerechtigkeitsansatzes, sondern auch jene ökologischen und sozialen Folgekosten zu zahlen, die die Lebensweise der wohlstandsorientierten Alten zwangsläufig hervorgebracht habe. Schließlich wurde in Bezug auf das Risiko der Finanzierbarkeit der Kosten für die Älteren das Spannungsfeld von Ethik und Ökonomie eröffnet (Koslowski 1990, Diessenbacher 1990). In diesem Kontext wurde die alte Debatte um das Verhältnis von Rechtsstaat und Sozialstaat neu belebt und man sah die Gefahr, dass die sozialpolitischen Kosten die Freiheit der Bürger unterminieren könnten.

Eine Dimension der Modernisierungskrise betrifft den Wandel in der Familie. Hat Ulrich Beck in den 1980er Jahren noch die Krise in der Kleinfamilie und vor allem die Geschlechterbeziehungen fokussiert, so fokussieren Schultheis und Lüscher 1993 den Wandel der Generationenbeziehungen. Die Erschütterung des patriarchalischen Geschlechter- und Generationenverhältnisses wird als Ende der Generationsbindung definiert. Vor allem Schultheis (1993) leitet aus der Erosion traditioneller Geschlechterrollen direkt eine Erosion der Generationenbeziehungen ab, weil der familiale Generationenvertrag auf einem Geschlechtervertrag ruhe. Wird die tradierte geschlechtsspezifische Arbeitsteilung fragil, erodiert auch der familiale Generationenvertrag und damit die häusliche Pflege. Der soziale Wandel, und hier konkret die Gleichberechtigungsbestrebungen der Frauen, werden als Gefahr für die Zukunft der Pflege verstanden.

Erst 2000 wird der Diskurs um die Generationenbeziehungen wieder freundlicher. So gelingt es Hans Bertram (vgl. Bertram 2000, 2009) mit seinem theoretischen Entwurf der multilokalen Mehrgenerationenfamilie aufzuzeigen, dass Modernisierung und Entsolidarisierung nicht zwangsläufig sind, sondern dass moderne Lebensformen neue Solidaritäten kulturalisieren können. Er beschreibt die Situation der Familie heute nicht ausschließlich unter der Perspektive des Verlustes, sondern des Übergangs (Bertram 2009, S. 17). Die Familie habe sich von der ländlichen Bauernfamilie zu Beginn des 20. Jahrhunderts, die vom Hof her denkt (Hötger 2003), zur neolokalen Kernfamilie in den 1950er Jahre entwickelt und verändere sich nun zur multilokalen Mehrgenerationenfamilie. Familie heute nennt Bertram zudem eine Herstellungsleistung im Lebenslauf (Bertram 2009, S. 23), wodurch vor allem die Problematik der Reproduktionsarbeit angesprochen ist. 2005 hat Marianne Dierks in ihrer Dissertationsschrift zur Vereinbarkeit von Familie und Beruf festgehalten, dass die Herstellungsleistung Familie deshalb gefährdet ist, weil die Reproduktionsarbeit auch von berufsorientierten Frauen stark entwertet und marginalisiert würde. Dass Reproduktionsarbeit sich in einer erwerbszentrierten Gesellschaft um die Berufsarbeit herum organisiert und zunehmend zersplittet, zwischendurch erledigt würde und darin bestünde, zusammenzufügen, was auseinander strebt, ist bereits in den 1990er Jahren von Maria Rerrich und Karin Jurczyk beschrieben worden. Dass das Familienleben sich zunehmend funktionalisiere und funktional ausdünne ist das Ergebnis der Studien von Arlie Hochschild (2002) zum Problem der Zeitnot in Familien. Marianne Dierks zeigt nun auf, dass die Bedeutung der Reproduktionsarbeit als aktive Herstellungsleistung von Familie aus dem Bewusstsein der von ihr befragten sehr berufsorientierten Frauen verschwunden ist, entwertet, marginalisiert und in ihrer Bedeutung verleugnet würde.

Mit dem Konzept von Familie als aktive Herstellungsleistung könnte es gelingen, eine Reihe von Theorieproblemen, die auch das Thema der familialen Altenpflege und Altenfürsorge betreffen, neu zu fassen, denn damit wird der Blick auf die Familie, der diese entweder als Naturressource betrachtet oder als Geflecht von traditionalen Rollen, Funktionen und Abstammungslinien zugunsten einer behandlungsorientierten Perspektive aufgegeben. Und dies hätte große Bedeutung für die Gerechtigkeit im häuslichen Pflegeverhältnis.

Eigene Arbeiten

Die Bielefelder Arbeitsgruppe zur „innerfamilialen Gerechtigkeit und Zukunft der häuslichen Pflege“ befasst sich vor allem diskursanalytisch und qualitativ mit der Pflegedebatte. Im Gegensatz zu den diskutierten deskriptiven Studien haben wir die These formuliert, dass das Risiko der häuslichen Pflege nicht im Ende des traditionalen Generationenvertrages liegt, sondern dass erst die Vergeschlechtlichung der häuslichen Pflege und ihre offene oder stumme Deklaration als Frauensache problemverschärfend und krisenhaft wirken, denn die Vergeschlechtlichung schränkt Familie als Herstellungsleistung, das „doing family“, in den meisten späten Familie dramatisch ein. In verschiedenen Beiträgen (Gröning 2005, Gröning/Radtke-Röwekamp 2007) haben wir die Ergebnisse unserer qualitativen Studien publiziert und aufzeigen können, dass die Pflege eines Elternteils zu den Bedingungen des traditionellen

Geschlechtervertrages gehört und nicht nur zu einer innerfamilialen Isolation der pflegenden Frauen und zur Nichtanerkennung der Pflegeleistung durch Verwandte führt, sondern zu einer erheblichen Verdichtung der materiellen Hausarbeit, zur Zunahme von notwendigen Handlungen rund um die Pflege, zum Aufbau einer nicht-reziproken, auf Feinfühligkeit und Sorge basierenden Beziehung und schließlich zum dauerhaften Bemühen um die Herstellung von familialer Normalität im Sinne des doing familiy. Polarisierungen zwischen den pflegenden Frauen, den pflegebedürftigen Personen und den weiteren Mitgliedern der Familie entstehen, wenn diese Herstellungsleistung verleugnet, die Familie als gegebene natürliche Ressource betrachtet wird und die Familienmitglieder auf ihr Recht pochen, von dieser Ressource partizipieren zu dürfen. Dies wird zumeist als Bringschuld der Frauen kodiert. Wir haben wunderschöne Beschreibungen unserer Interviewpartnerinnen, wie ihnen Weihnachtsfeste implodiert sind, weil die dementierenden Elternteile genauso erwartungsvoll ihre Ansprüche an ein schönes Weihnachtsfest auf die Familie richteten wie Kinder und Ehemann – allerdings mit der krankheitsbedingten zeitlichen Desorientierung und ganz eigenen eben demenziellen Ritualen. Die Ergebnisse unserer Interviews zeigten, dass weder die neurotischen Bindungen der pflegenden Frauen – besonders an ihre Mütter – oder die mangelnde Ablösung vom Elternhaus zur Belastung führt, noch die Pflege das große Belastungsproblem darstellt. Die handelnde Herstellung von Familie, das doing familiy gelingt nicht. Und das belastet. Obwohl die pflegenden Frauen die Pflege und doing familiy verbinden wollten, mussten sie die Erfahrung machen, dass ihre Partner und ihre Kinder sich mit der Aufnahme eines pflegebedürftigen Menschen in Bezug auf ihre Interessen, Bedürfnisse und Wünsche verletzt fühlten und sich als Folge aus dem doing familiy zurückzogen und auf passive Weise protestierten (Familie C, R, D). In Fällen, wo die Familie die Pflege als Teil der Herstellung von Familie begriffen hat, ging es den Pflegepersonen wesentlich besser. Die Schwierigkeiten entstehen dann, wenn das Konzept der neolokalen Kernfamilie für eine Familie leitend ist und die Sorge für einen alten pflegebedürftigen Menschen als Schicksalsschlag und Gefährdung der Familie verstanden wird.

Geschlechterverhältnisse und familiale Pflege

Der demografische Wandel und die empirische Bedeutung der familialen Pflege erfordern neue Kulturen beim doing family und eine Transformation der Geschlechterverhältnisse. Aus diesem Grund lohnt sich eine Rezeption des Diskurses unter der Perspektive der Männer. Hier wird einerseits die hohe empirische Bedeutung von Männern als Pflegeperson aufgezeigt (Langehennig 2008), andererseits wird die Problematik der Geschlechtergerechtigkeit in Politik und Theorie sehr schnell unter dem Hinweis tabuisiert, dass Männer sich nicht jene Arbeiten aufbürden lassen würden, von denen Frauen sich befreien wollten (Beck 1986, S. 181) und dass in der Option einer geschlechtergerechten Rekrutierung für die häusliche Pflege auch von politischer Seite keine wirklichen Perspektiven gesehen werden (Landtag NRW, 2005). So sagt Ulrich Beck im Kapitel über die Industriegesellschaft als moderne Ständegesellschaft: „die Freisetzung der Frauen aus Hausarbeit und Eheversorgung soll erzwungen werden durch den Rückschritt der Männer in diese moderne Feudalexistenz, die die Frauen für sich gerade ablehnen. Das käme historisch dem Versuch gleich, den Adel zu Leibeigenen der Bauern zu machen. Doch ebenso wenig wie die Frauen werden die Männer dem Ruf ‚zurück an den Herd' folgen (das sollten die Frauen eigentlich am besten wissen)." (Beck 1986, S. 181) Und die Landesenquete-Kommission des Landes NRW zur Zukunft der häuslichen Pflege schreibt: „Eine intensive Pflege ist mit einer Berufstätigkeit der Pflegeperson kaum vereinbar. … Werde nicht unterstellt, dass sich die Bereitschaft der Männer zur Übernahme der Elternpflege wesentlich erhöht, ist daher damit zu rechnen, dass von der zu erwartenden Steigerung der Frauenerwerbsquote ein negativer Einfluss auf die familiale Pflegebereitschaft ausgeht." (Landtag NRW 2005, S. 64)

Hermeneutik des Verdachts im demografischen Diskurs

Die Hermeneutik des Verdachts ist eine vor allem in der feministischen Theologie von Schüssler-Fiorenza entwickelte Methode, unbewusste Spuren und Ordnungen von Texten und Diskursen zu dekonstruieren und zu kontextualisieren, die auf eine andere Rolle der Frauen hinweisen, als jene Rollen, die von der Gesellschaft als weibliches Schicksal beschrieben werden. Die Hermeneutik des Verdachts entstammt einer nietzscheanischen Tradition der Schule des Zweifels und ist von Paul Ricoeur in den 1960er Jahren formuliert worden. Es handelt sich nicht um eine geschlossene hermeneutische Methode, sondern um eine hermeneutische Dimension, die beim Interpretieren von Diskursen mitberücksichtigt wird. Wie Foucault, der über den Diskurs (vgl. Foucault 1997) sagt, dass er gebändigt wird, dass in jeder Gesellschaft die Produktion des Diskurses zugleich kontrolliert, selektiert, organisiert und kanalisiert wird – Foucault nennt hier „gewisse Prozeduren, deren Aufgabe es ist, die Kräfte und die Gefahren des Diskurses zu bändigen, sein unberechenbar Ereignishaftes zu bannen, seine schwere und bedrohliche Materialität zu umgehen", so besagt die Hermeneutik des Verdachts, dass es möglich ist, diese Kräfte zu erkennen und ihre Spuren zu verfolgen.

Schüssler Fiorenza (1983) fragt nach kleinen Spuren, die darauf hindeuten, dass sich hinter der als natürlich wahrgenommenen Ordnung der Dinge gesellschaftliche Kräfte verbergen, die diese Ordnung herstellen und die Rebellion kontrollieren.

Die Hermeneutik des Verdachts im Diskurs des demografischen Wandels

Die hohe politische und empirische Bedeutung des demografischen Diskurses, so wie sie zu Anfang Backes als gesellschaftliches Problem formuliert hat, steht im Gegensatz zur deskriptiven und funktionalistischen Konzeption in der Wissenschaft, in der Familie weiterhin als Naturressource betrachtet und der Verlust patriarchalischer Familienformen fast betrauert wird. Stattdessen wird immer wieder ein bedrohliches Szenario der Überalterung oder des Generationenkrieges gezeichnet und abwechselnd der Staat, die junge Generation oder die „Ernährer der Familie" als überfordert beschrieben. Die zweite Ebene der Tabuisierung betrifft den Modernisierungskurs, der den männlichen Habitus, in dessen Mitte das Berufsmenschentum steht, zum allgemeinen Habitus erklärt und hinsichtlich des Verhältnisses von Gerechtigkeit und Fürsorge keine weiteren Antworten hat als die Ausweitung von ambulanten und stationären Einrichtungen, obwohl diese umgekehrt wieder als zu viel Kosten verursachend beklagt und gesellschaftlich missbilligt werden. Dieser Widerspruch, der die gesamte staatliche Sozialpolitik durchzieht, produziert damit jede Form der generativen Fürsorge als marginale Lebensform und legitimiert die Nichtanerkennung und Missachtung der Sorgearbeit. Fast automatisch wird damit hergestellt, was offiziell bestritten und verachtet wird: Dass nämlich dann die häusliche Pflege von osteuropäischen Billigarbeiterinnen und Dienstbotinnen geleistet wird und die Bundesrepublik von einem Pflegemix (Brückner 2008) auf ein Dienstbotenmodell umstellt. So wird innerfamiliale Fürsorge ausschließlich als traditionelle Lebensform entworfen und von der gesellschaftlichen Entwicklung abgekoppelt konstruiert. Auf diese Weise werden wieder spezielle Frauenräume geschaffen, die geprägt sind von einer Fülle von innerfamillialer wie gesellschaftlicher Isolation und Nichtanerkennung. Es soll nicht verschwiegen werden, dass sich gerade in der Frauenforschung viele dieser Ansätze finden lassen (zur Kritik Gröning 2005). Hier pflegen Aggregate (Frauen die Alten) zu den Bedingungen der Rückverlagerung sozialstaatlicher Leistungen in die Familie in töchterlicher Abhängigkeit.

Männer in der häuslichen Pflege

Über die Modernisierung des Mannes sagt Beck (1986, S. 185), dass alle Komponenten, die Frauen aus der traditionalen Rolle herauslösten, auf Seiten der Männer entfielen. Vaterschaft und Beruf, ökonomische Selbstständigkeit und Familienexistenz seien im männlichen Lebenszusammenhang keine Widersprüche, die gegen die Bedingungen in Familie und Gesellschaft erkämpft werden müssten, ihre Vereinbarkeit sei in der traditionalen Männerrolle vorgegeben und gesichert. Beck folgert, dass die gesellschaftliche Individualisierungsdynamik das männliche Rollenverhalten bestärkt, was sich im Habitus des Berufsmenschen spiegele. Der Habitus des Berufsmenschen steht auch im Mittelpunkt der deutschen Forschungstradition zum Thema der pflegenden Männer, die mit 27 % ihren Anteil an den Pflegepersonen seit den 1970er Jahren moderat ausgebaut haben und vor allem in der Partnerpflege eine größere Gruppe darstellen. Die zunehmende Bedeutung der pflegenden Männer ist nicht zuletzt eine Tatsache in den neuen Bundesländern. Ein Ländervergleich würde sich lohnen.

In der Bundesrepublik Deutschland ist unter anderem Manfred Langehennig ein wichtiger Forscher im Feld der Männer in der häuslichen Pflege. Seine Argumentation ist, dass zum einen der Anteil der pflegenden Männer in der Bundesrepublik kontinuierlich unterschätzt würde, zum zweiten würde die pflegerische Kultur bei einem Mann als Hauptpflegeperson durch die Brille der Frauen betrachtet. Den Vorwurf der Verzerrung richtet Langehennig vor allem an die Geschlechterforscherinnen. Wenn Männer pflegen, pflegen sie wie Langehennig (2008) sagt, rund um die Berufsbiografie. Die Rolle des Ernährers und die Orientierung am Beruf wird der Pflege übergeordnet. Der leitende Habitus des Berufsmenschen scheint auch für Männer die Pflege zum Kompetenzmodell zu machen, was auch die empirische Tendenz erklärt, die Pflege als instrumentelle und managerielle Herausforderung zu begreifen und Dienste und Helfer einzubinden. Meine Kollegin Birgit Wolf hat weitere vorläufige Typisierungen vorgenommen und unterscheidet: den Partner, die verantwortlichen Ältesten/Erben, die an das Familiensystem der Herkunftsfamilie gebundenen Söhne einschließlich der Missratenen, schließlich sollen diejenigen Männer genannt werden, die an der Berufsmenschenrolle scheitern und die „neuen Männer“. Allerdings muss an dieser Stelle auf eine weitere Darstellung verzichtet werden, da die Forschungen noch laufen und nicht gesagt werden kann, ob sich die Pflegekulturen bei Männern als Hauptpflegepersonen tatsächlich gravierend von denjenigen unterscheiden, bei denen eine Frau die Pflege hauptverantwortlich übernimmt. Es zeichnet sich aber ab, dass generative Aspekte bei der Übernahme der Pflege auch bei Männern eine Rolle spielen, wie zum Beispiel Ablösungs- und Bindungsdynamiken (Bourdieu 1997) und das Geschlecht hinter die Familienposition zurücktritt. Dies dürfte besonders bei den künftigen Generationen bedeutsam werden, wenn das Pflegepotenzial aus nur einem oder aus zwei Kindern besteht.

Entwicklung von Geschlechterbeziehungen unter den Bedingungen der häuslichen Pflege

Ein wichtiges Ergebnis unserer qualitativen Studien war, dass Familien hinsichtlich ihrer generativen Entwicklungsaufgaben häufig scheitern und es zu deutlichen Prozessen der innerfamilialen Entsolidarisierung von Familien kommt, wenn alte Eltern pflegebedürftig werden. Die Pflege spitzt sich schrittweise auf eine einzelne, meist weibliche Person zu. Die geschlechtsspezifische Arbeitsteilung vertieft sich und auch solche Frauen, die eine Entscheidung für eine traditionelle Lebensform mit gewählter Alleinzuständigkeit für die Sorge eines alten Menschen getroffen haben, erleben die gesamte Wucht der geschlechtsspezifischen Arbeitsteilung mit fehlender Anerkennung, Verleugnung des Wertes der Pflege, Hinweis auf das Pflegegeld, Konflikte in der Ehe, Rückzug der Ehemänner und Schuldgefühle gegenüber den Kindern. Das Solidaritätsprojekt, welches viele Frauen für sich als Leitbild entwerfen, verändert sich zu einer permanenten Mehrfachbelastung, vor allem wenn Frauen die Pflege aus ihrer Frauenrolle oder Bindung heraus begründen und wenig pflegerische Handlungskompetenz erworben haben. Vor allem im Fall von Demenz erweist sich eine besondere, zu erwerbende Kompetenz als unabdingbar für die häusliche Pflege. Anfang 2001 haben wir ein qualitatives Forschungsprojekt begonnen, um die These von den sozialnormativen Einstellungen zur Begründung der häuslichen Pflege kritisch zu überprüfen und tiefer liegende Bedeutung und Kulturen in der häuslichen Pflege zu erschließen. Auch wollten wir die therapeutische Deutung der Pflege als töchterliche Abhängigkeit und Mangel an Autonomie, die wir vielfach in der Pflegeliteratur vorgefunden haben (zur Kritik Gröning 2005), überprüfen. Wir haben durchgängig eine die pflegenden Frauen isolierende und polarisierende Familiendynamik vorgefunden, deren Merkmale wir nach Erbdynamik, nach Entwicklung der Ehe, Beziehungen zu den Kindern und Pflegeverlauf u. a. differenziert haben.

Die Ergebnisse lassen sich wie folgt zusammenfassen: Die Erblinie ist mit der Pflegeverantwortung nicht unbedingt verbunden. Sie wird aber von den Frauen in eine Beziehung gesetzt im Sinne einer inneren Kontoführung (Boszormenyi-Nagy/Spark 1973). Die Leistungen, die also durch die Pflege erbracht werden, werden von den Frauen mit dem Erbe abgeglichen. Auf Seiten der nicht pflegenden Männer, vor allem der Brüder, wird das Erbe eher unabhängig von der Pflege gedeutet. Zu erben ist hier an die zumeist väterlich definierte Abstammungslinie gebunden, als ein natürliches Recht und als ein rationaler Prozess, wonach zu einem Zeitpunkt überschrieben wird, wenn es vernünftig erscheint. Erbe steht nicht im Zusammenhang mit der Pflege. Diese relative Unabhängigkeit trifft auch dann zu, wenn Pflege gegeben oder vereinbart wird.

Die von uns befragten Frauen haben ihre Ehemänner mehrheitlich verteidigt und ihre Ehe als Partnerschaft dargestellt mit hohem Maß an Gerechtigkeit. Gleichzeitig sind im Verlauf der Befragungen Entsolidarisierungsphänomene zur Sprache gekommen und zwar von Männern und Frauen, auf die unsere Interviewpartner mit Bestürzung reagiert haben. Die Ehedynamik kann mit Rückzug der Männer beschrieben werden, auch deshalb weil insbesondere demente Personen die Wohnung und das familiale Geschehen dominieren. In Bezug auf die Beziehung zu den Kindern erlebten die von uns befragten Frauen Schuldgefühle, vor allem in Bezug auf die Töchter, die in die Pflege einbezogen werden. Töchter können dabei besonders in eine Co-Pflegerolle geraten und entwickeln je nach Lebensalter unterschiedliche Einstellungen und Gefühle zur Pflege, vor allem wenn die Identifizierung mit der Mutter groß ist und die Schuldgefühle bedeutend. Die Frauen leiden darunter, ihren Kindern ein Stück Kindheit und Normalität vorzuenthalten. In einigen Fällen müssen vor allem Mädchen, und wenn diese in der Familie nicht vorhanden sind auch Jungen, viel Verantwortung übernehmen, die als unnormal definiert wird, da gerade Kindheit und Jugend frei von familialer und reproduktiver Verantwortung sein sollte.

Fazit: Das sozialpolitische Konzept der häuslichen Pflege lautet heute nicht Gerechtigkeit sondern Wahlfreiheit. Dieses Konzept von Pflege als einer unabhängigen biografischen Entscheidung verstärkt nach unseren qualitativen Studien das Gerechtigkeitsdefizit in den Familien. Wahlfreiheit trägt zu einer Entkopplung von erben und pflegen bei, wobei der Wert der Pflege wie der Wert jeder Reproduktionsarbeit unterschätzt wird. Das Konzept der Wahlfreiheit führt dazu, dass die Entscheidung für eine Pflege bedeutet, dass bei Partnern und Kindern im Sinne der Kontoführung Wiedergutmachung zu leisten ist. Schon die Zustimmung des Ehemannes zur Pflege ist ein Zugeständnis an die Frau. In Bezug auf die Kinder treten die Frauen mächtiger auf. Die Kinder müssen helfen, hier wird mehr gefordert. Gleichzeitig erleben die Frauen deutliche Schuldgefühle wenn sie spüren, dass die Heranziehung zur Pflege die Kinder überfordert.

Literatur

Backes, G. (1994): Alter(n) als gesellschaftliches Problem – eine Herausforderung für die (Alterns) Wissenschaft. In: Zeitschrift für Sozialreform, Wiesbaden, Heft 2/1994, Teil 1, S. 130–140

Beck, U. (1986): Risikogesellschaft auf dem Weg in eine andere Moderne, Frankfurt a. M.: Edition Suhrkamp

Bertram, H. (2000) : Die verborgenen familiären Beziehungen in Deutschland. Die multilokale Mehrgenerationefamilie. In: Kohli, M./Szydlik, M. (Hrsg.): Generationen in Familie und Gesellschaft, Opladen, S. 97–121

Bertram, H. (2009): Zukunft der Familie. In: Neue Praxis Sonderheft 9, Neue Familiarität als Herausforderung für die Jugendhilfe herausgegeben von Beckmann, C./ Otto, H.-U., Richter, M./Schrödter, M., Neuwied, S. 15–30

Blinkert, B./Gräf, B. (2009): Deutsche Pflegeversicherung vor massiven Herausforderungen. In: deutsche Bank Research, Aktuelle Themen 442, 3. März 2009, 23 Seiten

Boszormenyi-Nagy, I./ Spark, G. (1973): Unsichtbare Bindungen. Die Dynamik familiärer Systeme, Stuttgart

Bourdieu, P. (1997): Der Tote packt den Lebenden. Schriften zur Politik und Kultur 2, Hamburg

Brückner,,M. (2008): Wer sorgt für wen? Auswirkungen sich wandelnder Geschlechter- und Genertionsverhältnisse auf die gesellschaftliche Organisation des Sorgens (care). In: Bauer, A./Gröning, K. (Hrsg.): Gerechtigkeit, Geschlecht und demografischer Wandel, Frankfurt a. M.: Mabuse, S. 45–62

Dierks, Marianne (2005): Karriere! – Kinder, Küche? Dissertation an der Fakultät für Erziehungswissenschaft der Universität Hamburg

Diessenbacher, H. (1990): Generationenvertrag, Ethik und Ökonomie: Ist das höhere Alter noch finanzierbar? In: Sachße, C./Engelhardt, H. T. (Hrgs.): Sicherheit und Freiheit. Zur Ethik des Wohlfahrtsstaates, Frankfurt a. M.

Foucault, M. (1997): Archäologie des Wissens, Frankfurt a. M.: Suhrkamp Verlag (1969)

Gröning, K./Radtke-Röwekamp, B. (2007): Theoretische Probleme, sozialpolitische Dilemmata und lebensweltliche Konflikte in der familialen Pflege. In: Zeitschrift für Frauenforschung und Geschlechterstudien, 25. Jg. (2007), Heft 1

Gröning, Katharina/Kunstmann, Anne-Christin /Rensing, Elisabeth (2004): In guten wie in schlechtern Tagen. Konfliktfelder in der häuslichen Pflege, Frankfurt/M.

Gröning, K. (2005): Geschlecht und demografischer Wandel. Herausforderungen für die Geschlechterforschung. In: Journal Netzwerk Frauenforschung NRW, Nr. 19

Hötger, A. (2003): Bäuerinnen in der Lebensmitte Dissertation, Bielefeld

Hochschild, A. (2002): Keine Zeit. Wenn die Firma zum Zuhause wird und zu Hause nur Arbeit wartet, Opladen

Koslowski, P. (1990): Der soziale Staat der Postmoderne. Ethische Grundlagen der Sozialpolitik und Reform der Sozialversicherung. In: Sachße, C./Engelhardt, H. T. (Hrsg.): Sicherheit und Freiheit. Zur Ethik des Wohlfahrtsstaates, Frankfurt a. M.

Landtag NRW (2005) (Hrsg.): Situation und Zukunft der Pflege in NRW. Bericht der Enquete-Kommission des Landtags von Nordrhein-Westfalen, Düsseldorf

Langehennig, Manfred (2008): Männer in der häuslichen Angehörigenpflege – Forschungsbefunde, Forschungsartefakte, Forschungsperspektiven. In: Jansen, Mechthild (Hrsg.): Pflegende und sorgende Frauen und Männer. Aspekte einer künftigen Pflege im Spannungsfeld von Privatheit und Professionalität. Polis 49, Hessische Landeszentrale für politische Bildung: Wiesbaden, S. 43–58

Schüssler Fiorenza, Elisabeth (1983): In Memory of Her. A Feminist Theological Reconstruction of Christian Origins. Crossroad, New York

Schultheis, F. (1993): Genealogie und Moral: Familie und Staat als Faktoren der Generationsbeziehungen. Aus: Lüscher, K./Schultheis, F. (Hrsg.): Generationsbeziehungen in „postmodernen" Gesellschaften, Konstanz

Vester, M. et. al. (2001): Soziale Millieus im Strukturwandel, Frankfurt a. M.: Suhrkamp

Wolf, B. (2009): Pflegende Söhne. Dissertationsvorhaben, unveröff. Man. Bielefeld

Sabine Pleschberger, Claudia Wenzel

Die versteckte Kategorie – Erkenntnisse zur Bedeutung von Geschlecht aus der Forschungstätigkeit in häuslicher Palliativversorgung

Einführung

Hospizarbeit und Palliative Care sind nachweislich erfolgreiche Ansätze Leiden zu lindern und das Sterben human zu gestalten. Um dieses Anliegen herum sind in den letzten zwanzig Jahren die Hospizbewegung sowie Palliativmedizin entstanden. Auch wenn es zunächst in erster Linie um Menschen mit onkologischen Erkrankungen ging, darunter natürlich auch viele ältere Menschen, wird das Konzept nun systematisch auf alte Menschen und die mit dem hohen Alter einhergehenden Erkrankungen, etwa der Demenz, erweitert (Heller/Pleschberger 2008).

In Forschung, Lehre und Praxis von Hospizarbeit und Palliative Care wird eine Dimension jedoch mit erstaunlicher Hartnäckigkeit ausgeblendet – das Geschlecht. Mit wenigen Ausnahmen[1] (Rabady 2003, Back 2002, Beyer 2008, Reitinger, Lehner/Heimerl 2008) wird die Gender-Thematik in der Literatur sorgfältig ausgespart. Im vorliegenden Artikel möchten wir daher bewusst mit dieser Perspektive ein Forschungsprojekt betrachten und die Bedeutung einer solchen Reflexion über das einzelne Projekt hinaus für die Versorgung von Frauen und Männern am Lebensende diskutieren.

Das Projekt und der Forschungskontext

Im Forschungsprojekt „Das Sterben (An-)Erkennen" geht es um die Frage, wie im Alltag häuslicher Palliativversorgung mit dem Erkennen des Sterbens umgegangen wird, und welche Rolle das Anerkennen des Sterbens dabei spielt. Dieses Anerkennen des Sterbens ist ein vielschichtiger Prozess,

1 Für eine Übersicht über die wenigen internationalen Arbeiten siehe Beyer 2008.

bei dem körperliche, psychische, soziale und spirituelle Aspekte eine Rolle spielen und der von Professionellen im Zusammenspiel mit den Betroffenen und ihren Angehörigen geprägt wird. Nicht zuletzt wirkt auch die Kategorie Geschlecht in dieses Zusammenspiel hinein.

Bei den sozialen Prozessen rund um das Erkennen und Anerkennen des Sterbens handelt es sich nicht um Wissen, das einfach abfragbar wäre. Vielmehr wird das Wissen um das nahende Lebensende von den Beteiligten in jedem einzelnen Fall in komplexen sozialen Prozessen miteinander hergestellt und damit auch das Sterben sozial konstruiert (Berger/Luckmann 1986). Um diese Prozesse nachzuzeichnen und zu verstehen, haben wir auf dem Ansatz qualitativer ethnografischer Forschung eine teilnehmende Beobachtung in einem ambulanten Hospiz- und Palliative-Care-Dienst durchgeführt. Insgesamt knapp 100 Besuche bei PatientInnen wurden von je einer der Forscherinnen begleitet. Die Beobachtung wurde durch eine Dokumentenanalyse sowie Interviews mit Professionellen und Angehörigen ergänzt und damit insgesamt empirische Daten über Verläufe von 16 Personen gesammelt. Der Zugang war fallbezogen, d. h. es wurden Besuche von jenen Patientinnen und Patienten beobachtet, die sich zuvor mit einer Teilnahme am Projekt einverstanden erklärt hatten. Das methodische Vorgehen in diesem Projekt wurde zuvor von einer Ethikkommission begutachtet.

Für die Datenerhebung wurde eine Kooperation mit einem mobilen Hospiz- und Palliative-Care-Dienst eingegangen. Der Dienst ist seit vielen Jahren in einem großstädtischen Umfeld etabliert und betreut jedes Jahr mehrere hundert Personen, vorwiegend mit fortgeschrittenen onkologischen oder neurologischen Erkrankungen. Darunter befinden sich auch immer mehr alte und hochbetagte Menschen. Die Betreuung schließt Beratung in trägereigenen Pflegeheimen mit ein. Im interdisziplinären Team arbeiten spezialisierte Pflegepersonen, Ärztinnen und Ärzte zusammen, vertreten sind ebenfalls die Sozialarbeit und die Seelsorge. Eine große Gruppe ehrenamtlich tätiger Hospizbegleiterinnen und -begleiter ergänzen das Betreuungsangebot des Dienstes. Dieses umfasst Beratung in organisatorischen und pflegerischen Belangen, 24-Stunden-Rufbereitschaft, Schmerz- und Symptomtherapie sowie Begleitung, wodurch ein Verbleib in der häuslichen Umgebung ermöglicht werden soll.

Auf Seiten des Dienstes erklärten sich sechs Mitarbeiterinnen – vier Frauen, zwei Männer, vier Pflegepersonen, zwei Ärztinnen – zu einer Teilnahme im Projekt bereit, d. h. ihre Arbeit von einer Forscherin beobachten zu lassen. Darüber hinaus erklärte sich das gesamte Team mit einer kontinuierlichen Beobachtung der wöchentlich stattfindenden Teamsitzungen über mehrere Monate hinweg einverstanden.

Auf Seiten des Forschungsteams waren zwei Mitarbeiterinnen in die Beobachtung involviert, sie wurden in ihrer Arbeit von der Projektleiterin unterstützt. Die Feldarbeit und -analyse wurde zudem im Rahmen einer Supervision laufend reflektiert.

Das interdisziplinäre Forschungsteam ist Teil der Abteilung Palliative Care und OrganisationsEthik der IFF-Fakultät an der Alpen-Adria-Universität Klagenfurt. Das Projekt „Das Sterben (An-)Erkennen" wird vom Fonds zur Förderung wissenschaftlicher Forschung im Programm „Translational Research" für 2 ½ Jahre gefördert.

Die wissenschaftliche Beobachtung und ihre Widersprüche

Die Forderung eines „neutralen Blicks", die als Paradigma über viele Jahre die Ethnografie charakterisierte, wird seit den 70er Jahren von ethnografischen Forscherinnen relativiert und zum Ausgang genommen, die Notwendigkeit der Reflexivität zu unterstreichen: „the view from nowhere was always in fact a view from somewhere" (Spencer 2001, S. 444). Jeder Blick erfolgt also immer von einem bestimmten Standpunkt aus und ist damit auch ein „gendered view", also ein von der Kategorie (soziales) Geschlecht geprägter Blick. Daher möchten wir im Folgenden einige Aspekte im Zusammenhang mit der Durchführung des Forschungsprojektes herausgreifen.

Rollenvielfalt der Forscherinnen

Die Schwierigkeiten des Feldzugangs bei Forschungsprojekten mit teilnehmender Beobachtung sind in nahezu allen Lehrbüchern und Forschungsberichten umfassend dokumentiert (Hammersley/Atkinson 2007). Auch für uns war es nicht einfach, das Vertrauen eines Hospiz- und Palliative-Care-Dienstes zu gewinnen, und Einblick in die internen Arbeitsabläufe und die palliative Versorgung in der häuslichen Umgebung zu erhalten. So musste die Projektleiterin mehrere Gespräche mit Leitungspersonen auf verschiedenen Ebenen führen, und ein Praktikum innerhalb des Dienstes absolvieren, d. h. sich gewissermaßen im Feld „bewähren". Die Projektleiterin wurde dabei den Betroffenen und ihren Angehörigen als „Praktikantin" vorgestellt, weil dies für die Professionellen zunächst einfacher war.[2] Von der Forscherin wurde erwartet, für den Praktikumszeitraum den Arbeitszeiten des Dienstes zu folgen sowie für weitere Gespräche mit Professionellen zur Verfügung zu stehen, wo das Projektvorhaben und die damit verbundene Forschungsarbeit zur Sprache kamen und kritisch hinterfragt wurden. Das Praktikum bekam auf diese Weise durchaus Züge eines Initiationsritus und verlangte von der Projektleiterin eine Unterordnung unter die Vorgaben des Dienstes. Auf Seiten der Projektleiterin wurde dies weitgehend akzeptiert, verbunden mit dem Gefühl „dankbar sein zu müssen".

Zweifelsohne kann dies als Ausdruck eines Inferioritätsgefühls verstanden werden, das in der Ethnografie angesichts der Dominanz der Gatekeeper durchaus bekannt ist. In anderen Situationen kann dies aber auch geschlechtlich überlagert werden, wie Karen Lumsden in ihrer Forschung in einer Motorradfahrer-Gang eindrucksvoll gezeigt hat (Lumsden 2009). Auch in unserem Fall agierte die Projektleiterin aus ihrer Geschlechterrolle heraus, noch verstärkt durch ihre professionellen Rollen, primär sozialisiert als Krankenschwester, beeinflusst von dem organisationalen Kontext „Universität" und den dazugehörigen Ambivalenzen zwischen Praxis und Wissenschaft, die im Bereich Hospizarbeit und Palliative Care ebenso wie in der Pflege besonders ausgeprägt anzutreffen sind.

Diese verschiedenen Rollen rufen Spannungen hervor und beeinflussen die Vorgangsweise in einer Art, die weder geplant noch beabsichtigt ist. Allerdings treten solche Phänomene häufig in Forschungsprojekten auf, in denen Forscherinnen einen für das Forschungsthema relevanten beruflichen Hintergrund mitbringen (Hamberg/Johansson 1999). In solch einem Fall ist die Reflexion über etwaige Rollenwechsel im Rahmen der Feldforschung von

2 Diese Vorgangsweise beschränkte sich nur auf das Praktikum, das nicht zur Erhebung im engeren Sinn gehörte. Für die nachfolgende teilnehmende Beobachtung wurden wir als Forscherinnen vorgestellt und übernahmen es dann selbst, die Betroffenen über unsere Rolle und das Projekt zu informieren, um eine Zustimmung zur Teilnahme einzuholen.

enormer Bedeutung, vor allem im Hinblick auf Auswertung und Interpretation der Daten.

Forschende Frauen und Widersprüche im System

Welche Rolle spielte unser persönlicher und professioneller Hintergrund für das beobachtete Geschehen im Projekt? In unserem Fall handelt es sich um den Blick von Frauen mit abgeschlossenem Universitätsstudium, die darüber hinaus einen helfenden Beruf erlernt und ausgeübt haben (Pflege oder Klinische Psychologie). Eine berufliche Nähe zum Feld war für die Projektleiterin ein wichtiges Kriterium bei der Auswahl der Mitarbeiterinnen im Forschungsteam. Die Beobachtung von sterbenden Menschen und ihren Angehörigen in der häuslichen Umgebung stellte hohe psychische und soziale Anforderungen an die Forscherinnen; ein einschlägiger beruflicher Hintergrund sollte sicherstellen, dass sie diesen gewachsen waren.

Dass im Forschungsteam nur Frauen vertreten sind, war kein explizites Anliegen im Projekt. Auf die offene Stellenausschreibung für Mitarbeit in diesem Projekt bewarben sich fünf Frauen. Dies überraschte zunächst, da in Österreich noch sehr wenige Stellen im Bereich der Pflegeforschung angeboten werden, und unter den Absolventinnen auch 20 % männliche Absolventen sind. Bei näherer Betrachtung wird dies jedoch verständlicher. Die Beobachterrolle per se ist mit Anforderungen verbunden, die mit weiblichen Attributen konnotiert sind: Es ist wichtig im Hintergrund zu bleiben und das Geschehen möglichst nicht zu beeinflussen, keinesfalls Störungen hervorzurufen. Präsent aber unsichtbar gewissermaßen. In der Rolle als Beobachterin ist es kaum möglich, den eigenen fachlichen sowie persönlichen Hintergrund in das Geschehen einzubringen, weshalb diese Rolle für jegliche Form akademischer Selbstdarstellung gänzlich ungeeignet ist. In allen anderen Formen der Datenerhebung können die Wissenschafterinnen steuernd eingreifen und konstituieren daraus auch eine gewisse Machtposition gegenüber den Beforschten. Dies ist auch Gegenstand feministischer Kritik, etwa an Interviews als Forschungsmethode (Hyman et al. 2004). Diese Randposition für Forschung, ergänzt durch eine relativ geringe Entlohnung, mag den Erwartungen von Absolventinnen und Absolventen einer noch jungen Wissenschaftsdisziplin (Pflege) widersprechen, scheinbar tut es das eher unter den männlichen Absolventen. Zweifelsohne scheint die Rolle der Forscherinnen in der Ethnografie mit den oben dargestellten Kriterien paradigmatisch auf Frauen zugeschnitten zu sein, ein Aspekt der bislang noch wenig reflektiert wurde.

Geschlechtlich beeinflusste Forschungsstile werden somit durch das ausschließlich weibliche Team besonders wirksam, z. B. die größere Bedeutung von Aspekten wie Emotion und Stimmung in Interviews, die von weiblichen Forscherinnen durchgeführt werden (Manderson, Bennet/Andajani-Sutjahjo 2006). Dies erscheint uns angesichts des Forschungsthemas wichtig, wo ja prinzipiell von einem Schattendasein weiblicher Bedürfnisse ausgegangen werden kann, siehe oben (Beyer 2008). Dennoch ist es wichtig, dies in der Analyse zu berücksichtigen.

Jedenfalls stellt diese Forschung eine weibliche Perspektive dar auf ein Feld, das weiblich konnotiert ist, nämlich jenes der Pflege (Bischoff-Wanner 2000, Davis 1995, Twigg 2004). Dies steht in einem Widerspruch zu unserer Rolle als Forscherinnen. Denn dieses Tun ist eingebettet in den Anspruch der Wissenschaft nach Objektivierung und Distanzierung, was in der Beobachtung eine Unbeeinflussbarkeit und ein Zurückhalten von Emotionalität nach sich ziehen würde. In der Beobachtung von sterbenden Menschen bedeutet das gewissermaßen „nicht menschlich sein zu dürfen". Wir sahen uns von Beginn der Feldforschung an mit dem Anspruch „Mensch sein zu müssen" konfrontiert. Beispielsweise forderte eine Patientin die Forscherin auf, sich näher zu ihr ans Bett zu setzen, Angehörige baten um ein Gespräch in einer Krisensituation oder eine Mitarbeiterin holte sich von der Forscherin fachlichen Rat.

Generell ist das Feld Palliative Care und Hospizarbeit mit dem Anspruch der „radikalen Betroffenenorientierung" (Heller 2007) davon geprägt, dass eigene Interessen zugunsten der betroffenen Menschen hintan gestellt werden. Nicht nur in der Phase des Feldzugangs, auch während der Beobachtung wurden wir darauf hin „geprüft", wie die oben angeführten Beispiele zeigen. Tatsächlich stellt die Beobachtung sterbender Menschen hohe ethische Anforderungen an die involvierten Forscherinnen, weil die emotionale Wucht angesichts der Todesnähe das Forschungsinteresse relativiert und in den Hintergrund rücken lässt.

Wir sind den Aufforderungen der beteiligten Professionellen bzw. der beobachteten PatientInnen und deren Angehörigen, uns in das Geschehen einzumischen, häufig gefolgt und damit auch ein Stück weit aus unserer Beobachterinnenrolle herausgetreten. Uns erschien die wahrgenommene Not in der Situation wichtiger als die wissenschaftliche Güte, die möglicherweise dadurch beeinträchtigt werden könnte. Unsere weibliche Identität und unsere Helferinnen-Identität haben wir in solchen Situationen scheinbar auf Kosten der Forschungsidentität vorangestellt. Allerdings nicht ambivalenzfrei: Nahezu alle diese Situationen wurden der Projektleiterin berichtet – im Duktus eines Eingeständnisses – und die Erzählung der jeweils beobachtenden Forscherin endete mit der Frage: „Oder hätte ich das nicht tun dürfen?“ bzw. „Hätte ich besser nichts gesagt?“ Diese Fragen spiegeln die enorme Rollenunsicherheit wider und werfen auch ein Licht auf ein männlich dominiertes Wissenschaftsverständnis, das solche scheinbaren Unvereinbarkeiten konstruiert.

Hinzu kommt, dass die wahrgenommene Rollenambiguität durch die Beschaffenheit dieses Feldes verstärkt wurde. Das Gelingen einer teilnehmenden Beobachtung hängt nicht zuletzt auch davon ab, ob eine Forscherin dazu in der Lage ist, positive Beziehungen zu den beobachteten Personen aufzubauen (Lumsden 2009). Die MitarbeiterInnen des Dienstes schätzten es besonders, wenn wir bereit waren, unsere Rolle zu verlassen und sie in schwierigen Situationen unterstützten. Auch von den PatientInnen und deren Angehörigen wurde dieses Handeln als positiv wahrgenommen.

Parallelen zwischen Forschung und Praxis

Was wir als Beobachterinnen wahrgenommen haben, hat auch Aussagekraft für das Feld, in dem wir uns bewegen. Der Widerspruch zwischen männlich dominiertem Wissenschaftsverständnis und der qualitativen Forschung im Feld der Sterbebegleitung hat auch ein Pendant auf Seiten des Dienstes, wo es um eine „Verweiblichung“ des herkömmlichen Verständnisses von Profession geht.

Spezialisierte Hospiz- und Palliativversorgung ist eine professionelle Dienstleistung, die in der Regel von besonders qualifizierten Pflegekräften sowie Ärztinnen und Ärzten mit Zusatzausbildung ausgeführt wird. Die Abgrenzung zur körperlichen Grundpflege ist ein wichtiges Kriterium solcher Dienste (Ewers/Fuhr/Günnewig 2001) und wird auch als Charakteristikum für Professionalität verstanden: Der Dienst ist in erster Linie beratend tätig, und das Tätigkeitsprofil umfasst nicht die pflegerische oder medizinische Grundversorgung (Pleschberger 2002).

Wie wir beobachten konnten, fühlen sich die MitarbeiterInnen jedoch in vielen Situationen herausgefordert, ihre definierte Rolle zu verlassen – etwa wenn sie PatientInnen baden, Einkäufe oder Besorgungen erledigen oder generell Arbeiten über ihren Aufgabenbereich hinaus leisten. Dies erscheint begründungspflichtig, zumindest gegenüber den beobachtenden Forscherinnen: Dies wird in der Regel mit dem Argument der Beziehung zu den Betroffenen begründet oder mit der Situation einer besonderen Not. Ein Verbleib in der nach herkömmlichem Professionalitätsverständnis definierten Rolle würde eine Distanzierung zum Geschehen erfordern und dem Erfüllen von „letzten" bzw. besonderen Wünschen Grenzen setzen. Genau dies widerspricht jedoch der Haltung, die dem Hospizverständnis geschuldet ist. Hier geht es um Einlassen, um Beziehungsarbeit und in vielen Fällen verschwimmen die Grenzen zwischen dem, was als professionelle Beziehung gilt und persönlicher Identifikation. Kann hier von einer „verweiblichten Professionalität" gesprochen werden? Was ist hier richtig, was ist falsch? Oder ist es nicht vielmehr so, dass das männlich-dominerte Verständnis von Professionalität eben genau da an seine Grenzen stößt, wo ein Arbeiten an den Bedürfnissen der involvierten Menschen, darunter Frauen, stattfinden soll?

Ein Fallbeispiel

In der Analyse der Situationen, die wir in dem Forschungsprojekt beobachtet haben, versuchen wir mit dem „doppelten Blick" hinzuschauen (Hagemann-White 1993). Das heißt einmal als involvierte Beobachtende, die eine Situation aufgezeichnet hat, zum anderen beschäftigt uns auch, welche Äußerungen oder Verhaltensweisen zur Geschlechtskonstruktion beitragen oder durch die Notwendigkeit hervorgerufen werden, das Geschlecht besser kenntlich zu machen. Dies ist prinzipiell in jeder Situation möglich. Wir haben nachfolgend eine besonders einprägsame ausgewählt, weil sie deutlicher als andere markiert, in welcher Weise die Kategorie Geschlecht die Versorgung am Lebensende und die Bedürfnisse der involvierten Personen (Beyer 2008) beeinflusst.

Das folgende Beispiel stammt aus der Beobachtung der Betreuung von Frau R., eine 65-jährige Frau mit Brustkrebs in einem fortgeschrittenen Stadium mit mehrfachen Metastasen. In den vorangegangenen eineinhalb Jahren wurden mehrere therapeutische Versuche unternommen, das Tumorwachstum einzudämmen. In diesem Zusammenhang ist Frau R. auch zu ihrer allein stehenden Tochter in die Stadt gezogen. Der Sohn wird aufgrund seiner familiären Situation von den beiden Frauen nicht in die Pflegesituation involviert, wird aus der Pflege herausgehalten, die Tochter übernimmt diese, trotz beruflicher Belastung. Die sozialen Kontakte von Frau R. in der Stadt beruhen ausschließlich auf dem mobilen Hospiz- und Palliative-Care-Dienst, wo sie eine Pflegeperson, der Seelsorger sowie eine ehrenamtliche Hospizhelferin regelmäßig besuchen. Die Forscherin begleitete die Bezugspflegeperson (P 1, männlich) von Frau R. bei den wöchentlichen Besuchen bis zu ihrem Tod. Bei einem der letzten Besuche vor dem Tod von Frau R. wurde der Pfleger von einer Kollegin (P 2) vertreten, weil er auf Urlaub war. Im Beobachtungsprotokoll steht dazu:

> *Als wir zu Frau R. kommen, öffnet uns die Tochter die Türe, Frau R. liegt im Wohnzimmer am Sofa. Sie freut sich sehr P 2 zu sehen, die sie bereits von Besuchen im Sommer kennt. Sie begrüßen sich herzlich und umarmen sich. Dann erzählt Frau R. von der Strahlentherapie ...* (Auszug aus Beobachtungsprotokoll Frau R.)

In dem Besuch erzählt Frau R. von ihrer Angst, dass ihr Bein bei jeder banalen Bewegung brechen könne. Folgender Dialog ist hierzu dokumentiert:

> *Sie sagt: Es gibt überhaupt nichts Positives mehr... P 2 meint: Ja zur Zeit gibt es kaum was Positives. Sie hält dabei die Hand von Frau R. und streichelt ihren Arm. Beide schweigen einige Minuten. Dann erzählt Frau R., wie schwierig der Alltag für sie geworden ist ...* (Auszug aus Beobachtungsprotokoll Frau R.)

Es folgen weitere Gesprächssequenzen von Frau R mit P 2 sowie mit der Tochter von Frau R., bevor die beiden Besucherinnen [P 2 und Forscherin] verabschiedet werden:

> *Wir verabschieden uns nun, Frau R. und P 2 wieder sehr herzlich, sie umarmen und küssen sich. Frau R. bittet P 2 mehrmals eindringlich sie wieder anzurufen, damit sie mit ihr plaudern kann. P 2 sichert ihr das ausdrücklich zu.* (Auszug aus Beobachtungsprotokoll Frau R.)

Die Forscherin ergänzt ihren persönlichen Eindruck zu dieser Passage in Klammern: *„Mich wundert, dass die beiden ein so inniges Verhältnis haben, P 2 war zuletzt im Sommer zweimal bei ihr, das ist fast ein halbes Jahr her.“* (Auszug aus Beobachtungsprotokoll Frau R.)

Die Forscherin selbst zeigt sich im Protokoll irritiert über die Innigkeit des Verhältnisses der beiden Frauen. Die Begrüßung von P 2 unterscheidet sich sichtbar von den sonst beobachteten Besuchen; die körperliche Umarmung der beiden wird als innig beschrieben. Im Zuge des Gespräches streichelt P 2 den Arm von Frau R. Diese körperlichen Berührungen werden als etwas Selbstverständliches betrachtet, sie finden ohne weitere Erklärung einfach statt.

Angesichts dessen, dass Frau R. in der Stadt keinerlei Bekannte oder Freundinnen hat, ersetzen die Beziehungen mit den Vertreterinnen des professionellen Hilfesystems gewissermaßen ihr soziales Netz. Frau R. wird als ein sehr kontaktfreudiger Mensch beschrieben, sie vermag es, andere an sich zu binden. Die Besuche der MitarbeiterInnen des Hospizdienstes bei ihr dauern in der Regel länger als dies bei anderen der Fall ist, ohne dass etwas Besonderes vorgefallen wäre. Die Begegnung zwischen Frau R. und P 2 erinnert an eine freundschaftliche Beziehung, zu der gehörte es für Frau R. eben auch, der Beziehung auch körperlich Ausdruck zu verleihen.

Sigrid Beyer (2008) zeigt in ihrer Forschungsarbeit auf, dass soziale Beziehungen, insbesondere Frauenfreundschaften, eine wichtige Ressource für Frauen bei der Bewältigung im Sterbeprozess spielen, auch wenn sie ebenso Generationsunterschiede im Ausdruck dieser Beziehungen einräumt.

Die innige Umarmung signalisiert eine Verbundenheit, die in diesem Setting für diese Frau nur innerhalb des gleichen Geschlechts denkbar ist. Sie ist gewissermaßen „unschuldig“ und unverfänglich im Vergleich zur körperlichen Berührung zwischen Männern und Frauen, die in unserer Gesellschaft mit wenigen Ausnahmen sexuell konnotiert ist (Connell 2000). Eine solche Ausnahme wird in der folgenden Situation deutlich, wo Frau R. von ihrem männlichen Bezugspfleger (P 1) besucht wird:

> *„Dann erzählt Frau R., dass sie jetzt immer weniger könne und sogar das Zeitung lesen in der Früh schaffe sie nicht mehr, weil das Halten der Zeitung so anstrengend sei. Nun bricht sie in Tränen aus. Als Frau R. zu weinen beginnt, setzt sich P 1 näher zu ihr und hält ihre Hand. Unter Tränen erzählt Frau R., dass sie am*

> *liebsten die ganze Zeit nur weinen würde, aber sie könne sich vor ihrer Tochter nicht ‚gehen lassen', denn sie müsse sich bemühen, es ihr nicht noch schwerer zu machen. Die Tochter habe ohnehin schon so viele Sorgen mit ihr und müsse ihre Arbeit vernachlässigen."* (Auszug aus Beobachtungsprotokoll Frau R.)

In der Rolle als Tröster „darf" P 1 Frau R. berühren.

Die Ausnahmen von der sexuellen Konnotation von Berührung zwischen Männern und Frauen beziehen sich auf rollenbezogene Berührungen, wie dies etwa in der ärztlichen Untersuchung aber auch in Pflegehandlungen der Fall ist. Voraussetzung hierfür ist, dass die Rolle aus der heraus gehandelt wird, klar ersichtlich ist. Markierungen wie z. B. Dienstkleidung sind hier von Bedeutung. Die gibt es in der häuslichen Palliativversorgung jedoch nicht. Eine andere Ausnahme sind Situationen wie jene, wo Frau R. weint und der Pfleger sie darauf hin streichelt, d. h. in der gesellschaftlich anerkannten Rolle des Mannes als Tröster ist eine Berührung in dieser Pflegebeziehung möglich. Problematisch ist hier freilich, dass für Frau R. Berührung nur über den Weg, selbst schwach zu sein/werden (weinen) möglich ist.

Welchen Einfluss hat es also auf die Versorgung, ob eine männliche oder weibliche Bezugsperson die Betreuung übernimmt?

Was bedeutet Körperlichkeit in diesem Bereich?

In der Palliativversorgung bezieht sich der Dienst sehr stark auf Beratung und eine professionelle Rolle, die sich von „hands-on-nursing" deutlich unterscheidet. Das heißt, in der Pflege gängige Berührungen und Körperarbeit findet hier konzeptionell gedacht eher weniger statt. Dies ist auch ein wichtiger Aspekt in den Erstgesprächen für die MitarbeiterInnen, nämlich klar zu machen, dass der Dienst keine Substitution für einen herkömmlichen Pflegedienst darstellt.

Gerade wenn es an das Sterben geht, wenn es um die Verarbeitung von Sterben geht, stößt verbale Kommunikation häufig an ihre Grenzen und nonverbale Kommunikation tritt in den Vordergrund, wozu eben auch Berührung gehört. Diese stellt dann keinen Widerspruch mehr zum Konzept und zum Professionalitätsverständnis dar, weil hier der dem Konzept innewohnende Anspruch greift, dass die Bedürfnisse der Betroffenen im Mittelpunkt stehen (s. o.). Dadurch erklärt es sich vielleicht auch, dass die innige Umarmung im Beispiel überhaupt möglich ist. Sie geht ja doch über das hinaus, was in herkömmlichen Pflegediensten der Fall ist.

Conclusio

In der letzten Lebensphase sind Emotionen bei allen Menschen zentral und wichtige Strategien bei der Bewältigung der mit dem Sterben verbundenen spirituellen, körperlichen und sozialen Herausforderungen (Beyer 2008). Der Umgang mit Emotionen ist in besonderem Maße auch geschlechtlich geprägt, vergleichbar damit, wie Berührungen, ja das Körperliche überhaupt bei Frauen und Männern unterschiedlich konnotiert sind.

Die körperlichen Prozesse, die Veränderung des Körpers durch Erkrankung und die daraus resultierenden Probleme in Form von „Symptomen" oder „Funktionseinschränkungen" spielen eine große Rolle in der Literatur rund um die Versorgung am Lebensende. Wie wird jedoch damit umgegangen? Seitens der Medizin – das Symptom-„management" (sic!) nimmt in der Palliativmedizin einen breiten Raum ein – durchaus traditionell, entsprechend einer männlichen Logik von Wissenschaft und Profession: In Diagnose wie in Behandlung bleibt eine gewisse Distanz zum Körper aufrecht, medikamentöse Therapien stehen häufig im Vordergrund. Geht es zum Beispiel um das komplexe Symptom Schmerz, kann sich in der Behandlung die Berührung auf das Kleben eines Schmerzpflasters beschränken und dennoch „state of the art" sein. Erst wenn sich Symptome auf diese Art und Weise nicht „in den Griff kriegen lassen", wird das therapeutische Spektrum erweitert: Im Kontext von Palliative Care überraschenderweise auch auf komplementäre Heilverfahren, von denen vor allem solche verbreitet sind, in denen Aspekte körperlicher Berührung von Bedeutung sind (Buckley 2002, Kozak et al. 2009).

Die Palliativpflege zeichnet sich traditionell durch einen breiteren Zugang aus. Ihr Ziel ist es, Wohlbefinden zu schaffen. Dazu zählen auch verschiedene Ansätze von Berührung und Körperarbeit. Wer führt diese jedoch in der Praxis aus? Spezialisierte Palliativpflege wird in der Regel von spezialisierten Diensten ausgeführt, deren Angebotsspektrum sich von so genanntem „hands-on-nursing" distanziert, denn dieses wird von herkömmlichen Pflegediensten angeboten und Überlappungen sollen vermieden werden. Auch wenn wir in unserer Arbeit solcherlei Grenzüberschreitungen beobachtet haben, fußen diese eher auf individuellem Engagement als in einem anerkannten Berufsprofil, sie waren jedenfalls „begründungspflichtig". Wie aber kommen die

Pflegepersonen dann an den Körper – der für die betroffenen Menschen ja im Mittelpunkt steht – heran, wenn die Beratung im Vordergrund steht?

Dies muss kein unüberwindbarer Widerspruch sein, wenn das Beratungsverständnis an die Situation von Palliative Care angepasst wird im Sinn einer leiborientierten Beratung, wie Ursula Koch-Straube (2001) dies formuliert hat. Darin geht es um die Wiedergewinnung der Sensibilität für ein Berühren, in dem die Leiblichkeit des Menschen mehr Raum bekommt und das technische Berühren von Körpern als vorrangige oder gar ausschließliche Hilfeleistung überwunden wird (ebd.). Ein solches Beratungsverständnis wäre dann Ausdruck von Professionalität, allerdings ist diese sensibel, und das heißt auch gendersensibel, einzusetzen.

Um Menschen ihren Bedürfnissen am Lebensende gerecht zu werden und sie in diesen begleiten zu können, muss daher die Kategorie Geschlecht in Hospizarbeit und Palliative Care Berücksichtigung finden. Annette Back fordert hier, das Geschlecht des sterbenden Menschen auch in den theoretischen Grundlagen zu thematisieren und in die unterschiedlichen Ausbildungskurse für HospizhelferInnen aufzunehmen (Back 2002, S. 84). Nur auf welcher Grundlage? Um dies leisten zu können, bedarf es einer systematischen Verschränkung von Genderforschung, feministischer Literatur sowie Hospizarbeit und Palliative Care. Auch dies bedeutet ein sich Einlassen in besonderer Art und Weise, wie die Reflexionen zu unserer Forschungsarbeit gezeigt haben. Widersprüche müssen hier einmal mehr ausgehalten werden, denn überwunden werden können sie im System der bestehenden Wissenschafts- und Machtverhältnisse nur bedingt und wenn, mit besonderer Vorsicht.

Um die zentrale Bedeutung der Kategorie Geschlecht für unser Leben zu erkennen und darauf auch im Sterben eingehen zu können, bedarf es einer besonderen Achtsamkeit. Das, was Reitinger, Lehner und Heimerl als „existenzielle Betroffenheit jedes Menschen von seiner und ihrer Geschlechtsidentität“ (Reitinger/Lehner/Heimerl 2008) bezeichnen, wird durch die existenzielle Betroffenheit angesichts des bevorstehenden Todes eines Menschen, der alle involvierten Personen ausgesetzt sind, noch erhöht. Gerade deshalb bedarf es in jeder Auseinandersetzung um Gender im Kontext von Sterbebegleitung, Hospizarbeit und Palliative Care „eines achtsamen Umgangs mit all den Erfahrungen und Gefühlen, die bestimmte Rollenbilder mit Handlungserwartungen verknüpfen und Lebensgeschichten mitbestimmen“ (ebd., S. 133).

Wir hoffen, dass wir mit der Darstellung vor allem dazu anregen können, in der Versorgung wie in der Forschung immer auch Menschen in ihren Geschlechterrollen wahrzunehmen und sorgfältig zu reflektieren, welche Konsequenzen dies möglicherweise nach sich zieht.

Dank

Wir möchten uns bei den Herausgeberinnen sowie bei Mag. Martin Fischer für die kritische Durchsicht sowie wertvolle Anregungen zu diesem Beitrag bedanken.

Literatur

Back, Annette (2002): Hospizarbeit und Gender-Debatte. In: Schriftenreihe des Kurt Eisner-Vereins für politische Bildung in Bayern e. V. (kev) Heft 3/Neue Kritik aus Schule und Hochschule

Berger, Peter/Luckmann Thomas (1986): Die gesellschaftliche Konstruktion der Wirklichkeit. Eine Theorie der Wissenssoziologie, (5. Aufl.) Frankfurt: Suhrkamp

Beyer, Sigrid (2008): Frauen im Sterben. Gender und Palliative Care, Freiburg im Breisgau: Lambertus

Bischoff-Wanner, Claudia (2000): Pflege im historischen Vergleich. In: Rennen-Allhoff, Beate/Schaeffer, Doris (Hrsg): Handbuch Pflegewissenschaft, Weinheim/München: Juventa, S. 17–34

Buckley, Jenny (2002): Complementary therapies: Massage and aromatherapy massage: nursing art and science. In: International Journal of Palliative Nursing 8(6), S. 276–280

Connell, Robert W. (2000): The men and the boys, Cambridge: Polity

Davis, Celia (1995): Gender and the professional predicament in nursing, Buckingham: Open University Press

Ewers, Michael/Fuhr, Alexander & Günnewig, Johannes (2001): Palliativ-pflegerisch tätige Hausbetreuungsdienste in NRW – Teilergebnisse eines Modellprojekts.

Veröffentlichungsreihe des Instituts für Pflegewissenschaft an der Universität Bielefeld (IPW)

Hagemann-White, Carol (1993): Die Konstrukteure des Geschlechts auf frischer Tat ertappen – Methodische Konsequenzen einer theoretischen Einsicht. In: Feministische Studien. Kritik der Kategorie „Geschlecht" 11 (2), S. 68–78

Hamberg, Katarina/Johansson, Eva E. (1999): Practitioner, Researcher, and Gender Conflict in a Qualitative Study. In: Qualitative Health Research 9, S. 455–467

Hammersley, Martyn/Atkinson, Paul (2007): Ethnography. Principles in practice, (3rd ed.) London/New York: Routledge

Heller, Andreas (2007): Die Einmaligkeit von Menschen verstehen und bis zuletzt bedienen. Palliative Versorgung und ihre Prinzipien. In: Heller, Andreas/Heimerl, Katharina/Husebø, Stein (Hrsg.): Wenn nichts mehr zu machen ist, ist noch viel zu tun. Wie alte Menschen würdig sterben können, Freiburg im Breisgau: Lambertus, S. 191–208

Heller, Andreas/Pleschberger, Sabine (2008): Palliative Versorgung im Alter. In: Kuhlmey, A./Schaeffer, D. (Hg.): Alter, Gesundheit und Krankheit, Bern: Verlag Hans Huber, S. 382–399

Hyman, Herbert H. et al. (2004): Interviewing in social research. In: Seale, Clive (ed): Social Research Methods. A reader, London/New York: Routledge, S. 88–95

Koch-Straube, Ursula (2001): Beratung in der Pflege, Bern u. a.: Verlag Hans Huber

Kozak, Leila E. et al. (2009): Use of Complementary and Alternative Medicine (CAM) by Washington State Hospices. In: American Journal of Hospice and Palliative Care 25, S. 463–468

Lumsden, Karen (2009): ‚Don't Ask a Woman to Do Another Woman's Job': Gendered Interactions and the Emotional Ethnographer. In: Sociology 43(3), S. 497–513

Manderson, Lenore/Bennett, Elizabeth/Andajani-Sutjahjo, Sari (2006): The Social Dynamics of the Interview: Age, Class, and Gender. In: Qualitative Health Research 16(10), S. 1317–1334

Pleschberger, Sabine (2002): Konzeptionelle Grundlagen und internationale Entwicklung – Palliative Care unter besonderer Berücksichtigung der Pflege. In: Metz, Christian/Wild, Monika/Heller, Andreas: Balsam für Leib und Seele. Pflegen in Hospiz- und Palliativer Betreuung, Freiburg im Breisgau: Lambertus, S. 14–35

Rabady, Susanne (2003): Influence of gender on the provision of palliative care. In: European Journal of General Practice 9, S. 101–102

Reitinger, Elisabeth/Lehner, Erich/Heimerl, Katharina (2008): Gender in Palliative Care und Organisationsethik – Spurensuche im transdisziplinären Dialog. In: Berger, W./Mertlitsch, K. (Hrsg.): Quer zu den Disziplinen. Gender in der inter- und transdisziplinären Forschung, Wien: Turia und Kant, S. 117–140

Spencer, Jonathan (2001): ‚Ethnography after Post-modernism.' In: Atkinson, P./Coffey, A./Delamont, S./Lofland, J./Lofland, L. (eds): Handbook of Ethnography, London: Sage, S. 443–452

Twigg, Julia (2004): The body, gender, and age: Feminist insights in social gerontology. In: Journal of Aging Studies 18, S. 59–73

Manfred Langehennig

In der Angehörigenpflege ein richtiger „Mann" bleiben – Anmerkungen zur genderkonstruierten Angehörigenpflege

Einführung

Die „Bewältigung von Pflegebedürftigkeit in Zeiten des demografischen und sozialen Wandels"[1] stellt gegenwärtig eine herausragende gesellschaftliche Herausforderung dar. In diesem Zusammenhang wird das Thema „Family Care" in den nächsten Jahrzehnten weiter an Bedeutung gewinnen. Dabei werden sich künftige Konzepte der Unterstützung „pflegender Angehöriger" konzentrieren müssen auf eine gleichgewichtige Verteilung der Lasten und Ressourcen in der Familie, und zwar vornehmlich zwischen den Geschlechtern. Andernfalls – das hat Katharina Gröning zu Recht betont – wird Familienpflege ihre moralische Legitimation einbüßen (Gröning 2004).

Mit diesen wenigen Worten ist die sozial- und geschlechterpolitische Brisanz meines Themas grob umrissen. Um Handlungsoptionen aufzeigen zu können, um insbesondere die informelle Pflegerolle von Männern gezielt entwickeln und fördern zu können[2], bedarf es abgesicherter Einsichten in die lebensweltlichen Erfahrungen häuslich pflegender Männer: Wie erleben sie die Herausforderungen? Wie „gendern" pflegende Männer ihre Tätigkeit, die gemeinhin als „weiblich" konnotiert wird? – Nach einem kritischen Überblick über vorliegende Befunde beziehe ich mich im Weiteren auf erste Ergebnisse eines Forschungsprojekts, das noch bis 2010 andauert[3]. Datengrundlage sind umfangreiche biografisch-narrative Interviews mit pflegenden Männern. Das

1 So der Untertitel der ZGerontolGeriat 6, 2006.

2 Darüber hinaus wird es auch darum gehen müssen, die überwiegend weiblichen Fachpflegekräfte für eine reibungslose Kooperation mit häuslich pflegenden Männern zu qualifizieren. Hier sehen wir einen großen Fortbildungsbedarf im Bereich der ambulanten Versorgung.

3 Projekt „Männer, die pflegen: Eine Studie zur gender-konstruierten Angehörigenpflege", gefördert vom Hessischen Ministerium für Wissenschaft und Kunst (Laufzeit bis 2/2010).

Projekt ist als gender-Studie angelegt und hat ein sozial-konstruktivistisches Geschlechter-Modell zur Grundlage. Damit setze ich mich bewusst von der klassischen Frauenforschung ab. Ich habe an anderer Stelle dichotomisierende Forschungsansätze kritisiert, die – ausgehend von den Erfahrungen pflegender Frauen – Rückschlüsse auf männliche Pflegeerfahrungen ziehen[4]. Wenn wir uns nun alleine auf „Männer" und auf „männliche Erfahrungen" konzentrieren, besteht die Gefahr, einem ähnlichen Fehler zu verfallen und damit den Geschlechterdualismus lediglich umgekehrt zu festigen.

Da wir die Geschlechtszugehörigkeit (sex) zum Ausgangspunkt nehmen, also nur „Männer" interviewen, sind wir in unserer Textinterpretation immer wieder versucht, das „Mann-Sein" als unabhängige Variable zu nehmen und daraus Rollen- bzw. Motivzuschreibungen abzuleiten. Unter einer „konsequenten" gender-Perspektive müssen wir hingegen „Männlichkeit" als abhängige Variable begreifen. Für die Arbeit am Interviewtext heißt das: Wir dürfen die Äußerungen der Männer nicht unreflektiert als „männlich" apostrofieren (d. h. gendern) und sie auf diese Weise vorschnell als schlichte Funktion der Geschlechtszugehörigkeit betrachten. „Männlichkeit" taugt nicht als analytische Kategorie.

Lambrecht/Bracker haben in ihrer verdienstvollen Studie darauf hingewiesen, dass Männer dazu neigen, eine Pflegeübernahme zu reflektieren, während Frauen eine solche Aufgabe eher internalisiert haben und sie darum kaum reflektieren (Lambrecht/Bracker 1992). Bezogen auf die pflegenden Männer gilt diese Feststellung keinesfalls nur für die Entscheidungssituation; ein Druck zur Reflexion der eigenen „Arbeit" baut sich insbesondere im Zuge ihrer weiteren Pflegetätigkeit auf. Nicht zuletzt gerät dabei ihr Selbstbild als Mann auf den Prüfstand. Wir können darum solche Selbstpräsentationen pflegender Männer auch als eine Form des „doing gender" lesen – als erfolgreiche oder gescheiterte Versuche einer situierten Re-Konstruktion von „Männlichkeit"[5]. Insbesondere jüngere Männer (also in der Regel pflegende Söhne) dürften einen höheren Druck empfinden, sich als Mann zu präsentieren.

4 Vgl. Langehennig 2009.

5 Anzumerken ist, dass diese Gender-Aktivität sowohl verbal in der Interviewsituation als auch in der alltäglichen Praxis pflegerischen Handelns vollzogen wird. Es verbietet sich allerdings, umstandslos von einer situierten männlichen Rhetorik auf einen entsprechenden „männlichen Pflegestil" zu schließen. Vgl. dazu Funk/Stajduhar 2009.

Verbreitung männlicher Pflege

Der Anteil, den Männer in der Angehörigenpflege heute haben, wird notorisch unterschätzt – ein Hinweis auch auf die Wirkkraft des gängigen Geschlechterstereotyps in unserer Gesellschaft, wonach „Pflege" als weiblich konnotiert wird. Gut ein Drittel, d. h. ca. 35 % der Hauptpflegepersonen in der Angehörigenpflege dürfte inzwischen männlichen Geschlechts sein. Zum Vergleich: Im Jahr 1991 hatte der Anteil nur 17 % betragen (vgl. Schneekloth/Wahl 2005). Es gibt gegenwärtig einen deutlichen Trend zu einem höheren Männeranteil in der häuslichen Pflege. Dabei liegen die Schwerpunkte „weiblicher" und „männlicher" Angehörigenpflege in ganz unterschiedlichen Lebensphasen: Der Anteil der Frauen steigt bis zum Kohorten-Spitzenwert der 55- bis 59-Jährigen kontinuierlich an. Männer hingegen entwickeln ihre Pflege- und Versorgungs-Produktivität vor allem in einer sehr späten Lebensphase: Nach einem kurzen Zwischenhoch im Alter zwischen 65 und 69 Jahren liegt der absolute Schwerpunkt bei den 80- bis 84-jährigen Männern (vgl. Rothgang u. a. 2008). Wir können davon ausgehen, dass es in dieser Alterskohorte der 80- bis 84-Jährigen sogar mehr pflegende Männer als pflegende Frauen gibt. Männliche Angehörigenpflege ist somit überwiegend (Ehe-)Partnerinnenpflege und seltener Elternpflege. Sie ist in erheblichem Maße biografisch geprägt: Eine besondere Rolle spielen dabei Erfahrungen, und zwar sowohl gute Erfahrungen aus der Ehe (vgl. Lambrecht/Bracker 1992) sowie berufliche Erfahrungen aus einem meist „runden" Arbeitsleben.

Qualitative Befunde

Überraschenderweise gibt es zur sozialen Wirklichkeit häuslich pflegender Männer so gut wie keine aktuellen Forschungsbefunde. Zwar wird in der Diskussion eine geschlechtersensible Perspektive auf innerfamiliale Pflegearbeit immer wieder angemahnt; gleichwohl konzentrieren sich „nahezu alle Studien" (Sowarka u. a. 2004, S. 5) auf die Pflegeleistungen von Frauen. „Im Unterschied zu Frauen ist jedoch der Kenntnisstand über die Herausforderungen und Erfahrungen von pflegenden Männern gering und bietet wenig gesichertes Wissen, wie informelle Pflegerollen von Männern weiter entwickelt und gefördert werden können“ (ebd.).

Geht es um die subjektive Wirklichkeitssicht der Männer, um ihr Erleben und um die praktische Ausgestaltung ihrer Pflegerolle, muten dazu gemachte Aussagen hoch spekulativ an. Etliche Studien fokussieren sich auf pflegende Frauen. Die vermeintliche geschlechterspezifische Männer-Perspektive wird erst polarisierend in einem zweiten Schritt ausgeleuchtet. Aussagen über pflegende Männer werden also polarisierend in einer Art Umkehrschluss getroffen. In diese Richtung zielt auch die Kritik von Betty J. Kramer: Weil pflegende Männer bislang vornehmlich durch die Brille der Frauen gesehen würden, käme es zu systematisch verzerrten Sichtweisen (vgl. Kramer/Thompson 2005). Und ihr Mitherausgeber des Bandes „Men as Caregivers“, Edward H. Thompson, ergänzt: Der Gender-komparativ ausgerichtete Forschungsansatz habe eine stereotype Sichtweise auf pflegende Männer gefördert. Ein Verstehen ihrer besonderen Erfahrungen und Leistungen sei somit kaum möglich gewesen (ebd.).

Auch deutschsprachige qualitativ ausgerichtete Studien zur Angehörigenpflege haben sich mehrheitlich auf familiale Pflegearrangements konzentriert, in denen grundsätzlich eine arbeitsteilig angelegte Polarisierung der Geschlechterrollen möglich und vorfindbar ist, mithin also auf (Schwieger-) Eltern-Pflege durch Ehepartner. Beispielsweise haben Gröning u. a. in ihrer Studie über den Zusammenhang von häuslicher Pflege und Geschlechterrollen (sic!) lediglich pflegende Frauen interviewt. Folgerichtig rückt der Prozeß des „sozialen Sterbens“ pflegender Frauen in ihrer Lebensmitte ins Zentrum der Analysen (Gröning u. a. 2004). Referenzpunkt ihrer Befunde sind Aussagen über unsere patriarchale Kultur, in der Pflege als „Frauensache“ definiert wird. Im Spannungsfeld zwischen pflegenden Frauen und ihren Partnern und methodisch unter der Perspektive der Frau beschränkt sich demnach die Rolle des Mannes darauf, „Grenzen (zu) ziehen und Grenzen (zu) überwachen“ (Gröning 2004, S. 48) – eine Feststellung, die sich auf das in diesem Kontext vorfindbare Geschlechterverhältnis bezieht, die jedoch einer männlichen Pflege nicht gerecht wird.

Laut Umfrageergebnissen zeichnen sich Arrangements, in denen ein Mann die Aufgabe der Sicherstellung häuslicher Pflege übernimmt, dadurch aus, dass mehrere Helfer eingebunden sind und verstärkt professionelle Hilfen in Anspruch genommen werden.

„Männliche Hauptpflegepersonen übernehmen in diesem Fall stärker die Rolle des Pflegemanagements, während bestimmte körperbezogene Hilfeleistungen dann von professionellen Diensten übernommen werden.“ (Schneekloth 2006:, S. 408). Allerdings ist eine solche Aussage oftmals Anlass für Missverständnisse: Der zu enge Pflegebegriff verleitet zu einem fragwürdigen Verständnis dessen, was die Qualität eines häuslichen Pflegearrangements ausmacht. Danach erschöpft sich die Angehörigenpflege tendenziell im Zusammenspiel von Managementtätigkeit einerseits und körperbezogenen Pflegeleistungen andererseits. Im Folgeschritt wird dann dem pflegenden Mann vorschnell die Rolle des kühl-distanziert handelnden „Managers“ unterstellt. Weitere Formen breit gefächerter Sorgearbeit jenseits solcher formalen Rollen scheinen für die männliche Pflege nachrangig oder gar bedeutungslos zu sein.

Arbeitsorientierung

Insbesondere in US-amerikanischen pflegewissenschaftlichen Studien ist versucht worden, das Profil einer typisch „männlichen“ Pflege herauszuarbeiten. Angelpunkt war dabei immer wieder die Tatsache, dass pflegende Männer in Umfragen ihre Pflegetätigkeit als „Arbeit“ begreifen oder als „managerielle Aufgabe“ umschreiben.

Die dort konstatierte „Arbeitsorientierung“ pflegender Männer wurde gemeinhin als typisch „maskulines“ Merkmal wahrgenommen. Offen bleibt die Frage, welche Bedeutung einer Selbstpräsentation als „Manager“ eigentlich zukommt. Wenn (meist ältere) Männer im Interviewgespräch mit (in aller Regel jungen) Frauen ihre pflegerische Tätigkeit begrifflich als eine im Kern organisatorische Herausforderung „rahmen“, dann darf daraus noch lange nicht auf ihr gesamtes Erleben und schon gar nicht auf ihre Pflegepraxis geschlossen werden (vgl. Funk/Stajduhar 2009).

Auch unsere Interviewaussagen zeigen im Detail eine deutliche, wenn auch jeweils spezifisch geprägte und individuell ausdifferenzierte Affinität zu ihren beruflichen Erfahrungen: Die Männer umschreiben die eigene Pflegetätigkeit mit Hilfe von Begrifflichkeiten und Bildern, die ihrer Erwerbsarbeit entlehnt sind. Der springende Punkt: Spezifische Kenntnisse und Fähigkeiten des beruflichen Lebens, die in diesen Umschreibungen auftauchen, vertragen sich nicht mit jenen Kompetenzen, die von denselben Männern an anderer Stelle als typisch „weiblich" charakterisiert werden. Mehr noch: Den Frauen werden jene besonders betonten Merkmale des Arbeitslebens tendenziell abgesprochen. – Diese Feststellung legitimiert uns, die Rückgriffe auf die Arbeitswelt, wie wir sie in den Interviews finden, als Mittel „männlicher" Selbstpräsentation zu begreifen.[6]

Unter dem Strich ist es verblüffend, wie stark sich spezifische Erfahrungen aus der Berufsarbeit auf konkrete Pflegehandlungen auswirken. Dafür ein paar Beispiele, die zum Teil etwas bizarr anmuten:

> *Ein ehemaliger Techniker schildert die Pflege seiner stoma-versorgten Frau als technisch zu meisternde Herausforderung. Er bastelt neuartige Adapter und Überleitungen, die selbst den Lieferanten verblüffen (und er spricht bezeichnenderweise von „Betriebsblindheit", als er eine Kleinigkeit übersieht).*

> *Ein ehemaliger Schuhmacher schildert selbstbewusst die eigenwillige Art, in der er seine Frau windelt, als läge er sich ein Werkstück zurecht. Anders als es ihm beigebracht worden ist, legt er sich ihre Beine über die Schultern.*

> *Ein Innenarchitekt, der seine Mutter pflegt, präsentiert stolz die aufwendige ökologische Ausgestaltung der Wohnräume, die der inkontinenten und desorientierten Mutter voll gerecht wird.*

Diese Männer bringen voller Stolz ein Expertentum ein, dass allerdings zuweilen mit den Vorstellungen professioneller Pflege kollidiert, gelegentlich sogar ein grenzwertiges Engagement umfasst: So präsentiert uns ein ehemaliger Mechaniker mit Stolz einen umgebauten Motor-Kran, mit dem er seine Ehefrau vor dem Haus umsetzen kann. Ein anderer Mann, sportlich sehr versiert, entwickelt eigenständig und ohne fachliche Kontrolle körperliche Übungen für seine Mutter, die an multipler Sklerose leidet. Im Brustton der Überzeugung meinen diese Männer sehr häufig, im Vergleich mit professionellen Kräften die bessere Pflege zu leisten. Polemisch hat eine Projektmitarbeiterin von „männlicher Hybris", also von Selbstüberschätzung der eigenen Leistung gesprochen.

6 Offen bleibt die Frage, wie denn nun langjährig berufstätige Frauen ihre Pflegetätigkeit beschreiben. Die Befunde gelten zunächst einmal für unsere Männer.

Anknüpfend auch an amerikanische Studien können wir resümierend feststellen, dass unsere pflegenden Männer aus ihrer „Arbeits-Orientierung" erhebliche Gewinne ziehen (vgl. dazu auch Russell 2007 a, 2007 b).

(1) Die Arbeitsorientierung vermittelt ihnen zugleich das Gefühl einer größeren *Kontrolle* über das Geschehen: Sie haben das Heft in der Hand, sie bewirken etwas – oft gegen Pflegeprofis: Sie selber sind es, die letztlich für die Qualität der Pflege bürgen.

(2) Die Männer verbinden damit die Vorstellung, in verantwortungsvoller Weise für das Wohlergehen der gepflegten Person zuständig zu sein. Sie äußern auf ihre Art eine Art *Produzentenstolz.*

(3) Indem die Männer in *biografischer Kontinuität* an ihre Berufserfahrungen anknüpfen und spezifische Interessen – auch nach außen! – aufrechterhalten, vermeiden sie, dass die Pflegerolle sie „auffrisst".

So verwundert es kaum mehr, dass fast alle interviewten Männer – trotz objektiver Belastung – mit ihrem Leben zufrieden sind.[7]

Gefühlsarbeit[8]

Pflegende Männer sind keine schlichten Datenträger, die quasi „auf Abruf" objektive Informationen über ihre subjektiven Erfahrungen liefern. Betty Kramer hat – sicher zu Recht – die Vermutung geäußert, dass Einflüsse der Pflege auf die Männer systematisch unterschätzt werden, und zwar – wie sie meint – verursacht durch Messprobleme (vgl. Kramer/Thompson 2005). In Bezug auf die Frage, welche Auswirkungen die Pflege auf Männer hat, beklagt sie das Fehlen „geschlechtsneutraler" Maßstäbe (non-gender-biased measures of caregiving-outcomes). Unter dieser ihrer Perspektive fehlen also Messinstrumente, mit denen Verzerrungen infolge der Selbst-Präsentation als „Mann" ausgeschlossen werden[9]. Die alternative Strategie in unserer Studie läuft da-

7 Es gibt übrigens eine Reihe amerikanischer Studien, die hier auch den Grund dafür sehen, dass Männer eher gegen Burn-out-Symptome und psychische Erkrankungen abgeschirmt seien. (Braithwaite 1996, MacRae 1998, Perkinson 1995, Skaff/Pearlin 1992)

8 Vgl. dazu Mac Rae 1998.

9 An dieser Stelle wäre allerdings zu fragen, ob uns derartige Messinstrumente – wenn es sie denn gäbe! – die erlebte Wirklichkeit pflegender Männer erschließen würden.

rauf hinaus, solche Selbstpräsentationen im Rahmen biografisch-narrativer Interviews zuzulassen, ja diese sogar zu stimulieren.

Insbesondere die längeren Erzählpassagen unserer Interviews sagen einiges aus über das Erleben und über die Einflüsse einer häuslichen Tätigkeit, die sich an den ansozialisierten Vorstellungen von „Männlichkeit" reibt. Im Zuge des Erzählens kommt es regelmäßig zu jähen Gefühlsausbrüchen: Gewürgtes Sprechen, Schluchzen, heftiges Weinen. Die betreffenden Männer haben sich dann aber erstaunlich schnell auch wieder „im Griff". Wir machen dabei folgende Beobachtung: Die interviewten Männer haben in ihrer Pflegebeziehung immer wieder Momente emotionaler Erschütterung erlebt, und diese mehr oder weniger starken Erschütterungen liefern im Rahmen längerer Narrationen den Impuls für biografische Selbstthematisierungen – bis hin zur Neubewertung bestimmter Lebensstationen oder einzelner Situationen. Ein Mann fasste seine Erfahrungen mit der „Gefühlsarbeit" in folgende Metapher: „Es wachsen einem so kleine Härchen". Möglicherweise liegen hier auch die Anstöße für überraschende musische Bildungsprozesse im späten Alter: Ein über 80-jähriger ehemaliger Schuster gibt seinen lebenslang unterdrückten Neigungen nach und sich der Musik hin: Er lernt das Akkordeonspiel und den Umgang mit dem elektronischen Keyboard. Ein 84-jähriger ehemaliger Schmied nimmt erstmals Gitarrenunterricht.

Die verbreitete Annahme, Männer in der Angehörigenpflege seien weniger emotional beteiligt, ist also als Forschungsartefakt einzustufen und muss zurückgewiesen werden. Gegen derartige Unterstellungen wenden sich in den USA auch Carpenter und Miller (2005) in einem umfassenden Literaturbericht: Die Ergebnisse sämtlicher erfasster Studien kontrastieren eindeutig mit derartigen traditionellen Klischees.

Ich möchte das Thema der Emotionen in der männlichen Angehörigenpflege in einem Punkt noch weiter zuspitzen und nenne dazu zwei Befunde aus dem Bereich der partnerschaftlichen Pflege, die in wechselseitigem Bezug zueinander stehen:

(1) Im Gegensatz zu Frauen können Männer die Übernahme einer Pflege eher ablehnen, ohne Sanktionen fürchten zu müssen (vgl. Lambrecht/ Bracker 1992).

(2) Frauen umschreiben die Pflege eher als Pflichtaufgabe, Männer hingegen mit Begrifflichkeiten der Liebe. Dies könnte bedeuten, „dass

> Ehemänner vor allem dann pflegen, sofern die Beziehung durch Liebe geprägt ist, während Ehefrauen sich unabhängig von der Qualität der Beziehung zur Pflege verpflichtet fühlen" (Franke 2006, S. 91).

Diese beiden Befunde weisen nun auf unterschiedliche Ausgangspunkte weiblicher und männlicher Pflege hin. Dies gilt zumindest für Partner(innen-) pflege, unter Umständen sogar für die Angehörigenpflege insgesamt. Damit ist große Umsicht geboten bei der Interpretation jeglicher Messdaten, insbesondere hinsichtlich empfundener Belastungen (vgl. dazu Franke a. a. O.).

Zusammenfassung

Auch unter Berufung auf andere Studien können wir heute davon ausgehen, dass die männliche Pflegetätigkeit sowohl Management als auch emotionale Umsorgung umfasst. Speziell über ältere Ehemänner konnte in verschiedenen Studien gezeigt werden, dass die Männer oft traditionelle Arbeitswerte mit warmherziger Zuwendung verknüpfen (z. B. Harris 1993, Hirsch 1996). Für viele dieser älteren Männer ist Pflege mehr als eine bloße Übertragung von Management- und Arbeitsplatz-Kompetenzen. Das Vorhandensein einer emotionalen und vertraulichen Bindung sowie die daraus resultierende Gefühlsarbeit der pflegenden Männer sind somit konstitutive Elemente männlicher Angehörigenpflege, die in deutschen Untersuchungen häufig übersehen oder vernachlässigt werden.

Wenn wir beide Seiten im Blick behalten: Arbeitsorientierung und Gefühlsarbeit, dann können wir folgendes Resümee ziehen: Die Betonung von „Management" erlaubt keinerlei Rückschlüsse auf Gefühlskälte und Distanz (vgl. Miller/Cafasso 1992). Der resultierende Pflegestil verträgt sich mit der Gender-Identität des pflegenden Mannes, d. h. mit seinem Gefühl, ein „richtiger Mann" zu sein (vgl. Hirsch 1996; Russell 2007 b). Erst die Arbeitsorientierung bietet den pflegenden Männern überhaupt die nötige Sicherheit, um als „Mann" emotionale Kompetenzen erweitern zu können. Das Zusammenspiel von „Management"-Arbeit und Gefühlsarbeit erlaubt somit neue Erfahrungen von Bereicherung und Belohnung; die Männer erleben die Pflege nicht nur als Belastung und Leid (vgl. Harris 1993).

Die Männer bewegen sich in einem Spannungsfeld zwischen beibehaltener maskulin geprägter Arbeitsorientierung einerseits und gänzlich neuen Erfahrungen von emotionaler Nähe. Die in unseren Interviews geäußerten Vorstellungen von „Männlichkeit" muten vor diesem Hintergrund merkwürdig fragmentiert an. Dies gilt in besonderem Maße für jüngere pflegende Männer: deren Interviewtexte spiegeln jeweils eine kaleidoskopartige Vielfalt einander reibender und teilweise widersprüchlicher „Männlichkeiten".

Folgerungen für die Praxis

Einige Studien aus dem anglophonen Sprachraum enthalten Empfehlungen für die soziale Praxis. So resümiert Peggy McFarland die Evaluierung einer Support-Gruppe männlicher Pflegepersonen mit den Worten, dass insbesondere der Aufarbeitung emotionaler Reaktionen mehr Raum gegeben werden muß (McFarland 2000).

Diese Einschätzung deckt sich mit unseren Erfahrungen aus hiesigen geschlechtergemischten Angehörigengruppen. Dort gewinnen wir oft den Eindruck, dass die männlichen Gruppenmitglieder emotional gehemmt oder blockiert sind[10], gleichwohl aber die ersten sind, die nach handfesten Sachinformationen verlangen.

Zu ähnlichen Schlüssen kommt Richard Russell in seinen Veröffentlichungen zu einer US-amerikanischen qualitativen Studie (Russell 2007 a, 2007 b). Aus der Analyse seiner offenen Interviews zieht Russell den Schluss, dass insbesondere die sozialen Netzwerke für die pflegenden Ehemänner von Bedeutung sind. Und interessanterweise sind es vorzugsweise die Kontakte zu anderen Männern, aus denen eine wesentliche Entlastung resultiert und die den meisten Nutzen bringen (vgl. dazu besonders Russell 2004). Auch dieses scheint mir ein wichtiger Hinweis zu sein, dessen Reichweite für hiesige Verhältnisse zu überprüfen wäre. Vor allem stellen sich hier rasch weiterführende Fragen: Welche Möglichkeiten haben pflegende Männer, ihre Emotionen auszudrücken? Wo sind die „Räume", in denen Männer ihr Erleben

10 Ein Mann drückte das in einem Interview so aus: *„Das sind dann ja manchmal so Momente, wo ich lieber den Mund halte und so was von vornherein nicht anspreche, weil (4 Sek.) das können die (Frauen) ja gar nicht nachempfinden. Da sind Sie ganz schnell unten durch!"*

austauschen und neue Erfahrungen „als Mann" machen können? Und wie könnte eine geschlechtersensible Netzwerkarbeit für Männer in der Angehörigenpflege ausschauen?

Von Antworten auf diese Fragen sind wir leider weit entfernt. Gegenwärtig werden pflegende Männer weder als Zielgruppe von Dienstleistungsangeboten hinreichend ernst genommen, noch werden sie durch Bildungs- und Beratungsangebote erreicht und gestützt. Zukünftig wird es darauf ankommen, Dienstleistungen und sonstige Hilfen so strukturieren und so auszugestalten, dass deren feminine Einfärbung schwindet. Denn dies dürfte eine Hemmschwelle sein, und zwar sowohl für Männer, die vor der Entscheidung stehen, Pflegeaufgaben zu übernehmen, als auch für bereits pflegende Männer, die zögern, Hilfe anzunehmen.

Literatur

Braithwaite, V. A. (1996): Understanding stress in informal caregiving: Is burden a problem of the individual or society? Research on Aging, 18 139–174

Carpenter, Elizabeth H./Miller, Baila H. (2005): Psychosocial challenges and rewards experienced by caregiving men: A review of the literature and an Empirical Case Example. In: Kramer/Thompson 2005, 99–126

Franke, Luitgard (2006): Demenz in der Ehe. Über die verwirrende Gleichzeitigkeit von Ehe-und Pflegebeziehung. Eine Studie zur psychosozialen Beratung für Ehepartner von Menschen mit Demenz, Frankfurt am Main: Mabuse

Funk, Laura M./Stajduhar, Kelli I. (2009): Interviewing Family Caregivers: Implications of the Caregiving Context for the Research Interview. In: Qualitative Health Research, Vol. 19, No. 6, 859–867

Gröning, Katharina (2004): „Irgendwie reingeschlittert" – Häusliche Pflege und die Geschlechterrollen. In: Dr. med. Mabuse 148, März/April, 46–50

Gröning, Katharina/Kunstmann, Anne-Christin/Rensing, Elisabeth (2004): In guten wie in schlechten Tagen. Konfliktfelder in der häuslichen Pflege, Frankfurt: Mabuse

Harris, P. B. (1993): The misunderstood caregiver? A qualitative study of the Male Caregiver of Alzheimer's Disease Victims. In: The Gerontologist 33, 551–556

Hirsch, C. (1996): Understanding the influence of gender role identity on the assumptions of family caregiving roles by men. International Journal of Aging and Human Development, 42, 103–121

Kramer, Betty J./Thompson Jr., Edward H. (2005): Men as Caregivers, Amherst/ New York: Prometheus (Erstaufl. 2002), 2. Aufl.

Lambrecht, Petra/Bracker, Maren (1992): Die Pflegebereitschaft von Männern. 50 Jahre kann man nicht einfach beiseite schieben. Kassel: Selbstverlag der Interdisziplinären Arbeitsgruppe für Angewandte Soziale Gerontologie

Langehennig, Manfred (2009): Männer in der häuslichen Angehörigenpflege – Forschungsbefunde, Forschungsartefakte, Forschungsperspektiven. In: Mechthild M. Jansen (Hrsg.): Pflegende und sorgende Frauen und Männer. POLIS 49, Zeitschrift der Hessischen Landeszentrale für politische Bildung. S. 43–58

McFarland, Peggy L. (2000): Educational support groups for male caregivers of individuals with alzheimer's disease. American Journal of Alzheimer's Disease and other Dementias, Vol. 15, No. 6, 367–373

Mac Rae, Heather (1998): Managing Feelings: Caregiving as emotion work. In: Research on Aging, 20, 137–160

Miller, Baila/Cafasso, Lynda (1992): Gender Differences in Caregiving: Fact or Artifact? In: The Gerontologist, Vol. 32, No. 4, 498–507

Perkinson, M. A. (1995): Socialization to the family caregiving role within a continuing care retirement community. In: Medical Anthropology, 16, 249–267

Rothgang, Heinz u. a. (2008): GEK-Pflegereport 2008. Schwäbisch Gmünd: Gmünder Ersatzkasse

Russell, Richard (2004): Social Networks among Elderly Men Caregivers. In: The Journal of Men's Studies, Vol. 13

Russell, Richard (2007a): The Work of Elderly Men Caregivers: From Public Careers to an Unseen World. Men and Masculinities 9: 298–314

Russel, Richard (2007b): Men Doing „Women's Work" : Elderly Men Caregivers and the Gendered Construction of Care Work. In: The Journal of Men's Studies, Vol. 15, No. 1, Winter , 1–18

Schneekloth, Ulrich/Wahl, Hans Werner (Hrsg.) (2005): Möglichkeiten und Grenzen selbständiger Lebensführung in privaten Haushalten (MuG III). Abschlussbericht im Auftrag des Bundesministeriums für Familie, Senioren, Frauen und Jugend, Bonn

Schneekloth, U. (2006): Entwicklungstrends und Perspektiven in der häuslichen Pflege. Zentrale Ergebnisse der Studie Möglichkeiten und Grenzen selbständiger Lebensführung (MuG III). In: ZGerontolGeriat 39: 405–412

Skaff, M. M./Pearlin, L. I. (1992): Caregiving: Role engulfment and the loss of self. In: The Gerontologist, 32, 656–664

Sowarka, Doris/Au, Cornelia/Flascha, Michael (2004): Männer in der häuslichen Pflege älterer Angehöriger. In: informationsdienst altersfragen, Vol. 31 (5) 5–8

Klaus Wegleitner, Katharina Heimerl

Gender in der ambulanten Pflege: eine unterrepräsentierte Perspektive[1]

Gender in der ambulanten Pflege – eine Annäherung

Häusliche Pflege wird sowohl informell als auch professionell überwiegend von Frauen geleistet. Während informelle häusliche Pflege (familiale Pflege, Angehörigenpflege) zunehmend im Rahmen der Geschlechterforschung beleuchtet wird, nehmen wir derzeit noch ein Defizit an genderbezogener Reflexion im Bereich der professionellen häuslichen Pflege wahr.

Professionelle Pflege ist in zahlreichen ambulanten Pflegediensten (in Österreich häufig auch als mobile Pflege bezeichnet) organisiert, denen unterschiedliche Pflegeberufe angehören (Altenpflege, Diplomierte Pflege, Pflegehelferinnen und andere). In der hier vorliegenden genderbezogenen Reflexion wird zwischen den unterschiedlichen pflegenden Professionen im häuslichen Bereich kein Unterschied gemacht – sie sollen hier zusammenfassend als „mobile Pflege“ oder synonym „ambulante Pflege“ bezeichnet werden.

Wir gehen davon aus, dass die strukturelle Marginalisierung der ambulanten Pflege mit einer nachhaltig fehlenden gesellschaftlichen Anerken-

---

1 In besonderer Weise danken wir Mag.a Margret Dertnig, Bereichsleitung der Gesundheits- und Sozialen Dienste des Österreichischen Roten Kreuzes im Burgenland, die im intensiven inhaltlichen Austausch im Rahmen des Publikationsworkshops „Gender Care“ sowie in anschließenden Diskussionstreffen viele wertvolle Impulse für unseren Artikel gegeben hat.
Ein Teil der beleuchteten Diskurse zu Gender in der ambulanten Pflege fußt auf Wissen und Erfahrungen, die im Rahmen von interventionsorientierten Forschungs- und Beratungsprojekten der IFF/Palliative Care und OrganisationsEthik erworben wurden (Projekt: „Gut versorgt bis zuletzt – Palliative Care in der Hauskrankenpflege des Österreichischen Roten Kreuzes“, siehe dazu Wegleitner/Heimerl/Wild 2007, Pleschberger 2007, Projekt: „Hospizplan Burgenland – Integrierte Palliativversorgung“, siehe Wegleitner 2004; Projekt: „Palliative Care in Graubünden“, siehe Wegleitner 2005, Projekt: „Evaluation der mobilen Palliativteams in Oberösterreich“, siehe Heimerl u. a. 2008, Projekt: „Mobiler Hospizplan Oberösterreich“, siehe IFF – Palliative Care und OrganisationsEthik 2003).

nung und politischen Wahrnehmung dieses feminisierten Arbeitsbereiches zu tun hat (vgl. Wild 2002). Wohnortnahe Reproduktionsarbeit, die primär von Frauen erbracht wird, hat es schwer. Gesellschafts- und gesundheitspolitisch wird offensichtlich eine heilende, technikorientierte und männerdominierte Hochleistungsmedizin höher bewertet, als begleitende, helfende Pflege in der häuslichen Versorgung.

Historisch gewachsene Formen der fürsorglichen Praxis, tradierte und unreflektierte Rollenerwartungen, wie auch geschlechterhierarchische Grundstrukturen, die Professionalisierung eines zunächst haushaltsnahen Tätigkeitsbereiches der Reproduktionsarbeit, fehlende gesellschaftliche Anerkennung – die sich in knappe Ökonomie und fehlende Strukturen übersetzt, gendersensible Pflege und Betreuung usw.: alles Aspekte, die ambulante Pflege prägen. Die Reflexion dieser eingelagerten Themen und spezifischen Charakteristika des Arbeitsfeldes der mobilen Pflege kann unseres Erachtens dazu beitragen, die Dimension Gender besser auf die Tätigkeit zu beziehen. Mehr noch, gendersensible Pflege, sowie die Erweiterung der Handlungsoptionen von Pflegekräften setzt voraus, dass es Möglichkeiten gibt innezuhalten und die jeweilige Konstellation des Pflegearrangements und der Betreuungssituation zu reflektieren (vgl. Backes et al. 2008).

Wir möchten bei unseren Ausführungen nicht defizitär auf ambulante Pflege blicken und quasi appelativ zusätzliche Kompetenzen oder Agenden den Mitarbeiterinnen und Organisationen eines ohnehin mehr als komplexen und fordernden Arbeitsbereiches aufbürden. Es geht uns vielmehr darum deutlich zu machen, unter welchen schwierigen strukturellen Voraussetzungen Mitarbeiterinnen in der mobilen Pflege tätig sind und zu diskutieren, welche Formen des Umgangs mit Geschlechterfragen und geschlechtsspezifischen Rollenerwartungen sowohl für die Pflegekräfte als auch die Betroffenen hilfreich sein könnten. Die Reflexion von „doing gender" (West/Zimmermann 1987) als Ressource für eine mitarbeiterInnen- und betroffenenorientierte mobile Pflege.

In unserem Beitrag wollen wir daher auf der gesundheitspolitischen Makroebene Gender in der ambulanten Pflege vor dem Hintergrund dieses strukturell benachteiligen, vorwiegend weiblichen Tätigkeitsbereichs beleuchten, und exemplarisch skizzieren, wie in diesem anspruchsvollen Arbeitsfeld eingelagert, ambulante Pflegerinnen auf der individiduellen Mikroeben in der

Betreuung Geschlechterrollen interpretieren bzw. mit expliziten und impliziten sozialen Erwartungen umgehen. Die Frage, welche Ressourcen Organisationen auf der Mesoebene haben, ihre MitarbeiterInnen in diesen herausfordernden Betreuungssituationen zu unterstützen, soll diskutiert werden.

Zu Beginn richten wir den Blick daher nochmals vertiefend auf die spezifischen Rahmenbedingungen mobiler Pflege. Die Beschreibung struktureller Benachteiligung der Pflege auf gesellschafts- und gesundheitspolitischer Ebene im Lichte genderhierarchischer Muster soll die Herausforderungen für mobile Pflegerinnen sichtbar machen.

In der unmittelbaren Betreuung ist der Umgang mit „doing family" und „doing dorf" eine zu wenig explizit thematisierte Kernaufgabe mobiler Pflegerinnen. Die Ressourcen eines reflexiven Zugangs sollen besprochen werden. Abschließend wird nochmals die Frage nach den gesellschafts- und gesundheitspolitischen Handlungsbedarfen gestellt.

Spezifische Charakteristika des Tätigkeitbereichs ambulante Pflege

Hohe Anforderungen versus schwierige Rahmenbedingungen

Ambulante Pflege ist ein besonders herausforderndes Arbeitsfeld. In der Wohnumgebung der KlientInnen muss Pflege unter vielfach schwierigen Rahmenbedingungen organisiert und durchgeführt werden. In der unmittelbaren Betreuungssituation fehlt vielfach kollegiale Unterstützung und die Möglichkeit des fachlichen und sozialen Austauschs. Die diplomierte PflegerIn oder die PflegehelferIn sind in der mobilen Pflege meist alleine unterwegs. In ihrem Tätigkeitsbereich sind sie, insbesondere im mitverantwortlichen Bereich, auf eine gute Kooperation und Kommunikation mit HausärztInnen angewiesen. Tragfähige Kooperationen zu Krankenhäusern und Pflegeheimen, zu Hospizteams und Palliativteams fehlen meist. Die Betroffenen und ihre An- und Zugehörigen haben vielschichtige, oft unterschiedliche bzw. stark divergierende Erwartungen an die Pflege. Innerfamiliale Entwicklungsdynamiken (vgl. Gröning/Kunstmann 2005) im Betreuungsverlauf fordern heraus und bedingen einen hohen Aushandlungs- und Kommunikationsbedarf. Demgegenüber steht eine zeitlich knapp bemessene Organisationsstruktur und ein gewachsenes, professionalisiertes Selbstverständnis ambulanter Pflege, das sich stark an körperbezogenen Tätigkeiten und linearer Pflegeplanung orientiert (vgl. Wegleitner et al. 2007). Neben sehr differenzierten fachlichen Kenntnissen ist ein hohes Maß an Selbstorganisation und kommunikativen Fähigkeiten erforderlich. Zudem wird den ambulanten Pflegekräften körperlich vieles abverlangt, etwa bei bettlägerigen und immobilen KlientInnen. Laut einer Studie der Hamburger Berufsgenossenschaft für Gesundheitsdienst und Wohlfahrtspflege (BGV) sind 57 % der mobilen Pflegekräfte durchgängig durch „Heben und Tragen" belastet, 50 % durch „Arbeiten in unangenehmer Haltung", 39 % durch Bücken und 36 % durch langes Arbeiten in derselben Haltung (BGW 2002, S. 11).

In Österreich sind in den mobilen Diensten an die 95 % Frauen (Simsa et al. 2004) tätig, die diese Arbeit leisten. Die wenigen Männer finden sich am ehesten in Leitungspositionen. Diese Feminisierung der mobilen Pflege trifft Arbeitsbedingungen, die von Krenn und Papouschek (2006) so charakterisiert werden:

> *„Generell kann im Bereich der mobilen Pflege davon ausgegangen werden, dass hier hohe Arbeitsbelastungen mit tendenziell schlechten Arbeitsbedingungen gekoppelt sind."* (Krenn/Papouschek 2006, S. 11)
> *„Mehrarbeit, schwankende Arbeitsbelastungen und geteilte Dienste charakterisieren den Tätigkeitsbereich."* (ebd., S. 14)

Die multiplen Anforderungen an die Tätigkeit der mobilen Pflege und die zur Verfügung stehenden Rahmenbedingungen und Strukturen klaffen demnach weit auseinander (Wild 2002, Wegleitner/Heimerl/Wild 2007).

Ambulante Pflege als expandierender Sektor

Professionalisierte ambulante Pflege ist ein expandierender Sektor. Die Zahl der pflegebedürftigen Menschen wird weiterhin zunehmen, gleichzeitig nimmt die Möglichkeit und die Bereitschaft zur direkten Pflege im informellen Sektor durch Angehörige ab (Blinkert/Klie 2004, Gröning/Kunstmann 2005). Relativierend muss festgehalten werden, dass dieser Trend nicht ganz ungebrochen wahrgenommen werden kann. So hat sich etwa in Deutschland nach Einführung der Pflegeversicherung gezeigt, dass die familialen Pflegestrukturen stabiler als angenommen sind. Der Bedarf an professioneller ambulanter Pflege ist nicht im befürchteten Maße gestiegen. Im Gegenteil: kurzfristig zu viele zugelassene Pflegedienste führten zu einem enormen Wettbewerb (vgl. Gröning 2005). Professionelle häusliche Pflege wird jedoch grundsätzlich vermehrt benötigt und angefragt (Badelt et al. 1997, Schneider/Österle 2003, Krenn/Papouschek 2006). So kann etwa in Österreich seit Mitte der 90er Jahre eine Verdopplung der MitarbeiterInnen in diesem Bereich festgestellt werden (Spicker/Schopf 2007).

Ambulante Pflege als entgrenzte Tätigkeit

In der Arbeitswelt der Moderne schreitet die „Entstandardisierung" der Erwerbsarbeit voran. Die Rahmenbedingungen werden vielfältiger und aus industriegesellschaftlichen Normen[2] herausgelöst. Teilzeitarbeitsverhältnisse, hohe Mobilität und Fluktuation, fragile vertragliche Anstellungen, das Prekariat prägen viele Arbeitsbereiche. Diese „Entgrenzung" der Arbeit lässt sich in der mobilen Pflege besonders an folgenden Aspekten festmachen (vgl. Krenn/ Papouschek 2006):

1. Die Flexibilisierung von Arbeitszeit und dadurch das Ineinanderfließen von Beruf und privatem Leben.
2. Die Auflösung des Betriebs als organisatorische und soziale Arbeit durch die mobile, dezentrale Tätigkeit.
3. Die Subjektivierung der Tätigkeit durch das Auflösen der Grenzen zwischen Arbeitstätigkeit und Subjekt.

Insbesondere in ländlichen Regionen sind in der mobilen Pflege teilzeitbeschäftigte MitarbeiterInnen in unbefristeten angestellten Arbeitsverhältnissen tätig. Im städtischen Gebiet gibt es vielfach atypische Beschäftigungsverhältnisse über Leiharbeitsfirmen in Pflegepools (Krenn/Papouschek 2006, Spicker/Schopf 2007).

Für das professionelle Selbstverständnis mobiler Pflege, primär als improvisierende EinzelkämpferIn tätig zu sein (vgl. Wegleitner/Heimerl/ Wild 2007), ist unter anderem der ausgesprochen dezentrale Tätigkeitsbe-

---

2 Die Beobachtung der Entgrenzung und der Diskurs dazu – darauf machen Krenn und Papouschek (2006) aufmerksam – beziehen sich zunächst auf den Standard der Arbeitswelt von männlichen Industriearbeitern und deren Arbeitsbedingungen.

reich verantwortlich. Die Arbeitszeit wird nicht an einem fixen, gemeinsamen Arbeitsort ausgeübt, sondern bei den KlientInnen zu Hause. Dies hat unterschiedliche Konsequenzen: Die Arbeit kann „unbeobachtet" von KollegInnen oder Vorgesetzten durchgeführt werden. Es gibt in diesem Sinn wenig „Kontrolle", die Pflegenden können ihre eigenen beruflichen – und persönlichen (im Sinne von Entgrenzung) – Normen im Alltag als Leitende leben. Diese „Freiheit" (im Gegensatz zur ausgeprägten Hierarchie in stationären Kontexten) ist für viele die wesentliche Motivation für die Ausübung des Berufsbildes.

Andererseits fehlen im Alltag die Unterstützungspotenziale, die KollegInnen in stationären Kontexten zur Verfügung stehen. Die Pflegende kann eben nicht einfach eine Kollegin holen, mit der Bitte, „... sich die die Situation anzuschauen und etwas zu raten". Trotz der intensiven Kontakte zu den KlientInnen führt das zu einer Form der beruflichen Vereinsamung im Alltag und zu dem Gefühl, viel Verantwortung alleine tragen zu müssen. In der Vereinsamung ähnelt die Situation der Tätigkeit von nicht-berufstätigen Frauen, die Reproduktionsarbeit in der Familie erbringen. Dies führt auch dazu, dass es keine beruflichen Rückzugsorte (Pausenräume) gibt, die Frauen sind immer unterwegs oder bei KlientInnen. Unter anderem wird für die mobile Pflege in der Großstadt Wien berichtet, dass Pausen auf einem Faltstockerl sitzend bei der Straßenbahnhaltestelle alleine verbracht werden.

„Doing Dorf"

Projekterfahrungen im ländlichen Bereich (Wegleitner 2004, Wegleitner 2005, Wegleitner/Heimerl/Wild 2007), überwiegend in kleinen Gemeinden (Dörfern), zeigen, dass die Abgrenzung der Arbeitswelt von der Erwerbswelt nie die Norm gewesen ist. Nicht gewesen sein kann. Primär lebt man nachbarschaftlich miteinander, mit (geschlechts-)spezifischen Rollenerwartungen und den daraus folgernden soziostrukturellen Begrenzungen, insbesondere für Ehepartnerinnen, Töchter, Schwiegertöchter und Schwestern. Geht man zudem der Berufstätigkeit der Pflege nach, so besteht quasi die unausgesprochene, aber umso deutlichere Erwartung, dass im Rahmen der Nachbarschaftshilfe selbstverständlich weitergepflegt wird, auch wenn die Arbeitszeit ausgeschöpft ist.

In diesem „Doing Dorf" ist die Entgrenzung unter anderem dadurch mitbedingt, dass die Erwerbstätigkeit als mobile Pflegende nahezu identisch ist mit der im Rahmen des Rollenbildes von Frauen in ländlichen Gemeinden erwarteten informellen Pflegetätigkeit. Im engeren Sinn handelt es sich dabei allerdings nicht um Entgrenzung, denn Abgrenzung als Ausgangssituation war für Frauen nie dörfliche Lebensrealität. Auf individueller Ebene ist es für die Mitarbeiterinnen der mobilen Pflege daher oft nicht möglich sich dieser Dynamik des „Doing Dorf", der als selbstverständlich erachteten nachbarschaftlichen Hilfe, bei der Pflege zu entziehen

Ambulante Pflege im Spannungsfeld von straffer Organisationsstruktur und Care-Ethik

Die Pflege hatte es prinzipiell schwer, sich in Abgrenzung zur Familien- und Hausarbeit als Profession zu etablieren und gesellschaftlich wertschätzend wahrgenommen zu werden. Umso stärker waren die Bemühungen der Professionalisierung in diesem Frauenarbeitsbereich. Die Verankerung der Pflegewissenschaften auf akademischer Ebene in den letzten Jahren sowie die konzeptionelle Erweiterung pflegerischen Selbstverständnisses zeigen deren Erfolg. Gleichzeitig ging mit den Bemühungen um ein abgegrenztes Arbeitsfeld eine starke Ausdifferenzierung des Tätigkeitsbereiches und eine Effizienzorientierung, analog der Medizin, einher. Das führte einerseits zur Fragmentierung eines ganzheitlichen Care-Ansatzes bzw. eines ursprünglichen fürsorglichen Ethos bürgerschaftlich erbrachter Pflege (Kumbruck/Senghaas-Knobloch 2006) und andererseits zur Entwicklung von Versorgungsstrukturen, die entlang der Optimierung von fachlichen Abläufen organisiert wurden (vgl. Böhle et al. 1997). Körperbezogene Tätigkeiten und lineare Pflegeplanung standen nun im Zentrum pflegerischen Handelns. Der bedürftige Mensch und seine An- und Zugehörigen haben in einer straffen Ablauflogik nur mehr bedingt Raum, wahrgenommen zu werden (vgl. Wettreck 2001). Die mobile Pflege in Österreich ist in ihrem Selbstverständnis und auch in den Abläufen teilweise noch in diesen alten Mustern verhaftet. Dem Bedarf der Betroffenen nach einer prozesshaften, systemischen, auf die Gesamtsituation abgestimmten Pflege können MitarbeiterInnen innerhalb dieser Strukturen nur schwer gerecht werden. Die MitarbeiterInnen der mobilen Pflege sind demnach täglich damit beschäftigt – und verzweifeln nicht selten daran – diese Spannungsfelder zu balancieren (vgl. Wegleitner/Heimerl/Wild 2007).

Das Dilemma des täglichen an die Grenzen Stoßens wird von MitarbeiterInnen der mobilen Pflege in doppelter Weise erlebt. Zum einen können sie innerhalb der Rahmenbedingungen mobiler Pflege ihrem eigenen, von Care Ethik (Conradi 2001) geprägten, Selbstverständnis und ihren Ansprüchen nicht gerecht werden. Zum anderen sind die beruflichen Muster einer standardisierten, linearen Ablaufplanung vielfach so stark internalisiert, dass es keine Möglichkeit des Innehaltens gibt, um einem ganzheitlichen Care Verständnis Zeit und Raum zu verschaffen.

Denn wie auch Böhle et al. (1997) in einer explorativen Untersuchung des pflegerischen Handelns berufserfahrener Altenpflegerinnen zeigen, sind gerade Empathie, Beziehungsfähigkeit und Mitmenschlichkeit jene Leitideen, die Pflegerinnen ihren Beruf ergreifen haben lassen und ohne die ihre Arbeit nicht sinnerfüllend wäre. Ganzheitliche Wahrnehmung, Erfahrungswissen, situatives Handeln und interaktiv-dialogische Zugänge führen nach Böhle et al. in der Pflege eher zum Erfolg und sind zudem auch ökonomischer als zweckrationale deduktive Handlungsmuster. Setzt man dieses Bild in Relation zu einer von Beziehungsintensität, Kontextbezogenheit und Verwiesenheit geprägten Care Ethik, so kann es als große Ressource betrachtet werden, wenn diesem Selbstverständnis durch verfügbare Räume und Zeiten in der mobilen Pflege zur Geltung verholfen werden kann.

Kumulierte strukturelle Benachteiligung der ambulanten Pflege

Wie gezeigt werden konnte, ist mobile Pflege dem gesellschaftlichen Bedarf entsprechend ein stark wachsendes feminisiertes Arbeitsfeld mit vielschichtigen Herausforderungen. Gesellschaftliche und damit auch ökonomische Wertschätzung geht mit diesem Trend nur bedingt einher. Mobile Pflege, nach wie vor als haushalts- und familiennahe Tätigkeit (wenig anerkannte Reproduktionsarbeit) gesellschaftlich verortet und mit entsprechenden sozialen Profilierungsproblemen behaftet, wird entgegen allen gesundheitspolitischen Ankündigungen noch immer radikal unterdotiert und ist strukturell nicht bedarfsgerecht ausgebaut (vgl. Wild 2002, Rogner 2008). Die Aufmerksamkeiten liegen beim stationären, medizinnahen, akuten und technikintensiven Bereich. Die Strukturen und Finanzierungsanreize im Gesundheitssystem sind aus den naturwissenschaftlichen, körperzentrierten Bedarfen der Medizin und der betriebswirtschaftlich orientierten Gesundheitsökonomie erwachsen. Dem Wunsch vieler Menschen, vorwiegend zu Hause versorgt zu werden, und auch zu sterben, steht neben den zunehmend fehlenden privaten Versorgungsnetzwerken – Familie, FreundInnen und NachbarInnen – daher im wesentlichen Maße die Finanzierungslogik des Gesundheitssystems gegenüber. Stationäre und ambulante Leistungen werden aus unterschiedlichen Quellen finanziert, dabei wird der stationäre akutmedizinische Versorgungsbereich deutlich bevorzugt. Laut Statistik Austria (2009) wurden im Jahr 2006 von Seiten des Staates und der Sozialversicherungsträger für die stationäre Gesundheitsversorgung in Österreich 8920 Millionen Euro ausgegeben, während in die ambulante Gesundheitsversorgung 4682 Millionen Euro, also etwas mehr als die Hälfte des Finanzvolumens, flossen. Die privaten Haushalte und Versicherungsunternehmen haben mit 2081 Millionen Euro hingegen deutlich mehr in ambulante Gesundheitsversorgung, als, mit 1637 Millionen Euro in die stationäre Gesundheitsversorgung investiert. D. h. es gehen weniger öffentliche Mittel in den ambulanten Bereich und zudem müssen die Betroffenen im Gegensatz etwa zum Krankenhaus hohe Selbstbehalte bezahlen. Der gesundheitspolitische Anreiz für ambulante Pflege fehlt. Es lässt sich demnach auf der Makroebene, der Gesundheitspolitik, eine deutliche strukturelle Marginalisierung der ambulanten Pflege beobachten.

Auf der Mesoebene, d. h. im Arbeitsbereich Pflege und der darin tätigen Organisationen zeigt sich, dass etwa in Österreich nur 3,6 % aller diplomierten Pflegekräfte und nur 8,6 % aller Pflege- und AltenhelferInnen in der mobilen Pflege tätig sind (Krajic et al. 2005, S. 17). Zum einen bedingt durch die fehlende Struktur, zum anderen aber auch wesentlich durch die hohen Kompetenzanforderungen, denen keine entsprechende Honorierung gegenübersteht, hervorgerufen. Es fehlt somit sowohl an der Aufmerksamkeit der Kostenträger als auch an ausreichend verfügbaren qualifizierten Pflegerinnen (vgl. Wild 2002, ÖBIG 2006). Damit ist mobile Pflege auch innerhalb des ohnehin strukturell benachteiligten Bereichs der Pflege marginalisiert.

In Trägerorganisationen, wo ambulante Pflege nur einen Teil eines breiteren Angebotsportfolios darstellt, steht sie in inhaltlicher und ökonomischer

Aufmerksamkeitskonkurrenz. Die ambulante Pflege sieht sich damit neben der gesundheits- und sozialpolitischen strukturellen Benachteiligung gegenüber anderen Handlungsfeldern im Gesundheitssystem sowohl nach innen wie nach außen mit Legitimationsbedarf konfrontiert: in krisenhaften Zeiten der Rationierung von Budgets im Sozial- und Gesundheitsbereich eine große Herausforderung.

MitarbeiterInnen der ambulanten Pflege müssen sich daher auf der Mikroebene, in ihrem Arbeitsalltag, in eng gefassten Grenzen bewegen. Wollen Pflegerinnen ihrem geweiteten fürsorglichen Versorgungsselbstverständnis gerecht werden, ist dies lediglich im Rahmen „supererogatorischen Handelns" (Manzeschke 2009) möglich. *„Supererogation bezeichnet ein Handeln, das gut, aber nicht geboten ist, das in Richtung des Besseren über das Pflichtgemäße hinausgeht."* (Ebenda, S. 24) Insbesondere in der mobilen Pflege ist es daher üblich, dass MitarbeiterInnen strukturelle Engpässen mit unbezahlter Mehrarbeit kompensieren. Der eigene Selbstanspruch gepaart mit spezifischen gesellschaftlich, moralischen Erwartungen an Pflegerinnen führt zu permanentem Handeln in Dilemmasituationen, zu latenter Überforderung und Unzufriedenheit sowie daraus folgernder Personalfluktuation

> *„Die Forderungen an die Pflegekräfte im ambulanten und stationären Gesundheitsdienst sind über Parameter klar definiert. Die gesellschaftliche, moralische Erwartung an die Pflegekräfte geht klar über dieses Maß hinaus. Folge: Die Pflegekräfte geraten in eine moralische, kognitive und emotionale Dissonanz – und bleiben damit allein!"* (Manzeschke 2009, S. 25)

Doing Gender und Doing Family als Herausforderungen in der ambulanten Pflege

Der dezentrale Arbeitsort in der Häuslichkeit der KlientInnen eröffnet den pflegenden Frauen oft einen wesentlich tieferen Einblick in die familiäre und soziale Situation der Pflegebedürftigen als dies in anderen Pflegekontexten der Fall ist. Die Pflegenden lernen Familienmitglieder in ihrer eignen Umgebung kennen und haben Einblick darin, wie die Pflege im KlientInnensystem im Alltag gehandhabt wird. Die Familie als „Herstellungsleistung", das „doing family" (Schier/Jurczyk 2007), kann oft direkt beobachtet werden, insbesondere in Bezug auf das Erbringen von informellen Pflegeleistungen in der Familie.

Pflegesituationen werden wesentlich von Interventionen professioneller Pflegerinnen bestimmt. Beobachtungen und Gespräche im Rahmen von unterschiedlichen Projekten (z. B. Wegleitner 2004, Wegleitner/Heimerl/Wild 2007) haben gezeigt, dass diese Interventionen auch auf Interpretationen der jeweiligen innerfamilialen Dynamiken und Rollenerwartungen beruhen. Den Referenzrahmen der in der ambulanten Pflege tätigen Frauen stellen dafür die eigenen Wertemuster, das eigene doing gender und doing family dar.

So haben etwa auch Analysen von Versorgungsschnittstellen in der häuslichen Versorgung (vgl. Wegleitner 2004) gezeigt, dass sich die professionellen PflegerInnen in ihren Betreuungshandlungen häufig im Spannungsfeld zwischen „wahrnehmen und (fachlich) adäquat bearbeiten versus werten und beurteilen“ von Problemlagen der Betroffenen bewegen.

Wie die Reflexion der genderhierarchischen Muster, der geschlechterbezogenen Zuschreibungen und Rollenerwartungen, wie auch das jeweilige doing gender (West/Zimmermann 1987) der Betroffenen und ihrer An- und Zugehörigen, aber insbesondere auch der professionellen Pflegerinnen, im Alltag von ambulanten Pflegediensten zu integrieren ist, stellt demnach eine Kernherausforderung dar.

Die Reflexion von Gender auf unterschiedlichen Ebenen des Gesundheitssystems

Familiales Handeln lässt sich – folgt man dem aktuellen Forschungsprojekt der Universität Graz „doing family“ (Egger 2009), im Spannungsfeld „zwischen Gesellschaftspolitik und individueller Aushandlungspraxis“ ansiedeln.

Wir wollen hier neben der Mikroebene des Individuums und der Makroebene der Gesellschaft eine dritte Ebene der Reflexion einführen. Wir sehen die „Auseinandersetzung mit der ethischen Dimension“ (Gröning/Kunstmann 2005) des „Doing Family“ in der mobilen Pflege als eine Aufgabe des sozialen Systems – des mobilen Pflegedienstes –, also der Mesoebene, und wollen das in der Folge begründen.

Mikroebene: die Perspektive der einzelnen Pflegenden

Auf unmittelbarer Betreuungsebene ist neben einem gendersensiblen Pflegezugang die große Herausforderung, wie die Pflegefachkräfte mit internalisierten Geschlechterrollen und genderspezifischen Erwartungen in der Betreuungsbeziehung zu den Betroffen und ihren An- und Zugehörigen umgehen, bzw. welche Interventionen daraus resultieren.

Wir gehen davon aus, dass individuelle Bilder der einzelnen Mitarbeiterinnen in der Pflege in Bezug auf „doing family" existieren. Wir wissen nicht, ob die von Gröning und Kunstmann geforderte „innerfamiliäre Gerechtigkeit" als Bedingung für die häusliche Pflege für die einzelnen Pflegenden ein Anliegen ist und welche Vorstellungen sie davon haben, wie diese hergestellt werden soll und kann. Es wird als eines der Charakteristika von „doing family" beschrieben, dass es im Alltag implizit, das heißt ohne Möglichkeit es zu reflektieren, – stattfindet:

> *„Da Familie nicht auf lineare Zweckerfüllung zielt, sondern auf emotionale und oft körpergebundene Prozesse, deren besondere Qualität und Sinnsetzung gerade darin besteht, nicht rational kalkuliert zu sein, sondern zu ‚geschehen', erfolgt das Doing Family nicht unbedingt immer zielgerichtet, intentional und geplant, sondern häufig beiläufig. Dabei sind Prozesse der Herstellung von Familie oft ‚vermischtes Tun' (Ostner/Pieper 1980), indem beispielsweise Trösten und Zuhören während der Essenszubereitung stattfinden."* (Schier/Jurczyk 2007)

Mesoebene: die mobilen Pflegdienste und ihre Trägerorganisationen

Mag sein, dass die einzelnen Pflegenden hier explizite Vorstellungen haben, auf der Ebene der Gesamtorganisation „mobile Pflege" für den einzelnen Träger bleiben diese Vorstellungen implizit, insofern als sie – unserer Wahrnehmung nach (vgl. Wegleitner/Heimerl/Wild 2007) nicht verhandelt werden. Der notwendige ethische Diskurs wird explizit nicht geführt, Leitbilder der ambulanten Pflege enthalten dazu keine Hinweise. Wir wissen also nicht, welches Bild von familialen Generationenbeziehungen mobile Pflegedienste in Österreich entwerfen, wir können lediglich beobachten, dass dies nicht Gegenstand der Reflexion ist.

> *„Im Hinblick auf die Beratung pflegender Angehöriger ist entsprechend zu fordern, dass die Prozesse, die in der Familie dazu beitragen, die Pflege als alleinige Angelegenheit der pflegenden Frauen zu deklarieren statt sie als ‚familiales Projekt' zu verstehen und zu einer Angelegenheit aller Familienmitglieder zu machen, konzeptionell zu berücksichtigen und im Rahmen der konkreten Beratungssituation zu bearbeiten sind."*

Was bedeutet diese Forderung von Gröning und Kunstmann (2005, S. 51) für die Situation der professionellen häuslichen Pflege?

Die mobile Pflege wird – insbesondere im ländlichen Raum – oft erst dann beigezogen, wenn das „Doing Family" in Bezug auf die Pflegsituation dekompensiert, das heißt, wenn die pflegenden Angehörigen an oder oftmals sogar jenseits ihrer Belastungsgrenze angekommen sind. Die mobile Pflege kann in dieser Situation nicht den gesamten Betreuungsbedarf auffangen. Eine der Erwartungen an die mobile Pflege in dieser Situation ist es, dass sie Beratung in Bezug auf zusätzliche Unterstützungsmöglichkeiten anbietet. Diese Beratung erfolgt sowohl in Bezug auf zusätzliche professionelle Pflege als auch (bei oft knappen monetären Ressourcen der Pflegebedürftigen) in Hinblick auf zusätzliche informelle Pflegeressourcen. Hier kommen die Mitarbeiterinnen der mobilen Pflege in die Lage, das „doing family" – also die Frage, wie zusätzliche Pflegeleistungen in der Familie herzustellen wären zu beraten. Sie tun dies vor dem Hintergrund ihrer eigenen Vorstellungen von Familie, die jedenfalls auf der organisationalen Ebene implizit sind.

Pflegerinnen stehen damit potenziell im Spannungsfeld von auf der einen Seite privaten Geschlechterverhältnissen und daran gekoppelten Rollenerwartungen sowie dem internalisierten „doing-family" zu Hause und auf der anderen Seite dadurch bedingten geschlechtsspezifischen Rollenerwartungen an die pflegende Familie. Betreuungsinterventionen werden dadurch maßgeblich mitbestimmt.

Die Reflexion von Geschlechterverhältnissen in der ambulanten Pflege als Entwicklungsressource

Wir schließen uns grundsätzlich Gröning und Kunstmann an, wenn sie fordern: *„Eine Auseinandersetzung mit den ethischen Dimensionen (familialer) Generationenbeziehungen ist unabdingbar, vor allem deshalb, weil deren*

Gestaltung unter den Bedingungen der Moderne nicht länger durch den unreflektierten Rückgriff auf Traditionen ... begründbar ist." (Gröning/Kunstmann 2005, S. 51)

Allerdings fragen wir, auf welcher Ebene diese Auseinandersetzung stattfinden kann und soll. Der Ansatz, Beratung auf individueller Ebene zu etablieren und hier sowohl bei professionellen wie auch familialen Pflegenden einen reflektierten Umgang mit Gender und familialen Beziehungen in der Pflege zu fördern, scheint uns zu kurz gegriffen. Hier wird letztlich wieder die ethische Verantwortung an die individuell pflegende Frau delegiert.

Unseres Erachtens ist eine wesentliche Ressource, um die Gender-Perspektive in ihren ethischen Dimensionen expliziter zu verhandeln, nachhaltig in das Selbstverständnis ambulanter Pflege zu integrieren und damit auch als wichtigen Teil pflegerischer Interventionen wahrzunehmen: die Ermöglichung der Reflexion von Betreuungssituationen durch die jeweilige Trägerorganisation. Es geht darum, kollektiv das Selbstverständnis von ambulanter Pflege und von Pflegebeziehungen zu erweitern, in konkreten Betreuungssituationen den Pflegerinnen Hilfestellungen dabei zu geben, einen guten Umgang mit herausfordernden, ethisch aufgeladenen Geschlechterfragen zu etablieren. Es könnte integraler Bestandteil von Besprechungsstrukturen in Pflegeorganisationen sein, wertvolle Wahrnehmungs- und Analysedimension in das Selbstverständnis ambulanter Pflege aufzunehmen und eine Differenzsetzung vom eigenen doing gender und doing family zu den sozialen (Geschlechter-) Verhältnissen in den betroffenen Familien und informellen Betreuungsnetzwerken zu ermöglichen.

Die Aufgabe der Organisation wäre demnach, auch die ethische Auseinandersetzung in Bezug auf das „doing family" der KlientInnen und in Bezug auf die impliziten normativen Vorstellungen die über KlientInnenberatung vermittelt wird, zu fördern. Voraussetzung dafür ist allerdings, dass sich die beratenden Pflegenden ihrer eigenen normativen Vorstellungen bewusst sind, das heißt, dass die Trägerorganisation der mobilen Pflege Räume für diese Auseinandersetzung schafft. Da es sich um ethische Auseinandersetzung handelt, scheinen uns dafür ethische Fallbesprechungen (vgl. Reitinger et al. 2007, Heller 2009), die sowohl das eigene „doing family" als auch das „doing family" der KlientInnen zum Thema machen, als besonders geeignet. Es braucht demnach Zeiten, Orte, Rahmenbedingungen und Moderation für ethische Fallbesprechungen in der mobilen Pflege, auch wenn diese etwa im Vergleich mit der stationären Altenhilfe schwieriger zu organisieren sind (vgl. Reitinger et al. 2007). Mit den ethischen Fallbesprechungen kann zum einen unmittelbarer Handlungsdruck aufgenommen und die MitarbeiterInnen durch die systemische Bearbeitung von Dilemmata und Konfliktsituationen in ihrer individuellen Verantwortung ein Stück weit entlastet werden. Zum anderen wird über deren kontinuierliche Ausrichtung ein gendersensibles Selbstverständnis in der Organisation vergemeinschaftet, das sowohl Betroffenen- als auch den MitarbeiterInnenorientierung befördert.

Makroebene: Eine Ethik des Helfens und Begleitens etablieren – eine gesundheitspolitische Schlussfolgerung

Intoniert haben wir unseren Diskussionsbeitrag zu Gender in der ambulanten Pflege mit einem Blick auf suboptimale strukturelle Rahmenbedingungen, die wesentlich die gesellschaftliche und gesundheitspolitische Aufmerksamkeit – bzw. das Fehlen dieser – widerspiegeln. Mit der Hoffnung ihrer Veränderung verknüpft – denn erst dann eröffnen sich auch auf Organisationsebene und individueller pflegerischer Betreuungsebene nachhaltig andere Handlungsspielräume im Umgang mit Dilemmata und mit Geschlechterfragen –, wenden wir auch abschließend unseren Blick auf die gesellschaftspoltische Dimension.

Auf der gesellschafts- und gesundheitspolitischen Ebene wird in der gesamten Gender-Debatte in der Pflege nämlich eine Kernproblematik zugespitzt sichtbar. Werden wir als Gesellschaft uns – und die Politik als vertretendes und ausführendes Subsystem –, weiterhin einseitig einer „Ethik des (physischen) Rettens und Heilens“ verpflichtet sehen? Was die Perpetuierung einer männlichen, handlungsdynamischen, akutmedizinischen, stationären und technikintensiven Versorgungsphilosophie bedeuten würde. Oder gibt es auf gesundheitspolitischer Ebene zunehmend eine Aufmerksamkeit für eine dem gesellschaftlichen Versorgungsbedarf wesentlich eher entsprechende „Ethik des Helfens und Begleitens“ (Klaus Dörner). Dies würde automatisch auch verbesserte und adäquatere Rahmenbedingungen für (ambulante) Pflege bedeuten. In dem Maße, wie dies gesamtgesellschaftlich – nicht nur aus einer grenzenlosen Not heraus unabwendbar – befördert wird, werden sich die Rolle und der Status von bis dahin feminisierten Hilfe- und Pflegeberufen im Spektrum des Gesundheitssystems verändern. Begleiten und Pflegen zu Hause, sowohl professionell wie auch ehrenamtlich/familiär, als Selbstverständlichkeit nicht mehr ausschließlich in Frauenverantwortung zu sehen, wäre dabei wohl einer der wesentlichsten Indikatoren für eine veränderte gesellschaftliche Wahrnehmung und Anerkennung von (ambulanter) Pflege.

Literatur

Backes, Gertrud/Amrhein, Ludwig/Wolfinger, Martina (2008): Gender in der Pflege. Herausforderungen für die Politik. Expertise im Auftrag der Friedrich-Ebert-Stiftung, Bonn: WISO Diskurs

Badelt, Christoph/Holzmann-Jenkin,s Andrea/Matul, Christian/Österle, August (1997): Analyse der Auswirkungen des Pflegevorsorgesystems, Wien: BM für Arbeit, Gesundheit und Soziales

BGW (Berufsgenossenschaft für Gesundheitsdienst und Wohlfahrtspflege) (Hrsg.) (2002): Gesundheitsrisiken in ambulanten Pflegediensten. Information zu Grundlagen der Prävention und Rehabilitation, Hamburg

Blinkert, Baldo/Klie, Thomas (2004): Solidarität in Gefahr? Pflegebereitschaft und Pflegebedarfsentwicklung im demografischen und sozialen Wandel, Hannover: Vincentz Verlag

Böhle, Fritz/Brater, Michael/Maurus Anna (1997): Pflegearbeit als situatives Handeln. Ein realistisches Konzept zur Sicherung von Qualität und Effizienz der Altenpflege. Pflege, Band 10, 1997, Heft 1, Bern: Verlag Hans Huber, S. 18–22

Conradi, Elisabeth (2001): Take Care. Grundlagen einer Ethik der Achtsamkeit, Frankfurt/New York: Campus

Egger, Rudolf (2009): doing family. Lebenswelten von Müttern und Vätern in erweiterten Familiensystemen. http://www.uni-graz.at/rudolf.egger

Gröning, Katharina/Kunstmann, Anne-Christin (2005): Krise der familialen Altenfürsorge – Krise der Familie oder Krise des Patriarchats? In: IFF Info 22 (2): 47–52

Gröning, Katharina/Kunstmann, Anne-Christin/Rensing, Elisabeth (2004): In guten wie in schlechten Tagen. Konfliktfelder in der häuslichen Pflege, Frankfurt a. M.

Gröning, Katharina (2005): Familiensensibilität – eine Schlüsselkompetenz für die Zukunft der häuslichen Pflege. Vortrag im Rahmen der Veranstaltung: „Pflegende Angehörige: Zu Hause pflegen – Chancen und Möglichkeiten", Gelsenkirchen, 14. April 2005. http://www.lpfa-nrw.de/uploads/media/Familiensensibilitaet_Prof-Dr-Katharina-Groening.pdf, Download am 10.12.2009

Heimerl, Katharina/Eggenberger, Eva/Reitinger, Elisabeth/Metz, Christian/Wegleitner, Klaus (2008): Evaluation der mobilen Palliativteams in Oberösterreich. Endbericht im Auftrag des Oberösterreichischen Gesundheitsfonds, Geschäftsstelle für intramurale Aufgaben. Unveröffentlichter Bericht. Wien: IFF, Palliative Care und OrganisationsEthik, Alpen-Adria Universität Klagenfurt

Heller, Andreas (2009): Ethikberatung: Wie kommen wir zu guten Entscheidungen? In: Praxis Palliative Care 1, Praxismaterialien

IFF – Palliative Care und OrganisationsEthik (Hrsg.) (2003): Mobiler Hospizplan Oberösterreich. Integrierte Mobile Palliativversorgung in OÖ. Bedarfsanalyse und Qualitätsentwicklung der mobilen Betreuung von Schwerkranken und Sterbenden Menschen, Wien, Linz

Krajic , Karl/Nowak, Peter/Rappold, Elisabeth (2005): Pflegenotstand in der mobilen Pflege? Diagnosen und Lösungsmöglichkeiten. Projekt Endbericht, Wien: LBIMGS

Krenn, Manfred/Papouschek, Ulrike (2006): „... ja, was willst du viel mitbestimmen?" – Partizipationschancen im entgrenzten Arbeitsfeld mobile Pflege. In: ÖZS 31 (2): 6–28

Kumbruck, Christel/Senghaas-Knobloch, Eva (2006): Das Ethos fürsorglicher Praxis im Wandel – Befunde einer empirischen Studie. artec-paper Nr. 137. Forschungszentrum Nachhaltigkeit. Bremen

Manzeschke, Arne (2009): Spiritualität und Ökonomie – Strukturen und Grenzen der Überforderung in der Pflege. Vortrag auf dem Diakoniekongress zukunft: pflegen am 16.06.2009 in Berlin, http://www.dekv-kongress.de/Symposion/Seminar_7.pdf, Download, am 10.12.2009

ÖBIG Österreichisches Bundesinstitut für Gesundheitswesen (2006): Österreichischer Pflegebericht. Im Auftrag des Bundesministeriums für Gesundheit und Frauen, Wien

Ostner, Ilona; Pieper, Barbara (1980): Problemstruktur Familie – oder: Über die Schwierigkeit, in und mit Familie zu leben. In: dies. (Hrsg.): Arbeitsbereich Familie, Frankfurt a. M., New York, S. 96–170

Pleschberger, Sabine (2007): Die Perspektive der Angehörigen in der Betreuung zu Hause. In: Heller, Andreas/Heimerl, Katharina/Husebø, Stein (Hrsg.): Wenn nichts mehr zu machen ist, ist noch viel zu tun: wie alte Menschen würdig sterben können, Freiburg: Lambertus, 3. neu überarbeitet Auflage, S. 492–505

Reitinger, Elisabeth/Heimerl, Katharina/Heller, Andreas (Hrsg.) (2007): Ethische Entscheidungen in der Altenhilfe. Ein transdisziplinäres Forschungsprojekt. In: kursbuch palliative care 01/2007

Rogner, Michael (2008): Primary nursing in der häuslichen Pflege – eine österreichische Perspektive. In: Österreichische Pflegezeitschrift 05, S. 23–25

Schier, Michaela/Jurczyk, Karin (2007): „Familie als Herstellungsleistung" in Zeiten der Entgrenzung. In: Das Parlament. Beilage aus Politik und Zeitgeschichte Nr. 34 / 20.08.2007, herausgegeben von der Bundeszentrale für politische Bildung, www.bundestag.de/dasparlament

Schneider, Ulrike/Österle, August (2003): Gesundheitssicherung im Alter aus ökonomischer Perspektive. In: Rosenmayr, Leopold/Böhmer, Franz (Hrsg.): Hoffnung Alter, Wien: Universitätsverlag, S. 225–245

Simsa, Ruth/Schober, Christian/Schober, Doris (2004): Belastete AltenpflegerInnen. Zur Notwendigkeit verbesserter Rahmenbedingungen für eine langfristige Qualitätssicherung der Altenpflege. In: SWS-Rundschau 44/4, S. 497–509

Spicker, Ingrid/Schopf, Anna (2007): Besonderheiten der mobilen Pflege und Betreuung: Herausforderungen für die betriebliche Gesundheitsförderung, Wien: Springer

Statistik Austria (2009): Gesundheitsausgaben in Österreich laut System of Health Accounts (OECD) 1990–2007. http://www.statistik.at/web_de/statistiken/gesundheit/gesundheitsausgaben/019701.html, Download, am 10.12.2009

Wegleitner, Klaus (2004): Hospizplan Burgenland. Integrierte Palliativversorgung im Burgenland. Bedarfsanalyse und Qualitätsentwicklung der Betreuung Schwerkranker und setrebender Menschen. Im Auftrag der burgenländischen Landesregierung. Projektbericht, Wien: IFF – Eigenverlag

Wegleitner, Klaus (2005): Leben bis zuletzt – Menschenwürdig Sterben. Palliative Care in Graubünden. Entwicklung einer integrierten Palliativversorgung. Projektbericht, Wien: IFF – Eigenverlag

Wegleitner, Klaus/Heimerl, Katharina/Wild, Monika (2007): Palliative Care in der Hauskrankenpflege – oder das Überwinden traditioneller Versorgungsmuster. In: Heller, Andreas/Heimerl, Katharina/Husebø, Stein (Hrsg.) (2007): Wenn nichts mehr zu machen ist, ist noch viel zu tun: wie alte Menschen würdig sterben können, Freiburg: Lambertus, 3. neu überarbeitet Auflage, S. 524–540

West, Candace/Zimmerman, Don H. (1987): Doing Gender. Gender and Society, Vol. 1, No. 2. (Jun., 1987), pp. 125–151

Wettreck, Rainer (2001): „Am Bett ist alles anders“ – Perspektiven professioneller Pflegeethik. Münster, Hamburg, London: LIT-Verlag

Wild, Monika (2002): Ambulant vor stationär? Quo Vadis? In: Österreichische Pflegezeitschrift, Nr. 5, S. 22–26

Erich Lehner

Schmerz und Depression – die Bedeutung von Gender im Erleben von Leid

Sterben Frauen und Männer unterschiedlich? Diese Frage taucht unwillkürlich auf, wenn man bedenkt, dass die Lebensentwürfe von Frauen und Männern auf vielen Ebenen unterschiedlich verlaufen. In dieser letzten Phase sind Schmerz und Depression häufig auftretende Leidenszustände.[1] An ihnen soll exemplarisch das Leiden im Sterben aus der Geschlechterperspektive skizziert werden. Sowohl für den Schmerz als auch für die Depression gibt es eine Forschungstradition, die sich intensiv mit der Genderdimension dieser Leiden befasst hat.

Schmerz und Gender

Seit Anita Unruhs 1996 erster Überblicksarbeit zu Schmerz und Gender gibt es eine Fülle neuerer Untersuchungen zu Schmerzgeschehen wie Krebsschmerz, neuropathischer Schmerz, Muskel- und Skelettschmerz, Rückenschmerz, Fibromyalgia, Osteoarthritis, Bauchschmerz, Kopfschmerz und Schmerzen infolge chirurgischer und anderer invasiver Eingriffe. Roger Fillingim et al. fassen zusammen: „[T]he prevalence of most common forms of pain is higher among women than men, and women report greater pain after invasive procedures than men, though these findings are less consistent“ (2009, S. 470). Ebenso gilt, „that women are at increased risk for many chronic pain conditions, and women tend to report higher levels of acute procedural pain“ (Fillingim et al. 2009, S. 454).

In Experimenten mit gesunden ProbandInnen erwiesen sich bei künstlich induziertem akuten Schmerz die Schmerzschwelle und die Schmerztoleranz bei Frauen niedriger als bei Männern (Riley et al. 1998). Frauen haben dem-

1 So leiden beispielsweise in einer fortgeschrittenen Krebserkrankung zwischen 68,2 und 85 % an Schmerzen, 77 % an depressiven Symptomen, 3,2 % an Major Depression und 7,5 % an Anpassungsstörungen. (Schwarz/Krauß 2000)

nach eine größere Schmerzsensitivität. Untersucht wurden diese Effekte in Settings mit unterschiedlichen Schmerzstimuli wie Druckschmerz, elektrisch induzierten Schmerz, ischemischen Schmerz und Schmerz durch Hitze- oder Kältestimuli. Eine große Variabilität besteht allerdings in den Effektstärken (Fillingim et al. 2009), die mit der Methode, wie Schmerz im Experiment induziert wird, zusammenhängen kann. Möglicherweise bewirken jene Methoden den größten Effekt, die einen tiefen, tonischen Schmerz hervorrufen (z. B. Druck- oder Kälteschmerz) und so dem natürlichen Schmerz (z. B. Kopfschmerz, Krämpfen etc.) ähnlich sind (Zimmer 2004). Hypothetisch wird angenommen, dass die Unterschiede in der Sensitivität für experimentelle Schmerzreize einen Risikofaktor für die Entwicklung chronischer Schmerzsyndrome bei Frauen darstellen (Zimmer 2004).

Neben den geschlechtsbezogenen Unterschieden in der Schmerzsensitivität sind auch Unterschiede in der Therapie und in der Reaktion auf die Therapie dokumentiert. Obwohl der Verbrauch von rezeptpflichtigen und von nicht rezeptpflichtigen Analgetika bei Frauen höher ist als bei Männern, bleibt die Frage offen, ob die Schmerzen bei beiden Geschlechtern in derselben Qualität behandelt werden. Anlass zur Sorge sind Untersuchungsergebnisse, wonach beispielsweise Frauen öfter als Männer nach einer Herzoperation nur mit Sedativa behandelt wurden, oder Frauen in einer Notfallabteilung weniger Medikamente gegen abdominale Schmerzen bekamen als Männer (Fillingim et al. 2009). Das Geschlecht dürfte bei Diagnose und Therapie eine wesentliche Rolle spielen. In einer schwedischen Untersuchung wurde Ärzten und Ärztinnen zu einer Fallvignette befragt. Allen Untersuchungsteilnehmenden wurde als Fall eine Person mit Nackenschmerzen verbunden mit einer angespannten Familiensituation zur Beurteilung vorgelegt. Unterschiedlich war nur das Geschlecht der leidenden Person. Für eine Gruppe der Ärzte und Ärztinnen handelte es sich um einen Busfahrer für die andere um eine Busfahrerin. Im Falle der Busfahrerin wurden von den Ärztinnen und Ärzten eher nichtspezifische somatische Diagnosen und psychosoziale Fragen gestellt, Medikamente verordnet und zu Physiotherapie und Orthopädie weitergeschickt. Im Falle des Busfahrers wurden verstärkt Laboruntersuchungen angeordnet (Hamberg 2002). Eine andere Untersuchung, die ebenfalls mit Fallvignetten arbeitete und sowohl den Einfluss von Geschlecht als auch ethnische Zugehörigkeit erforschte, zeigte bei den ersten therapeutischen Entscheidungen keine geschlechtsspezifischen Unterschiede, sehr wohl aber im weiteren Vorgehen. Ärzte verschrieben bei hypothetischen Nierensteinschmerzen weißen PatientInnen doppelt so viele Opiate wie afro-amerikanischen PatientInnen und bei hypothetischen Kreuzschmerzen Männern doppelt so viel Opioide wie Frauen. In beiden Fällen zeigten Frauen das umgekehrte Muster (Weisse et al. 2001).

Für Palliative Care besonders bedeutsam ist die Frage, ob Männer und Frauen auch unterschiedlich auf Morphine reagieren. Diese entfalten ihre analgetische Wirkung an den Mü-, Delta-, und Kappa-Rezeptoren. Im klinischen Alltag werden jedoch nur Mü- und Kappa-Opioide verwendet. Während man noch vor einiger Zeit davon ausging, dass beide Gruppen eine größere analgetische Wirkung bei Frauen haben (Fillingim/Gear 2004), lässt sich dies auf der Grundlage neuerer Untersuchungen nur mehr für die Wirkung der Kappa-Opioide sagen. Interessant ist allerdings die Erkenntnis, dass Frauen dann weniger Morphin brauchen, wenn sie selbst die Einnahme kontrollieren. Männer hingegen brauchen weniger Mittel, wenn sie sie verabreicht bekommen. Daraus schließen die AutorInnen, dass Frauen davon profitieren, wenn sie selbst aktiv den Gebrauch von Schmerzmittel steuern können, während Männer sich eher scheuen, Gesundheitspersonal um Schmerzmittel zu bitten. Diese Erklärung wird jedoch von den AutorInnen selbst als noch höchst spekulativ bezeichnet. (Fillingim et al. 2009) Dennoch weist sie auf die große Bedeutung psychosozialer Faktoren im Erleben und im Umgang mit Schmerzen hin.

Dies führt zu der grundsätzlichen Frage, wie die Geschlechtsunterschiede im Schmerzgeschehen zu verstehen sind. Gibt es eine unterschiedliche Wahrnehmungssensitivität für noxische Reize, gibt es unterschiedliche Schwellen, ab denen ein Stimulus als schmerzhaft bewertet wird oder ist die Sozialisation dafür verantwortlich, dass Frauen Schmerzen eher zeigen als Männer? Nach wie vor lassen sich viele Fragen nicht eindeutig beantworten. Konsens besteht jedoch darin, dass eine angemessene Erklärung des Schmerzgeschehens nur in einer Zusammenschau von biologischen, psychischen und sozialen Faktoren erfolgen kann (Keogh 2006, Rhudy/Williams 2005). Eine sinnvolle pragmatische Trennung dieser Faktoren in der wissenschaftlichen Analyse des Schmerzgeschehens darf nicht den grundsätzlichen Zusammenhang der zugrunde liegenden Mechanismen aus dem Blick verlieren. Als unterscheidbare Aspekte beziehen sie sich auf den gleichen Prozess, denn „psychologische und psychosoziale Faktoren [entfalten] ihre Effekte über biologische Mechanismen, und biologische Zustände können wiederum auf psychologische und psychosoziale Prozesse einwirken“ (Zimmer 2004, S. 207).

Auf biologischer Ebene kommt dem Einfluss der Sexualhormone große Bedeutung zu. Es lassen sich die Unterschiede in der Schmerzsensitivität zwischen Männern und Frauen erst in der Adoleszenz beobachten. Beispielsweise steigt die Prävalenzrate für Migräne, die für Buben und Mädchen gleich hoch ist, erst im Erwachsenenalter für Frauen auf 18 % und für Männer auf 6 %. Auch zeigte sich, dass die Schmerzsensitivität für viele Schmerzgeschehen in den unterschiedlichen Phasen des Menstruationszyklus unterschiedlich groß war – am größten während der Lutealphase. Allerdings sind diese Ergebnisse nicht konsistent und ihre Effektstärken auch gering. Deutlich belegt werden konnte jedoch die Wirkung einer exogenen Gabe von Hormonen auf das Empfinden von Schmerzen. So bewirkte einmal die Gabe der Hormonersatztherapie eine Zunahme in Bezug auf das orofaziale Schmerzsyndrom, ein anderes Mal bewirkte das Absetzen der Hormontherapie eine Zunahme vielfältiger Schmerzzustände. Schließlich zeigte sich, dass ein Drittel der Mann-zu-Frau-Transsexuellen nach der Behandlung mit Östrogenen chronische Schmerzkrankheiten entwickeln, dagegen die Hälfte der Frau-zu-Mann-Transsexuellen nach der Behandlung mit Testosteron eine deutliche Besserung ihrer chronischen Schmerzzustände (Kopfschmerzen) erfahren. Zusammenfassend lässt sich festhalten, dass Östrogen eine große Bedeutung im Schmerzgeschehen zukommt, wenngleich noch nicht endgültig geklärt ist, wie die Wirkung genau verläuft. Für Roger Fillingim et al. könnte die inflammatorische Wirkung dieses Hormons ausschlaggebend sein. Diese inflammatorische Wirkung ist jedoch höchst komplex und von vielfältigen Faktoren wie Dosis, Zelltyp, Zeitpunkt der Gabe etc. abhängig. Neben dem Östrogen kommt auch dem endogenen Opioidsystem Bedeutung zu. Zunächst weil die Mu-Rezeptorbindung bei Frauen und Männern in den unterschiedlichen Hirnregionen unterschiedlich ausgeprägt ist. Zum anderen, weil Östrogen auch das endogene Opioidsystem beeinflusst (Fillingim et al. 2009, Riley et. al. 1998, Zimmer 2004).

Biologische Faktoren tragen nur einen Teil zur Erklärung der geschlechtsbezogenen Unterschiede zwischen Männern und Frauen im Schmerzgeschehen bei. „Es muss davon ausgegangen werden, dass der Einfluss soziodemografischer, psychologischer und psychosozialer Faktoren diese Beziehungen modulieren oder auch maskieren kann" (Zimmer 2004, S. 210). Sonia Bernardes et al. (2008) haben den Einfluss dieser psychosozialen Faktoren aus einer Genderperspektive beschrieben. In ihrer theoretischen Reflexion beschreiben sie Gender auf vier Ebenen: der intra-personalen, der situationalen, der positionalen und der ideologischen Ebene (Bernardes et al. 2008, S. 429).

Auf der inter-personalen Ebene steht die Frage im Vordergrund, welchen Einfluss Persönlichkeitsmerkmale auf das Schmerzgeschehen haben. Katherine L. Appelgate et al. (2005) kamen in einer Longitudinalstudie zu dem Ergebnis, dass höhere feminine Werte auf einer Männlichkeits-Weiblichkeits-Skala 30 Jahre später eine höhere Zahl von chronischen Schmerzerkrankungen unter Männern zur Folge hatte. Auf der verwendeten Skala waren hohe Weiblichkeitswerte gleichbedeutend mit Bildungsorientierung, Vielfalt an Interessen und ausgeprägterer persönlicher Sensitivität, also alles Eigenschaften, die traditionellerweise mit Frauen assoziiert werden. Interessanterweise erlaubten hohe Werte auf einer anderen in der Studie verwendeten Skala ebenfalls diese Voraussage – und zwar für beide Geschlechter. Auf dieser Skala waren hohe Werte mit „oversensitivity" verbunden. „Thus, it appears that, among both men and women, relatively high levels of interpersonal sensitivity might be associated with the occurrence of persistent pain during a 30-year period" (S. 95). Sensitivität ist ein Persönlichkeitsmerkmal, das vor allem der weiblichen Geschlechtsrolle zugeschrieben wird. Die rollenimmanenten Normen und ihren Einfluss auf den Umgang mit Schmerz untersuchten Gregory Pool et al. (2007) und kamen zu dem Ergebnis, dass junge Frauen und Männer, die nach dem Bild des idealen Mannes und der idealen Frau gefragt wurden, angaben, dass der Mann mehr Schmerzen aushalten sollte als die Frau. Der zweite Teil der Untersuchung, der nach dem Einfluss dieser Männer- und Frauenbilder auf das Schmerzerleben fragte, erbrachte, dass es nur auf jene Personen Einfluss hatte, die eine große Affinität zu geschlechtsstereotypen Bildern aufwiesen. Männer, die sich mit der idealen Männlichkeit am meisten identifizierten, zeigten auch eine größere Schmerztoleranz als Frauen und als jene Männer, die eine geringere Identifikation aufwiesen.

Auf intra-personaler Ebene lassen sich auch unterschiedliche Coping-Strategien beobachten. Allgemein betrachtet wenden Frauen eine größere Vielfalt an Copingstrategien an und bevorzugen jene, die einen verbalen Ausdruck beinhalten. In Bezug auf Schmerzen greifen Frauen eher als Männer auf die Familie und auf soziale Unterstützungsnetzwerke zurück, verwenden häufiger positive Selbst-Statements und katastrophisierende Kognitionen, während Männer eher zu Ablenkung tendieren (Keogh/Ecclestone 2006). Ging man bisher davon aus, dass Frauen sich im Schmerzgeschehen mehr auf die interpersonalen und emotionalen Aspekte einer Situation konzentrieren, während Männer eher instrumentelle und problemlösende Strategien verfolgen (Zimmer 2004), so ist aufgrund einer neueren Untersuchung Zurückhaltung geboten. Hier vergrößerte das Fokussieren auf die emotionalen Komponenten des Schmerzgeschehens bei Frauen den Schmerz, während Männer kurzfristig vom direkten Fokussieren des Schmerzes profitierten (Keogh/Herdenfeld 2002).

Auf der situationalen Ebene wird die Bedeutung der Interaktionen auf das Erleben von Schmerz untersucht. Bedeutsam ist hier die bereits erwähnte Auswirkung des Geschlechts auf Diagnose und Wahrnehmung von Schmerzen. Aus experimentellen Schmerzuntersuchungen ist zudem bemerkenswert, dass sowohl männliche als auch weibliche Probanden von größerer Schmerzintensität berichteten, wenn es sich um eine Versuchsleiterin handelte, und von niedrigerer Schmerzintensität, wenn der Versuchsleiter männlich war (Keogh 2006). Dies bestätigt auch eine Untersuchung von Per M. Aslaksen et al. (2007). Allerdings wurden hier auch biologische Schmerzparameter wie Herzrate und Hautwiderstand gemessen, die aber keine Unterschiede zeigten. Offensichtlich handelt es sich bei dem VersuchsleiterInneneffekt um ein psychosoziales Konstrukt.

Auf der dritten Ebene steht die Rolle von Status im Vordergrund. Aussagekräftig ist hier ein Experiment von Weisse et al. (2005). Sie untersuchten neben der Wirkung des Geschlechts der VersuchsleiterInnen auch die Wirkung von Ethnie. Diese Versuchsanordnung brachte erstaunliche Ergebnisse zutage. Sowohl die Gruppe der Frauen als auch die Gruppe der Afro-AmerikanerInnen berichteten dann mehr Schmerzen, wenn die Versuchsleitung weiblich oder schwarz war. „Women and minorities may feel not only more sympathetic to, but also more comfortable reporting pain to, other disadvantaged or historically oppressed or subjugated groups“ (S. 85).

Auf der vierten Ebene kommt die gesellschaftliche Ideologie in den Blick. Robert W. Connell beschreibt Gender als Muster sozialer Praxis und sozialer

Beziehungen. Es ist geprägt von einem Gender Regime, das Männer hierarchisch über Frauen stellt. In ihm hat deshalb Männlichkeit dominante Bedeutung. Das Bild der hegemonialen Männlichkeit ist in westlichen Gesellschaften geprägt von Heterosexualität, Stärke, Durchsetzungsfähigkeit, Rationalität, Unabhängigkeit und Kontrolle. Dieses Bild dient als Orientierungsmuster für Männer und Frauen. Es ist sowohl Aspekt individueller Persönlichkeiten als auch eingeschrieben in Institutionen. (Connell 1995) In Bezug auf Schmerz findet sich diese Genderideologie wieder in der Vorstellung vieler Menschen, dass der ideale Mann mehr Schmerzen erträgt als die Frau. Schmerzen werden so beinahe zu einer natürlichen Kondition für Frauen. Als eingeschrieben in Institutionen erscheint diese Ideologie, wenn Frauen von Institutionen auf dem Hintergrund männlicher Bilder in ihrem Schmerzerleben wahrgenommen und behandelt werden (Benardes et al. 2008).

Die bisher vorliegenden Forschungsergebnisse zeigen, dass Schmerzen von Frauen und Männern unterschiedlich erlebt und wahrgenommen werden. Wenngleich noch viele Fragen offen sind, ist ein Zusammenspiel biologischer, psychischer und sozialer Faktoren erkennbar, das von der Dimension Gender und anderen Differenzen wie „Rasse“ durchwirkt ist. Ein ähnlicher Erkenntnisprozess lässt sich auch im Bereich der Forschungen zu Depression nachzeichnen.

Depression und Gender

Während Schmerzen in Palliative Care selbstverständlich als pathologisches und zu behandelndes Geschehen gelten, zeigt sich in Bezug auf die Frage nach der Depression als Krankheit ein ambivalentes Bild. Einerseits hat das Wort „depressiv“ beinahe umgangssprachlichen Charakter gewonnen. Darin spiegelt sich die Überzeugung vieler AkteurInnen, dass alle Sterbenden „depressiv“ und deshalb traurig, ängstlich und manchmal weinerlich sind. Depression wird als adäquate Reaktion von PatientInnen auf ihren Zustand wahrgenommen. Gleichzeitig ist jedoch auch eine große Zurückhaltung in der Diagnose einer Depression in Palliative Care zu beobachten. Daraus erwächst die Notwendigkeit, passende Formen der Wahrnehmung, der Unterscheidung und des Umgangs mit depressiven Symptomen zu finden. Sie stellen deshalb eine ernsthafte Herausforderung für Palliative Care dar (Wilson et al. 2000, Breitbart et. al. 2004).

Eine geschlechtsbezogene Sichtweise hat im Forschungsgebiet der Depression eine lange Tradition, da Frauen im Erwachsenenalter doppelt so oft an Depression wie Männer erkranken. Obwohl sich die Frauendominanz quer durch unterschiedliche Kulturen und Altersgruppen erkennen lässt, erreicht sie nicht überall das Verhältnis 2 : 1 und verlangt Erklärung. (Angst et al. 2002, Kühner 2003) Wolfgang Rutz et al. (1997) beschrieben erstmals das Konzept einer „männlichen Depression“. Damit wurde die Etikettierung von Depression als Frauenerkrankung brüchig. Nun traten Männer und deren Lebenszusammenhänge in den Mittelpunkt des Interesses. Bis dahin wurde davon ausgegangen, dass die Kernsymptomatik bei Frauen und Männern gleich ist, Männer aber weniger depressive Symptome als Frauen berichteten und in einigen Studien erhöhte Feindseligkeit, erhöhten Alkoholkonsum und erhöhte Agitiertheit aufwiesen. (Möller-Leimkühler 2006) Wolfgang Rutz et al. (1997) beschrieben Gereiztheit, Irritabilität, Aggressivität, Ärgerattacken oder antisoziales Verhalten als Teil einer männerspezifischen Depressionssymptomatik. Christopher Kilmartin (2005) schlägt deshalb vor, dass die Diagnose einer Depression bei Männern schlechte Laune bzw. Gereiztheit, Aggression, Alkohol- und Drogenmissbrauch, physisches und sexuelles Risikoverhalten, emotionale Starre, Überaktivität in Sport, Arbeit und Vernachlässigen von Freundschaften beinhalten sollte. Anne Maria Möller-Leimkühler et al. (2004) konnten in einer Studie mit stationär behandelten PatientInnen zwar keine Unterschiede in der Häufigkeit und Ausprägung der Symptome finden, jedoch faktorenanalytisch ein geschlechtsspezifisches Symptommuster aufdecken. Der Faktor 1 bestand bei Männern aus Schlafstörungen und Substanzmissbrauch, bei Frauen aus Müdigkeit, Antriebslosigkeit, Schlafstörungen und Substanzmissbrauch. Der Faktor 2 enthielt bei Männern Irritibilität, Aggressivität und antisoziales Verhalten, bei Frauen Unruhe, depressive Verstimmung und Klagsamkeit.

Für die unterschiedlichen Prävalenzraten wurden verschiedene Erklärungsmodelle vorgeschlagen. Genetische Faktoren können den geschlechtsspezifischen Unterschied nicht erklären, da sie für Frauen und Männer gleicherweise gelten. Auch hormonelle Modelle können die höheren Depressiopnsraten nicht erklären, da aus epidemiologischer Sicht die Häufung depressiver Episoden zu Zeiten hormoneller Schwankungen wie z. B. Geburt oder Menstruation zu klein ist. Relativ konsistent erscheint in Studien die Bedeutung von Benachteiligungen und psychosozialen Belastungen, die zwar beide Geschlechter belasten, denen Frauen aber vermehrt ausgesetzt sind: Armut, Fehlen von Macht, Status und Anerkennung, Rollenüberlastung und sexueller Missbrauch (Kühner 2006). Dazu kommen bestimmte, mit der Geschlechtsrolle verbundene intrapsychische Prozesse wie die z. B. bei Frauen stärker ausgeprägte interpersonale Orientierung. M. Janelle Cambron (2009) hat differenziert dargestellt, wie ein von der interpersonalen Orientierung abhängiges Selbstwertgefühl bei interpersonalem Stress zusammen mit dem bei Frauen stärker ausgeprägten ruminativen Grübeln und eventuell maladaptiven interpersonalem Verhalten (z. B. exzessives sich Rückversichern) zu depressiven Symptomen führen kann. Interpersonale Orientierung ist jedoch keine Ursache für Depression, sie macht aber Frauen sensibler und vulnerabler gegenüber Problemen und kritischen Lebensereignissen auf der Beziehungsebene, die wieder als psychosoziale Belastung einen großen Einflussfaktor für Depression darstellen.

Während für die unterschiedlichen Prävalenzraten vor allem psychosoziale Faktoren, auf die auch die Geschlechtssozialisation einen Einfluss hat, verantwortlich gemacht werden, kann die unterschiedliche Symptomatik in direkten Zusammenhang mit der Geschlechtsrolle gesehen werden. Mädchen in westlichen Gesellschaften werden eher zum „acting in“ erzogen, während Burschen eher im „acting out“ sozialisiert werden. Die klassische Symptomatik mit ihrem Fokus auf emotionale Zustände und der Erfahrung der Schuld wäre demnach die einer weiblichen Geschlechtssozialisation entsprechende Reaktion auf das für eine Depression zentrale Erleben der Hoffnungs-, Hilfs- und Wertlosigkeit. Die männliche Aggression und das Ausagieren entspricht dann eher einer männlichen Geschlechtssozialisation und einer Form, mit dem dahinterliegenden Erleben umzugehen (Kilmartin 2005, S. 96).

Schmerz und Depression weisen auf ein höchst unterschiedliches Er- und Durchleben von Leiden durch Frauen und Männer hin. Darin spiegeln sich komplexe und vielfältige Lebenszusammenhänge und Lebensentwürfe der Geschlechter wider. Diese Komplexität und Vielfalt des Lebens darf nun nicht auf simplifizierende Verhaltensregeln – wie man mit Frauen und Männern umgeht – reduziert werden. Sie stellt für Betreuende die Herausforderung dar, einen kommunikativen Raum des Verstehens zu eröffnen, in dem das individuelle Leben des leidenden Menschen auf dem Hintergrund seines geschlechtsbezogenen Lebensverlaufes wahrgenommen und bearbeitet wird.

Literatur

Angst, J./Gamma, A./Gastpar, M./Lepine, J. P.; Mendlewicz, J./Tylee, A. (2002): Gender differences in depression. Epidemiological findings in depression. Epidemiological findings from the European DEPRES I and II Studies. In: European Archive of Psychiatry and Clinical Neuroscience (252), S. 201–209

Appelgate, Katherine L./Keefe, Francis J./Siegler, Ilene C./Bradley, Laurence A./ McKee, Daphne C./Coper, Karen S./Riordan, Paul (2005): Does Personality at College Entry Predict Number of Reported Pain Conditions at Mid-Life? A Longitudinal Study. In: The Journal of Pain (6), No. 2, S. 92–97

Aslaksen, Per M./Myrbakk, Ingvild N./Hoifodt, Ragnhild S./Flaten, Magne A. (2007): The effect of experimenter gender on autonomic and subjective response to pain stimuli. In: Pain (129), S. 260–268

Bernardes, Sonia/Keogh, Edmund/Lima, Maria Luisa (2008): Bridging the gap between pain and gender research: A selective literature review. In: European Journal of Pain (12), S. 427–440

Breitbart, William/Chochinov, Harvey Max/Passik, Steven D. (2004): Psychiatric Symptoms in Palliative Medicine. In: Doyle, Derek/Hanks, Geoffrey/Cherny Nathan I./Calman, Kenneth (Eds.): Oxford Textbook of Palliative Medicine, third Edition, Oxford, S. 746–771

Cambron, M. Janelle/Acitelli, Linda K./Pettit, Jeremy W. (2009): Explaining Gender Differences in Depression: an Interpersonal Continget Self-Esteem Oerspective. In: Sex Roles (61), S. 751–761

Connell, Robert W. (1995) : Masculinities, Oxford: Polity Press

Fillingim, Roger B./King, Christopher D./Ribeiro-Dasilva, Margarete C./Rahim-Williams, Bridgett/Riley, Joseph L. (2009): Sex, Gender, and Pain: A Review of Recent Clinical and Experimental Findings. In: Journal of Pain (10), No. 5, S. 447–485

Fillingim, Roger B./Gear, Robert G. (2004): Sex differences in opioid analgesia: clinical and experimental findings. In: European Journal of Pain (8), S. 413–425

Hamberg, Katarina (2002): Gender Bias in Physicians´Management of Neck Pain: A Study of the Answer in a Swedish National Examination. In: Journal of Womens's health & Gender-Based Medicine (11), No. 7, S. 653–666

Jones, Allan/Zachariae, Robert/Arendt-Nielsen, Lars (2003): Dispositional anxiety and the experience of pain: gender-specific effects. In: European Journal of Pain (7), S. 387–395

Keogh Edmund (2006): Sex and gender differences in pain: a selective review of biological and psychosocial factors. In: Journal of Men's Health and Gender (3), S. 236–243

Keogh, Edmund/Ecclestone, Christopher (2006): Sex differences in adolescent chronic pain and pain-related coping. In: Pain (123), S. 275–284

Keogh, Edmund/Herdenfeldt, Malin (2002): Gender, Coping and the Perception of Pain. In: Pain (97), S. 195–201

Kilmartin, Christopher (2005): Depression in men: communication, diagnosis and therapy. In: Journal of Men's Health & Gender Vol. 2, No. 1, 95–99

Kühner, Christine (2003): Gender differences in unipolar depression: an update of epidemiological findings and possible explanations. In: Acta Psychiatrica Scandinavia (108), S. 163–17

Kühner, Christine (2006): Frauen. In: Stoppe, Gabriela/Bramesfeld, Anke/Schwartz, Friedrich-Wilhelm (Hrsg.). Volkskrankheit Depression? Bestandsaufnahme und Perspektiven, Berlin, Heidelberg: Springer-Verlag, S. 191–214

Möller-Leimkühler, Anne Maria/Bottlender, Ronald/Strauß, Anton/Rutz, Wolfgang (2004): Is there evidence for a male depressive syndrome in inpatients with major depression? In: Journal of Affective Disorders (80), S. 87–93

Möller-Leimkühler, Anne Maria (2006). Männer. In: Stoppe, Gabriela/Bramesfeld, Anke/Schwartz, Friedrich-Wilhelm (Hrsg.): Volkskrankheit Depression? Bestandsaufnahme und Perspektiven, Berlin, Heidelberg: Springer-Verlag, S. 215–228

Pool, Gregory J./Schwegler, Andria F./Theodore, Brian R./Fuchs, Perry N. (2007): Role of gender norms and group identification on hypothetical and experimental pain tolerance. In: Pain (129), S. 122–129

Riley, Jospeh/Robinson, Michael A./Wise, Emily A./Myers, Cynthia D./Fillingim, Roger B. (1998). Sex differences in the perception of noxious experimental stimuli: a meta-analysis. In: Pain (74), S. 181–187

Rhudy, Jamie L./Williams, Amy E. (2005). Gender Differences in Pain: Do Emotions Play a Role? In: Gender Medicine (2), No. 4, S. 208–226.

Rutz, Wolfgang/Walinder, Jan/von Knorring, Lars/Rihmer, Zoltan/Pihlgren, Hans (1997). Prevention of depression and suicide by education and medication. Impact on male suicidality. An update from the Gotland study, in: International Journal of Psychiatry in Clinical Practice (1) 39–46

Schwarz, O./Krauß, O. (2000): Palliativmedizin – psychologische Therapie. In: Internist (41), S. 612–618

Unruh, Anita (1996). Gender Variation in Clinical Pain Experience. In: Pain (65), S. 123–167

Weisse, Carol S/Sorum, Paul C./Sanders, Kafi N./Syat, Beth L. (2001): Do Gender and Race Affect Decisions About Pain Management? In: Journal of General Internal Medicine (16), S. 211–217

Weisse, Carol S./Foster, Kemoy K./Fisher, Elizabeth A. (2005): The Influence of Experimenter Gender and Race on Pain Reporting: Does Racial or Gender Concordance Matter? In: Pain Medicine (6), No.1, S. 80–87

Wilson, Keith G./Chochinov, Harvey Max/de Faye, Barbara J./Breitbart, William (2000). Diagnosis and Management in Palliative Care. In: Chochinov, Harvey M./ Breitbart, William (Eds.): Handbook of Psychiatry in Palliative Medicine, Oxford: University Press, 25–49

Zimmer, C. (2004): Schmerz und Geschlecht. In: Basler, Heinz-Dieter/Franz, Carmen/Kröner-Herwig, Birgit/Rehfisch, Hans-Peter (Hrsg.): Psychologische Schmerztherapie. Berlin: Springer-Verlag, 5. Aufl., S. 203–215

4. Kapitel: Diversity und Organisation

Anne-Elisabeth Höfler

Betrachtungen zu Leitung in Hospizarbeit und Palliative Care unter Gender-Aspekten

„Möge die Macht mit dir sein." (Star Wars)

Die Themenbereiche „Leitung" sowie „Gender" sind in Hospizarbeit und Palliative Care im deutschsprachigen Raum weitgehend unreflektiert (Heller/ Metz 2005); erst in jüngster Zeit entstehen erste Arbeiten explizit zur Gender-Thematik in diesen Bereichen (vgl. Beyer 2008). ForscherInnen der IFF-Abteilung Palliative Care und OrganisationsEthik beschäftigen sich im Rahmen ihrer Projekte mit geschlechtersensiblen Zugängen (Lehner/Reitinger 2007, Reitinger/Lehner/Heimerl 2008).

Im vorliegenden Artikel wird in Anlehnung an der von Lehner und Reitinger (2007) vorgeschlagenen mehrdimensionalen Analyse von Interviews Fragen zur Kategorie Geschlecht nachgegangen. Bei den Interviews handelt es sich um solche mit Leitungspersonen in Hospizarbeit und Palliative Care, die die Autorin im Rahmen einer empirischen Studie in den Jahren 2006 und 2007 durchgeführt hat. In Anlehnung an Nussbaum (2002) wird „Gender" in diesem Artikel im Sinne von sozialem Geschlecht, das „von kulturellen Zuweisungen und Symbolisierungen" geprägt ist, ausgeführt.

Gender und Leitung in Hospizarbeit und Palliative Care: zwischen Anpassung und Kritik

Die Hospizbewegung hat als gesellschafts- und medizinkritische Reaktion auf das herrschende Versorgungssystem Mitte des vorigen Jahrhunderts in England seinen Ausgang gefunden. Die Hospizidee „to die in dignity and character" (Saunders) hat in wenigen Jahrzehnten eine BürgerInnenbewegung ausgelöst, die mittlerweile eine globale geworden ist und das Versorgungssystem nachhaltig verändert hat. Am Anfang der Bewegung standen Frauen wie Cicely Saunders (1918–2005) und Elisabeth Kübler-Ross (1926–2004) sowie ehrenamtlich engagierte BürgerInnen. Auch in der österreichischen Hospizbewegung waren am Beginn zunächst mehrheitlich Frauen engagiert (Höfler 2001, Pleschberger 2007). Leitung war zu Beginn kein (formales) Thema. Die Leitungsfunktion hat sich im Prozess der Institutionalisierung der Hospizbewegung geklärt. Der „Erfolg" der Hospizbewegung, der sich in der Integration dieser ins Versorgungssystem und an Institutionalisierungsprozessen äußert, wird aus Sicht von Engagierten und kritischer BeobachterInnen auch als „Verrat" an der Hospizidee wahrgenommen: Professionalisierung auf Kosten bürgerschaftlichen Engagements. Damit einhergeht zunehmende Medikalisierung mit einer Dominanz der Medizin und einer Zurückdrängung der psychosozialen und spirituellen Dimensionen in Hospizarbeit und Palliative Care. Schließlich forcieren Ökonomisierung und Institutionalisierung eine Transformation von fürsorgenden zu entsorgenden Institutionen (Gronemeyer/Heller 2007, Dörner 2007).

Eine Konsequenz der Integration von Hospizarbeit und Palliative Care in das Versorgungssystem stellt neben der wechselseitig beobachtbaren Beeinflussung die weitgehende Übernahme von Systemlogiken durch die Einrichtungen von Palliative Care dar. Deutlich beobachtbar ist dies im Kontext Krankenhaus. Das Krankenhaus gilt als Expertenorganisation, in der die fachlichen Belange im Zentrum stehen und mehr oder weniger nach hierarchischen und bürokratischen Gesichtspunkten geführt wird. Die Befassung mit Organisationsarbeit, die zur Funktion Leitung gehört, wird als eine Zusatzarbeit verstanden. Üblicherweise ist der Arzt oder die Ärztin organisatorische/r LeiterIn für mehrere Stationen und deren MitarbeiterInnen, d. h., die einzelnen Einheiten sind um die ständisch organisierten professionellen Interessen herum gebaut (vgl. dazu Grossmann/Scala 2002). Diese Kulturen unterstützen monodisziplinäre Logiken und Entscheidungswege – ein Widerspruch zum Konzept Hospizarbeit und Palliative Care mit dem ganzheitlichen bio-psycho-sozialen Ansatz, der sich in interdisziplinär agierenden Teams konkretisiert (WHO 2002).[1] Das Palliative Care Konzept stellt eine Abkehr vom paternalistischen medizinischen Modell dar und betont eine ressourcenorientierte und saluto-

1 1990 und 2002 hat die WHO jeweils eine Definition von Palliative Care formuliert, und damit eine konzeptionelle Beschreibung vorgelegt. Dieses Konzept hat breite Zustimmung erhalten und wurde zu einem wichtigen Meilenstein in der Entwicklung von Palliative Care.

genetische Betreuung – mit Ausrichtung auf den ganzen Menschen. Interdisziplinarität ist daher konzeptuell festgeschrieben. Leitung stellt in multidisziplinären Teams eine Schlüsselrolle dar; wer im interdisziplinären Diskurs die Leitung einnimmt, hängt jeweils von den Bedürfnissen der Betroffenen ab.

Spannungsfeld Medizin – Pflege

In der oben erwähnten Studie der Autorin zur Leitung von Hospiz- und Palliativeinheiten in Österreich wird die Zusammenarbeit von Pflege und Medizin als besonders herausforderndes Spannungsfeld dargestellt. Dies wird am veränderten „doctor-nurse-game“[2] ersichtlich. Ein Rollenwandel der Pflege ist beobachtbar. Pflegende übernehmen heute Aufgaben und Tätigkeiten, die früher den MedizinerInnen vorbehalten waren.

Auf der Basis von Studien zu „Gender in der Pflege“ stellt Gertrud M. Backes innerhalb der Pflege „geschlechtsspezifische Hierarchisierung von Pflegetätigkeiten“ und „Fähigkeitsprofilen“ (Backes et al 2008: 51) fest. Die körper- und personennahe Pflege („direkte Pflege“) wird vor allem von Frauen ausgeübt, Management- und Planungsaufgaben („indirekte Pflege“)[3] eher von Männern. Sie zitiert eine Studie von Hammer und Bartjes (2005) wonach für pflegende Männer die direkte Pflege nur ein Durchgangsstadium ihrer Karriere ist und „als Sprungbrett für Leitungstätigkeiten in der Pflege oder für andere Berufe dient“ (Backes et al 2008: 53).

Bekanntlich ist die Schulmedizin „durch die Verdrängung von Frauen aus der Heilkunde geprägt, was sich bis heute in der männlichen Dominanz innerhalb der Ärzteschaft ebenso abbildet wie in dem hierarchischen Verhältnis zwischen Medizin, Pflege und Hebammenkunst … Kennzeichen hiefür sind ein weitreichendes Leitungsmonopol des Arztes …“ (Kaupen-Haas 1997, S. 103). Die ursprünglich „weibliche Hospizarbeit“ wird nun zunehmend verdrängt durch die männlich dominierte Palliativmedizin mit deren Strukturen.

---

2 Der Psychologe Leonard Stein hat 1967 damit die Machtbeziehung der männlich-medizinischen Autorität zur weiblich-pflegerischen Kompetenz bezeichnet: zit. n. Second Opinion (2009, 4th edition): Online Case Studies by John Germov & Maria Freij (Zugriff 25.7.2009).

3 Diese Dichtomie bewirkt Hierarchisierungen zwischen den Pflegenden. Die „direkte Pflege“ wird geringer bewertet als die „indirekte Pflege“ (Wolfinger 2006).

Neben diesen „geschlechtsspezifischen Hierarchien“ stellt die konkrete Zusammenarbeit zwischen Pflege und Medizin ein weiteres Konfliktfeld dar. Nach dem österreichischen Gesundheits- und Krankenpflegegesetz GuKG[4] sind die eigenverantwortlichen, mitverantwortlichen und interdisziplinären Tätigkeitsbereiche des gehobenen Dienstes für Gesundheits- und Krankenpflege geregelt. Der mitverantwortliche Tätigkeitsbereich (§15) umfasst die Durchführung von Maßnahmen nach ärztlicher Anordnung. Der/die anordnende/r Arzt oder Ärztin trägt die Anordnungsverantwortung; die Pflegende die Durchführungsverantwortung. Auch wenn der mitverantwortliche Tätigkeitsbereich genau beschrieben ist, so ergeben sich im konkreten Tun viele „Graubereiche“ in denen Anordnung oder Durchführung unterschiedlich verstanden werden können. Jedenfalls sind gute Absprachen zwischen den Beteiligten unumgänglich.

Mehrdimensionale Analyse zur Kategorie Geschlecht von Leitung in Hospizarbeit und Palliative Care

Auf dieser Hintergrundskizze zu Beobachtungen von Leitung in Hospizarbeit und Palliative Care werden im Folgenden Zitate von Führungspersonen aus der oben erwähnten Studie der Autorin angeführt und anschließend analysiert:

Eine Leiterin (Pflegeperson) berichtet von ihrer Wahrnehmung des Arztes als „Gott in Weiss“: es wird vom Umfeld nicht nur als selbstverständlich, sondern auch als wünschenswert gesehen, dass ein palliativer Dienst vom Arzt geleitet wird.

> *„Ja, ich glaube auch, ... ein Arzt, der eine Pflegekraft ernst nimmt, das wird sogar noch belohnt. Das ist doch eigentlich ganz normal. Also es wird da sicher auch noch mal gepusht. Ein Arzt der sich hinsetzt und mit dem Pflegepersonal spricht und das leitet und auf einer menschlichen Ebene den Menschen begegnet, als das normale. Aber das wird sogar noch gepusht indem (man meint) ‚sie sind so toll, sie nehmen uns so ernst‘ der wird ja noch einmal gestärkt. Das ist, das geht nicht aus unseren Köpfen, das ist das Grundkonzept. Ich glaub, das ist wirklich die Hierarchie die einfach gelebt wird und das ist mehr als nur Hospiz oder Hierarchie in einem Krankenhaus. Ich glaube dass es wirklich auch der Arzt ist, der Gott in weiß und der wird einfach in der Gesellschaft ganz anders ernst genommen. Und wenn*

4 GuKG 2008 (inkl. Novelle): §§ 13-15. www.oegkv.at Zugriff 31.10.2009.

ein Arzt äh so einen Dienst leitet und so menschlich ist, dann ist er gleich noch mal um Nummern besser. Also da ist er noch mal was Besonderes.“ (L7: 229–235)

Im nächsten Zitat wird die Leitung der Palliativeinheit im Krankenhaus aus der Sicht der Leitungsperson (Arzt), der sich dabei auf die Pflegemitarbeiterin beruft, als selbstverständlich an die medizinische Profession gekoppelt gesehen. Begründet wird dies damit, weil Ärzte als Leitende vom Dienstgeber und möglichen Sponsoren anders bewertet werden: sie erhalten mehr Anerkennung und ihnen wird mehr Macht und Autorität zugeschrieben.

„Also mit dem Bild des Leiters, mit dem beschäftige ich mich noch net so lang. Wir haben uns aber schon auch Gedanken gemacht, wo auch die Pflegemitarbeiterin zu der Auffassung gekommen ist, die ich jetzt mit ihr teile, dass am besten ist, dass (im Team ein) Mediziner leitet, ja. ... Also von der Anerkennung der Gruppe.“ (L5: 491–493)

„Ich hab sicherlich mehr Macht in dieser Funktion. Also eine Macht nach außen. ... Es wird einem hier ja dann auch eine gewisse Autorität, fachliche Autorität oder andere Autorität zugeschrieben.“ (L5: 233–234).

Analysiert man diese Zitate zunächst auf der Ebene der Strukturen so fällt auf, dass in beiden Aussagen dem Arzt die Funktion der Leitung selbstverständlich zugesprochen wird. Begründet wird dies mit dem relevanten Umfeld, der gewachsenen Kultur und der Anerkennung in der eigenen Gruppe. Besondere Qualifikationen werden nicht erwähnt, es reicht die Koppelung an die medizinische Profession (Arzt: „Gott in weiß“). Zur Analyse der Strukturen können aktuelle Zahlen und Daten zur Hospizarbeit und Palliative Care herangezogen werden; diese sind in Österreich jedoch weder geschlechtsspezifisch noch funktional differenziert. Die Erfahrungen im Feld lassen jedoch den Schluss zu, dass im Verhältnis zur Anzahl der Mitarbeiterinnen insgesamt[5] die Leitung durch MedizinerInnen häufiger ist als durch andere Professionen. Ähnlich lassen sich auch Vermutungen anstellen, dass im Verhältnis zu den weiblichen Mitarbeiterinnen im Feld Leitung durch Männer wesentlich höher ist. Innerhalb weniger Jahrzehnte hat sich in Hospizarbeit und Palliative Care ein

5 Nach Stand 31.12.2008: Erfassungsgrad 91 % sind das 1 % SeelsorgerInnen, < 1 % PhysiotherapeutInnen, 2 % PsychotherapeutInnen, 3 % SozialarbeiterInnen, 11 % Sonstige – KoordinatorInnen, Sekretariatsangestellte etc., 15 % Ärzte und Ärztinnen, und 68 % Pflegende. www.hospiz.at (Quelle: Mag. Leena Pelltari-Stachl, MAS).

Wandel von der sehr stark weiblich geprägten Bewegung in den Anfängen hin zu männlicher Dominanz in Leitungspositionen in der Phase der Institutionalisierung vollzogen.

Die Ebene der Interaktionen wird von der Leitungsperson LP7 sehr deutlich angesprochen. Demnach genügt es bereits, wenn ein „Arzt die Pflegeperson ernst nimmt", dieser „menschlich" begegnet. Eine Begegnung auf Augenhöhe sollte nach Ansicht der Leiterin allerdings eine Selbstverständlichkeit sein und nicht extra betont werden müssen. Durch diese Betonung wird zum Ausdruck gebracht, dass Begegnungen zwischen Ärzten und Pflegepersonal auf Augenhöhe offenbar keine Selbstverständlichkeit darstellen. Im Gegenteil dazu scheint „Hierarchie" die Regel zu sein – zumindest wird dies als immer noch wirksames Grundkonzept angeführt. Auch LA5 spricht die Macht an, die ihm aufgrund seiner Leitungstätigkeit zugeschrieben wird und ihm, weil er Mediziner ist, automatisch zugesprochen wird. Mit der Übernahme der Leitungsfunktion wird diese wegen der Profession (und an diesem Beispiel wegen seinem Geschlecht) zugeschriebene Macht noch legitimiert. Damit wird Ungleichheit in den Machtverhältnissen, in der Möglichkeit zur Einflussnahme zwischen den Berufsgruppen und Geschlechtern angesprochen.

Dass ein Mediziner, unter Verweis auf die medizinische Fachkompetenz, auf die vorherrschenden Organisationskulturen und systemrelevanten Zusammenhänge als selbstverständlich für die Leitung einer Palliativeinheit im Krankenhaus angenommen wird, ist nicht nur unter dem Gender-Aspekt bedeutsam, sondern macht auch eine „konzeptuelle Verschiebung" des „Hospizlichen" sichtbar. Die ursprünglich medizinkritische Haltung der Hospizbewegung wird konzeptuell (u. a.) an der Interdisziplinarität, die integralen Bestandteil für Hospizarbeit und Palliative Care darstellt, festgemacht. Die automatische Übernahme der Leitung durch eine/n MedizinerIn steht damit im Widerspruch zum Hospiz- und Palliativkonzept und macht die gelebte Dominanz der Medizin in Palliativeinrichtungen sichtbar.

Die Analyse der Aussagen der Leitungspersonen auf Symbolebene verfestigt oben ausgeführte Interpretationen. Es soll nun eine andere Leitungsperson (Arzt) zur Sprache kommen.

> *„Und das ist halt auch aus meiner Leitungssicht so, das hab ich all die Jahre gesehen, also ich nenn's jetzt einfach jetzt net wertend, aber Pflegende in ihrer Gruppe brauchen eine Mutter ((lacht))."* (L4: 195)

> *„Bin ich der Vater? Wo ich mir immer wieder gedacht hab, es erstaunt mich, es schaut aus, dass viel Vertrauen da ist. Ja. ((lacht)).“* (L4: 215–218)

Die Familienmetapher ist in Hospizarbeit und Palliative Care aufgrund ihrer „personenbezogenen Dienstleistungen“ durchaus gängig (Pfeffer 2005). Damit wird ein für Organisationen problematisches Grundmuster auf handelnde Personen übertragen: Die Leitungsperson repräsentiert entsprechend den Rollenerwartungen die Eltern, wobei die MitarbeiterInnen quasi als Kinder der Familie angesehen werden können. In diesem Beispiel wird die „Mutter“ als optimales Bild für die Leitung der Pflege und der „Vater“ als optimales Bild für den ärztlichen (Gesamt-)Leiter gesehen. Diese Elternmetapher unterstreicht das Bild von „weiblicher Pflege“ und „männlicher Medizin“. Pflege wird damit zur Frauensache deklariert und Medizin zur Männersache. Für die Pflege, die Frauensache, braucht es dieser Logik folgend eine weibliche Leitung – „Mutter“; für die Medizin, Männersache, eine männliche Leitung – „Vater“. Bezogen auf Leitung und Organisation ist mit diesen Metaphern besonders problematisch, dass die jeweiligen direkten und/oder indirekten Erfahrungen von Eltern/Familie sich zunächst ungefiltert auswirken. „Das heißt, die Organisationen sind mit Themen belastet, die ihren Ursprung nicht in der Organisation haben und auch nicht hier bearbeitet bzw. gelöst werden können“ (Häfele 2007, S. 73). Ein weiteres Problemfeld bedeutet die Zugehörigkeit. Während Eltern und Kinder ein lebenslanges Recht auf Zugehörigkeit zur Familie haben und auch kein formaler Austritt möglich ist, so bestehen in Organisationen Mitgliedschaften, deren Ein- und Austritte formal geregelt sind. Durch intensive persönliche und emotionale Beziehungsansprüche und durch Übernahme unangemessener Rollen wird dies überdeckt.

Zusammenfassend lassen sich am Spannungsfeld Pflege und Medizin in Hospizarbeit und Palliative Care Geschlechterverhältnisse aufzeigen. Zwar äußern sich die Differenzen auf den ersten Blick als Auseinandersetzung zwischen den beiden Professionen; doch konnten am Beispiel der Analyse von Aussagen zu Leitungsfunktionen traditionelle Interpretationsschemata und Muster beobachtet werden: Der Arzt wird, bezogen auf die Organisationskulturen, Systemlogiken und Traditionen, als Leiter einer Palliativeinheit als selbstverständlich begründet – auch wenn dies im Konzept Hospizarbeit und Palliative Care nicht vorgesehen ist. Das lässt darauf schließen, dass Organisationsstrukturen immer noch die Reproduktion von paternalistischen Verhältnissen, die durch die Hierarchisierung von Professionen geprägt sind, forcieren. In der konkreten Zusammenarbeit zwischen Pflege und Medizin wird dies an komplexen Machtverhältnissen erlebbar.

Literatur

Backes, Gertrud M./Amrhein, Ludwig/Wolfinger, Martina (2008): Gender in der Pflege. Herausforderungen für die Politik, Bonn, Expertise im Auftrag der Friedrich-Ebert-Stiftung

Beyer, Sigrid (2008): Frauen im Sterben. Gender und Palliative Care, Freibug im Breisgau: Lambertus

Dörner, Klaus (2007): Leben und Sterben, wo ich hingehöre. Dritter Sozialraum und neues Hilfesystem, Neumünster: Paranus Verlag

Gronemeyer, Reimer/Heller, Andreas (2007): Stirbt die Hospizbewegung am eigenen Erfolg? Ein Zwischenruf. In: Heller, Heimerl & Husebø (Hrsg.): Wenn nichts mehr zu machen ist, ist noch viel zu tun. Wie alte Menschen würdig sterben können, 3. aktual. und erw. Aufl., Freiburg im Breisgau: Lambertus, S. 576–586

Grossmann, Ralph/Scala, Klaus (2002) (Hrsg.): Intelligentes Krankenhaus. Innovative Beispiele der Organisationsentwicklung in Krankenhäusern und Pflegeheimen, Wien, New York: Springer

Häfele, Walter (Hrsg.) (2007): OE-Prozesse initiieren und gestalten. Ein Handbuch für Führungskräfte, Berater/innen und Projektleiter/innen, Bern/Stuttgart/Wien: Haupt Verlag

Hammer, Eckart/Bartjes, Heinz (2005): Mehr Männer in den Altenpflegeberuf. Stuttgart: Caritasverband der Diözese Rottenburg-Stuttgart e. V.

Heller, Andreas/Metz, Christian (2005): Organisation und Leitung von Hospiz und Palliative Care. In: Die Hospiz-Zeitschrift 7 (1), S. 3–8

Höfler, Anne Elisabeth (2001): Die Geschichte der Hospizbewegung in Österreich, Wien, Kursbuch Palliative Care 2

Kaupen-Haas, Heidrun (1997): Medizinische Soziologie. In: Korte, Hermann/Schäfers, Bernhard (Hrsg.): Einführung in Praxisfelder der Soziologie (2. und verbesserte Auflage), Opladen: Leske und Budrich

Lehner, Erich/Reitinger, Elisabeth (2007): Gender als Frage in ethischen Entscheidungen. In: kursbuch palliative care 11/2007, S. 29–30

Nussbaum Martha (2000): Konstruktion der Liebe, des Begehrens und der Fürsorge. Drei philosophische Aufsätze, Stuttgart: Reclam

Pfeffer, Christine (2005): Hier wird immer noch besser gestorben als woanders. Eine Ethnographie stationärer Hospizarbeit, Bern: Verlag Hans Huber

Pleschberger, Sabine (2007): Die historische Entwicklung von Hospizarbeit und Palliative Care. In: Knipping, Cornelia (Hrsg.) Lehrbuch Palliative Care, Bern: Huber, S. 24–30

Reitinger, Elisabeth/Lehner, Erich/Heimerl, Katharina (2008): Gender in Palliative Care und Organisationsethik – Spurensuche im transdisziplinären Dialog. In: Berger, Wilhelm/Mertlitsch, Kirstin (Hrsg.): Quer zu den Disziplinen. Gender in der inter- und transdisziplinären Forschung, Wien: Verlag Turia+Kant, S. 119–140

Saunders, Cicely (1999): Brücke in eine andere Welt. Was hinter der Hospiz-Idee steht. Hrsg. und eingeleitet von Christoph Hörl, Freiburg/Basel/Wien: Herder

Wolfinger, Martina (2006): Körper und Geschlecht. In: Zeitschrift für Frauenforschung & Geschlechterstudien 24, (2 und 3), Bielefeld: Kleine Verlag GmbH, S. 117–128

WHO (2002): National Cancer Control Programmes. Policies and Managerial Guidelines, Geneva: World Health Organization

Christian Hamm

Village-Pflegeetage in Berlin – Europas erste lesbischschwule Pflegeeinrichtung

Erfahrungsbericht über den einjährigen Betrieb

VILLAGE e. V. ist ein gemeinnütziges Projekt, das sich für die Belange alter Lesben und Schwuler einsetzt. Ziel unserer Initiative ist es, die Lebenssituation alter Lesben und Schwuler zu verbessern und die Sensibilisierung sowohl der Öffentlichkeit wie der Betroffenen für dieses Thema zu fördern. Tragender Gedanke ist dabei die Tatsache, dass viele Lesben und Schwule auf einen anderen persönlichen Lebensentwurf zurückblicken als weite Teile der heterosexuellen Bevölkerung. Die Mehrzahl hat ein anderes soziales Leben geführt, viele haben in der Regel keine Kinder und somit auch im Alter kaum Unterstützung durch die jüngere Generation. Als Ersatz fungiert bei einigen bislang oft die so genannte „Wahlfamilie". Die Vorstellung aber, irgendwann einmal auf einen Pflegeplatz in einem heterosexuell geprägten Pflege- oder Altersheim angewiesen zu sein, ist für viele Betroffene nur schwer erträglich. Denn Lesben und Schwule haben sich in den vergangenen Jahrzehnten zahlreiche Freiheiten und Selbstverständlichkeiten erkämpft, auf die Frau/Mann nicht mehr verzichten kann. Niemand sollte also gezwungen sein, diese Freiräume im Alter oder im Falle von Pflegebedürftigkeit aufgrund des sozialen Drucks aufgeben zu müssen. Ein Projekt wie VILLAGE e. V. will solche Probleme abfedern und zu neuen, angstfreien Lebensperspektiven im Alter beitragen.

VILLAGE e. V. arbeitet auf drei Ebenen:

Mit unserer Arbeit zur Schaffung von Wohnraum für ein diskriminierungsfreies Leben im Alter und unserem Beratungsangebot für Lesben und Schwule, die von Pflege betroffen sind, sowie für ihre pflegenden Angehörigen.

Mit der Erarbeitung von Standards und einem Kriterienkatalog für die Pflege von alten Lesben und Schwulen. Wir versuchen zu vermitteln, was in der Pflege von Lesben und Schwulen anders und besonders ist. Dieses Thema findet in der heutigen Pflegeausbildung noch immer keine Beachtung.

Mit unserer politischen Arbeit: Es geht uns darum, ein Bewusstsein für die spezifische Situation alter Lesben und Schwuler in der Gesellschaft und in der lesbisch-schwulen Community zu entwickeln. Denn neben den heutigen Bildern einer offensichtlich sehr freien und bunten lesbischschwulen Welt, bestimmen für viele ältere und alte Lesben und Schwule noch immer Angst vor Diskriminierung und Isolation den Lebensalltag.

Unsere Ziele sind:

— Verbesserung der Lebenssituation älterer Lesben und Schwuler.
— Integration in die lesbisch-schwule Gemeinschaft und in die Gesellschaft statt sozialer Isolation.
— Zusammenleben der verschiedenen Generationen in einem offenen Haus.
— Berücksichtigung der individuellen Lebensentwürfe lesbischer und schwuler Menschen im Alter und in der Pflege.
— Entwicklung spezifischer Konzepte für die Versorgung im Alter und bei Pflegebedürftigkeit unter Berücksichtigung der besonderen Lebensrealität von Schwulen und Lesben.
— Gewährleistung spezieller Sozial- und Pflegeleistungen für die individuellen Bedürfnisse älterer Lesben und Schwuler.
— Zusammenarbeit und Kooperation mit Institutionen und Einrichtungen, die im Bereich der Alten- und Pflegearbeit tätig sind, zur Verbesserung der Situation der in bestehenden Einrichtungen lebenden alten Lesben und Schwulen.
— Aufbau eines finanziellen Netzwerkes zur Unterstützung und Finanzierung besonderer Aufgaben für alte und pflegebedürftige Lesben und Schwule im Rahmen eines Fördervereins bzw. zu einem späteren Zeitpunkt der Schaffung einer Stiftung.

In den vergangenen Jahren unserer Arbeit für die Belange älterer und pflegebedürftiger Lesben und Schwuler erhielten wir immer wieder ganz konkrete Anfragen von Pflegebedürftigen bzw. ihren Angehörigen. Es war ziemlich schnell klar, dass das von uns seit 2001 konzipierte und initiierte Village-Haus (gemeinschaftliches Wohnprojekt) diese Anforderungen selbst bei einer zeitnahen Umsetzung im notwendigen Umfang nicht erfüllen kann. Das zurzeit projektierte Village-Haus richtet sich auch vielmehr an Lesben und Schwule, die ihr Alter noch aktiv mitgestalten möchten. Für die heute 80-jährigen Lesben und Schwule kommt dieser neue Ansatz von einem gemeinschaftlichen, sich gegenseitig stützenden Leben im Alter wohl zu spät. Sie haben keine Zeit mehr etwas mit aufzubauen, sondern sind zum gegebenen Zeitpunkt auf der Suche nach einer Pflegeeinrichtung, in der sie ganz einfach so sein können wie sie sind und es immer waren.

Mit der 2008 eröffneten Village-Pflegeetage sollte es zukünftig nun zum ersten Mal einen solchen Ort geben. Seit über drei Jahren hatte Village e. V. diesen Bedarf erkannt und war seitdem im Gespräch und in Verhandlungen mit unterschiedlichsten Pflegeheimbetreibern, um ein solches Projekt umzusetzen. Mit der Pankower Heimverwaltung, einer Tochter der Bremer Heimverwaltung, war es uns gelungen, einen Betreiber und Träger zu finden, der keine Angst vor dem Neuen hatte. Die Bremer Heimverwaltung bewies seit Jahren mit ihren Häusern in Bremen, dass Sie in der innovativen Weiterentwicklung von bewährten Pflegekonzepten deutschlandweit führend war.

Im Bremer Haus Dobben wurde z. B. zum ersten Mal ein spezielles Pflegeangebot für nichtsesshafte Menschen entwickelt und aufgebaut. Das Haus O'land, ebenfalls in Bremen, wendet sich speziell an Demenz erkrankte Menschen und war weltweit die erste Altenpflegeeinrichtung, die mit dem Qualitätszeichen Validation® nach Naomi Feil ausgezeichnet wurde. Hierbei handelt es sich um eine ganz besondere Herangehensweise, mit den Gefühlen und Verwirrungen an Demenz Erkrankter umzugehen. Deshalb war es vielleicht konsequent, dass die Bremer Heimverwaltung auch die erste Pflegeeinrichtung für Lesben und Schwule umsetzte.

Warum gerade das Haus Asta Nielsen in Berlin diese Pionierleistung wagte, lag sicherlich auch an der Leiterin des Pflegezentrums, die nach eigener Aussage schon immer offen lesbisch lebte und diese Offenheit auch in Ihrer Einrichtung verwirklicht sehen wollte.

Bereits 1995, auf dem ersten gay-and-grey-Kongress in Köln, wurde zum ersten Mal der Bedarf formuliert, für Lesben und Schwule mit Pflegebedürftigkeit eigene Einrichtungen zu schaffen. Es ist wirklich mehr als erstaunlich, dass es solange gedauert hat, bis tatsächlich ein erstes Angebot umgesetzt werden konnte.

Die Village-Pflegeetage wurde am 18.1.2008 eröffnet. Es handelte sich dabei um eine Etage in einem „normalen" Pflegeheim mit 78 Plätzen auf drei Etagen. Das Haus wurde 2006 neu erbaut und eröffnet. Die Village-Pflegeetage befand sich im 3. Obergeschoss und hatte Platz für 25 BewohnerInnen in 15 Einzel- und 5 Doppelzimmern. Jedes Zimmer verfügte über eine eigene Sanitäreinheit , auf der Etage gab es ein Gemeinschaftsbad sowie einen großzügigen Aufenthaltsbereich zum Essen, Kochen und Fernsehschauen für alle BewohnerInnen der Etage. Es gab weitere Gemeinschaftsräume, wie einen großen Veranstaltungsraum im 4. Obergeschoss, eine Cafeteria im Erdgeschoss und eine gemeinschaftlich genutzte Dachterrasse, die allen BewohnerInnen des Hauses offen standen.

Der Verein Village e. V. war ausschließlich Kooperationspartner und finanziell nicht in das Projekt eingebunden. Wir stellten unseren Namen zur Verfügung, der seit unserem Bestehen einen guten Ruf in Deutschland genießt und unterstützten das Projekt, soweit es uns möglich war. Im Kooperationsvertrag wurde geregelt, unter welchen Bedingungen wir mit unserem Namen für diese Einrichtung stehen:

— lesbischschwule Fortbildung des Personals,
— Beratung im Bereich der Öffentlichkeitsarbeit,
— Dokumentation des Projektes und Einblicke in die Abläufe der Pflege sowie
— regelmäßige Besuche der BewohnerInnen durch Mitglieder des Vereins.

Im Laufe des Betriebs lebten auf der Village-Pflegeetage vier schwule Männer im Alter von 60 bis 70 Jahren, sie kamen aus Stuttgart, Amsterdam, Düsseldorf und Berlin.

Wie und warum kam es zu der Pflegeetage?

Die häufigste an uns gestellte Frage ist, wie und warum es zur Gründung der ersten Pflegeetage für Lesben und Schwule kam. Die Antwort darauf ist einfach: Es war eigentlich alles ein glücklicher Zufall! Die Bedingungen waren sehr günstig und die Beteiligten passten zusammen: Heimleitung und Pflegedienstleitung waren ebenso wie die freie Beraterin für das Pflegemanagement – die gleichzeitig im Vorstand von Village e. V. vertreten war – lesbisch.

Die ökonomische Situation des Pflegeheimes war schwierig. Das Haus war bereits seit einem Jahr in Betrieb und lediglich zu einem Drittel ausgelastet. Insofern bestand die Notwendigkeit, etwas zu ändern.

Die Heimbetreibergesellschaft hatte bereits in anderen Häusern innovative Modelle umgesetzt und war insofern offener als andere für ungewohnte Konzeptionen.

Village e. V. selbst war schon seit drei Jahren von unterschiedlichen Investoren für den Bau eines lesbischschwulen Pflegeheimes angefragt worden. Es kam zwar mit keinem der Investoren zu einer Konkretisierung, aber der Verein hatte sich deshalb mit der Möglichkeit, eine Pflegeeinrichtung für Lesben und Schwule mit zu initiieren, bereits eingehender befasst. Die Idee war also für uns zu diesem Zeitpunkt nicht neu.

Obwohl sich der Verein 2001 gegründet hatte, um eine eigene Alternative zu einem gewöhnlichen Pflegeheim zu entwickeln und zu bauen, haben wir uns aus unterschiedlichen Gründen doch dazu entschlossen, auch eine herkömmliche Pflegeeinrichtung mit unserem Wissen und unserem Namen zu unterstützen.

Ein wesentlicher Grund dafür war, daß wir eigentlich ein gemeinschaftsorientiertes Wohnprojekt planen und nicht alle Lesben und Schwule an einem solchen Konzept interessiert sind. Sie haben aber trotzdem einen Pflegebedarf und würden deshalb aufgrund mangelnder Alternativen ein herkömmliches Pflegeheim vorziehen.

Der statistisch ermittelte Bedarf an Pflegeplätzen für Lesben und Schwule in Berlin beträgt etwa 1.300 stationäre Einheiten. Das Konzept für das Village-Haus sieht neben 18 Wohneinheiten für eigenständiges Wohnen aber lediglich 7 Pflegeplätze in einer Pflegewohngemeinschaft vor – insofern ein „Tropfen auf den heißen Stein". Es wurde also klar, dass es ohnehin weitere Alternativen geben müsse, denn der Verein sah sich mit regelmäßigen Anfragen von Pflegebedürftigen konfrontiert, die ganz konkret einen Platz im Village-Haus benötigten. Der Bau unseres eigenen gemeinschaftlichen Wohnprojektes hatte sich aus unterschiedlichen Gründen aber immer wieder verzögert. Zum damaligen Zeitpunkt gingen wir von einem Bezug Ende des Jahres 2010 aus, der aktuell aber schon wieder auf 2012 verschoben werden musste, da die Bedingungen für den Bau eines solchen Hauses angesichts der wirtschaftlichen Entwicklungen der letzten Jahre immer schwieriger werden.

Warum war und ist die Village-Pflegeetage wichtig?

Der für Berlin errechnete Bedarf ist vermutlich sehr realistisch und wird zukünftig immer stärker zum Tragen kommen (Annahme: In Berlin sind aktuell etwa 1.300 Pflegeplätze von insgesamt 27.500 Plätzen mit Lesben und Schwulen belegt, das entspricht einem Bevölkerungsanteil von 5 %). Das heißt, je offener Lesben und Schwule in unserer Gesellschaft leben, um so stärker werden zukünftig ihre Forderungen nach einer bedarfsgerechten Versorgung auch im Alter sein.

Die ersten Erfahrungen mit den Bewohnern der Village-Pflegeetage zeigen, wie existentiell eine solche Einrichtung sein kann. Einige Bewohner kamen aus anderen Pflegeeinrichtungen, wo sie sehr große Angst hatten, aufgrund Ihrer Homosexualität diskriminiert zu werden. Sie passten sich sehr stark an die an sie gerichteten Erwartungen von Personal, Heimleitung und BetreuerInnen an und stellten ihre eigenen Bedürfnisse dementsprechend zurück. In Bezug auf ihre persönliche Selbstbestimmtheit führten sie ein sehr reduziertes und isoliertes Leben. Mit dem Einzug in die Village-Pflegeetage beschrieben die ersten vier männlichen Bewohner ihr Leben als deutlich freier und reicher. Und das, obwohl eigentlich fast nichts passiert war. Allein die Tatsache, in einer Welt voller Hierarchien – wie es in der Pflege leider noch immer üblich ist – einfach offen schwul sein zu können, war ihnen Befreiung genug.

Welche Hürden gab es bei der Umsetzung in die Praxis?

Alle bisherigen Bewohner der Pflegeetage sind männlich und zwischen 60 und 70 Jahre alt. Aufgrund von Erkrankungen wie Krebs, Diabetes oder HIV trat bei allen ein Pflegebedarf ein. Kontakt zur Familie, wenige Freunde und oft sehr spezielle persönliche Vorlieben machten in allen Fällen eine Pflege in der eigenen Wohnung unmöglich. Mehr als die Hälfte der Bewohner hatte einen Betreuer, der ihre persönlichen Angelegenheiten regelte.

Alle vier Bewohner waren äußerst eigenwillige Persönlichkeiten, die sehr extrovertiert mit ihrer Homosexualität umgingen und sich somit einer möglichen Diskriminierung stark ausgesetzt fühlten. Durch vielfache frühere Diskriminierungserfahrungen – z. B. in der Berufswelt – waren sehr brüchige und empfindliche Charaktere entstanden, die für ihre Umwelt oft eine starke Belastung darstellten.

Lesben und ältere Pflegebedürftige wurden bis zum vorzeitigen Ende der Pflegeeinrichtung nicht als Zielgruppe erreicht. Hierfür gab es unterschiedliche Gründe, wie z. B. das schlechte Wohnumfeld des Hauses (ehemaliges Plattenbaugebiet), die nüchterne und unpersönliche Einrichtung des Hauses sowie ein sehr schlechtes Marketing.

Es wurden z. B. keine kontinuierlichen Anzeigen in überregionalen Medien geschaltet, sondern man baute allein auf szenenahe Infomedien und ignorierte alle weiter gehenden Ratschläge des beratenden Vereins Village e. V. Dies ist um so erstaunlicher, als die drei in der Leitung des Hauses arbeitenden lesbischen Frauen die Ratschläge des Vereins Village e. V., der zu dieser Zeit maßgeblich von einem schwulen Mann repräsentiert wurde, ausschlugen und ein völlig unzureichendes Marketingkonzept verfolgten. Ich erwähne dies besonders, weil nach wie vor nicht klar ist, weshalb diese Einrichtung den Rat des Kooperationspartners so massiv ignorierte, obwohl eigentlich nur Lesben und Schwule involviert waren. Vielleicht war es ein Geschlechterproblem, aber sicherlich auch ein Hierarchieproblem, wie es für herkömmliche Pflegeeinrichtungen immer wieder spezifisch ist.

Welchen spezifischen Bedürfnissen trug die Pflegeetage Rechnung?

Das Entscheidende an der Village-Pflegeetage war die spezielle Ausrichtung für Lesben und Schwule und alle Menschen, die sich dieser Bevölkerungsgruppe zugehörig fühlen. Wir benennen das genau so, weil viele Lesben und Schwule sich niemals als lesbisch oder schwul bezeichnen würden, aber trotzdem über eine durch gleichgeschlechtliche Liebe geprägte Lebensbiografie verfügen.

Das Pflegepersonal war selbst oft lesbisch oder schwul und wurde auch dann zusätzlich für die speziellen Belange von älteren Lesben und Schwule geschult, da oft auch bei den Jüngeren ein Verständnis für eine lebenslange Diskriminierungserfahrung bei älteren Lesben und Schwulen fehlt. Diese Ausbildungseinheiten wurden von Heiko Gerlach durchgeführt, der als einer der wenigen Spezialisten auf diesem Gebiet benannt werden kann.

Die geplante intensive Betreuung der Village-Pflegeetage durch den Verein Village e. V. wäre sicherlich ein wichtiges Merkmal dieser Einrichtung geworden, da es hier zum Austausch der Generationen kommen sollte. Leider konnte diese Betreuung nicht wie geplant durchgeführt werden, da durch die geringe Belegung und die notwendige Rückfinanzierung die finanziellen Mittel zur Etablierung eines beständigen Besuchsservices fehlten. Denn auch ein ehrenamtliches Engagement der Mitglieder des Vereins hätte eine permanente professionelle Begleitung erfordert, wie es die Erfahrungen vieler anderer Projekte mit ehrenamtlichen BetreuerInnen zeigen. Insbesondere ältere Schwule benötigen und fordern für sich eine Aufmerksamkeit, die ehrenamtlich Tätige oftmals überfordern und die insofern nur mit professioneller Begleitung durchgeführt werden kann.

Was muss beachtet werden, wenn man an der Schnittstelle Alter und sexuelle Diskriminierung arbeitet?

Das wichtigste Thema, dem man die größte Beachtung schenken sollte, ist Vertrauen – und zwar in jeder nur denkbaren Beziehung.

Ältere und alte Lesben und Schwule sind aufgrund ihrer jahre- bis oftmals jahrzehntelangen Diskriminierungserfahrung äußerst vorsichtige und zurückgezogen lebende Menschen. Auch wenn ein Bedürfnis nach bedarfsgerechter Pflege vorhanden ist, wird man diesem Bedürfnis erst dann nachkommen können, wenn ein großes Vertrauen in die Einrichtung und die damit verbundenen Personen entstanden ist.

Insbesondere schwule Männer, die sich bestehenden Angeboten gegenüber öffnen, sind oft sehr schwierige und große Aufmerksamkeit einfordernde Charaktere. Die Gründe hierfür sind die jahrzehntelange Diskriminierungserfahrung zumindest in Deutschland, wo Homosexualität bis 1969 mit Gefängnisstrafe belegt wurde und nicht wenige der in Frage kommenden Personen mittelbare und unmittelbare Erfahrungen mit Polizei und Justiz haben machen müssen.

Gründe für das vorzeitige Ende des Projekts

Die erste lesbischschwule Pflegeetage, die am 18.1.2008 in Berlin-Pankow eröffnete, musste bereits zum Jahreswechsel 2009 ihren Betrieb wieder einstellen und wurde inhaltlich wie konzeptionell nicht weitergeführt. Das Asta-Nielsen-Haus wurde aus finanziellen Gründen von der Bremer Heimverwaltung aufgegeben und durch einen neuen Betreiber übernommen. Die neue Leitung des Hauses entschied sich dagegen, das bestehende lesbischschwule Angebot im Haus weiterzuführen, sondern verfolgte ein insgesamt anderes Geschäftskonzept. Nach einer Übergangsphase wurden andere Pflegeeinrichtungen für die vier schwulen Bewohner des Hauses gesucht und gefunden.

Nach nur einem Jahr muss man das erste lesbischschwule Pflegeangebot zunächst als gescheitert betrachten. Der großen Euphorie zur Eröffnung und während der ersten Monate folgte bei Village e. V. eine gewisse Ernüchterung und ließ Fragen nach den Gründen und Ursachen aufkommen.

Nach Ansicht des Vereins können unterschiedliche Aspekte für den schlechten Verlauf des Projektes und sein vorzeitiges Ende benannt werden:

1. Schlechter Standort

Der Standort des Asta-Nielsen-Hauses in einem Plattenbaugebiet wurde von Interessierten immer wieder als schwierig angesehen. Erschwerend kam hinzu, dass die örtliche Infrastruktur ebenfalls nicht die Beste war: keine Ausschilderung, leer stehende Geschäfte im Zugangsbereich der Pflegeeinrichtung, keine nahe U-Bahn-Anbindung usw.

2. Unpersönlicher Eindruck

Immer wieder wurde von BesucherInnen und Interessierten kritisiert, dass das Haus einen sehr unpersönlichen Eindruck vermittle. Die Leitung des Hauses war trotz mehrfacher Aufforderung nicht in der Lage, in diesem Punkt für Abhilfe zu sorgen.

3. Schlechtes Marketing

Wer ein neues Produkt auf den hart umkämpften Pflege-Markt bringen will, muss dafür entsprechend werben. Die Annahme des Betreibers, dass das lesbischschwule Angebot ein „Selbstläufer" werden würde, hat sich für uns erwartungsgemäß nicht bestätigt. Obwohl Village e. V. bereits im Vorfeld deutlich darauf hingewiesen hat, dass eine breite Werbung unerlässlich sein würde, wurde von Seiten der Leitung darauf verzichtet.

4. Unsichere Finanzlage

Leider war die Heimverwaltung Pankow als Trägerin des Hauses bereits zur Eröffnung der lesbischschwulen Pflegeetage kurz vor dem finanziellen Aus. Dies war für den Verein als Kooperationspartner zum damaligen Zeitpunkt aber nicht ersichtlich, so dass wir hier nicht korrigierend eingreifen konnten. Überhaupt war die Kooperation zwischen dem Pflegeheimbetreiber und Village e. V. ein ausschließlich auf Beratung basierender Vertrag. Unser Verein hatte keine Möglichkeiten, wichtige Veränderungen einzuleiten, sondern konnte lediglich notwendigen Bedarf an Veränderungen bzw. Verbesserungen anmelden. Wir waren aufgrund der vertraglichen Ausgestaltung des Kooperationsvertrags insofern den Fähigkeiten bzw. Unfähigkeiten der Agierenden ausgeliefert.

Village e. V. bedauert es sehr, dass die erste lesbischschwule Pflegeeinrichtung keinen größeren Erfolg nachweisen kann, möchte aber an dieser Stelle klarstellen, dass solche Angebote – richtig und professionell umgesetzt – durchaus Erfolg versprechend sein können. Die Notwendigkeit eines solchen Angebotes können die ehemaligen Bewohner der Pflegeetage mehr als bestätigen. Allein müssen sowohl Betreiber als auch Berater anerkennen, dass eine erfolgreiche Umsetzung nicht binnen kurzer Zeit und mit einem schnellen ökonomischen Ergebnis zu erreichen ist, sondern aufgrund der großen Anforderungen an Vertrauen seitens der Betroffenen einen soliden zeitlichen Vorlauf benötigt.

Wie geht es weiter?

Die ehemaligen Bewohner der Village Pflegeetage haben inzwischen alle die ehemalige Pflegeeinrichtung verlassen. Zwei Bewohner, die noch durch Angehörige betreut werden, haben sich jeweils eine andere Einrichtung gesucht, die über eine bessere Lage oder über mehr Komfort verfügen. Zwei weitere Bewohner, die durch amtlich bestellte BetreuerInnen betreut werden und keinen Kontakt mehr zu sich verantwortlich fühlenden Angehörigen haben, wurden an eine andere Einrichtung „weitergereicht“. Hierbei handelt es sich um eine ambulante Wohngemeinschaft, die von einem schwulen Kollegen der neuen Leiterin der ehemaligen Pflegeeinrichtung geführt wird.

Dieses „Weiterreichen" von BewohnerInnen, weil sie nicht mehr in das Konzept eines Hauses passen, ist sicherlich sehr merkwürdig, aber im Pflegealltag durchaus üblich. Unser Verein kritisiert zwar einen solchen Umgang mit Pflegebedürftigen, in diesem Fall führte es aber zu einer für alle Seiten zufriedenstellenden Lösung. Die beiden schwulen Bewohner der ehemaligen Pflegeetage werden nun wieder offen schwul betreut, der Einzug in die neue Einrichtung führte auch zu einem gesundheitlichen und seelischen Aufschwung, der schwule Betreiber der Wohngemeinschaft hat von sich aus den Kontakt zu unserem Verein gesucht und Village e. V. versucht mit Hilfe eines Beschäftigungsträgers eine zusätzliche persönliche Betreuung der beiden schwulen Pflegebedürftigen zu organisieren. Kurz zusammengefasst: Es geht ihnen mittlerweile besser als in der ehemaligen Pflegeeinrichtung.

In der abschließenden Betrachtung sieht unser Verein eine gewisse Diskrepanz zwischen den Idealen unseres Vereins und dem bestehenden rein hierarchisch organisiertem System von Pflege. Eine Eigenverantwortung wird den Pflegebedürftigen vollständig abgesprochen, sie ist im heute üblichen Pflegealltag ganz im Gegensatz zur öffentlichen Darstellung von Pflegeeinrichtungen kaum existent. Für unseren Verein stellt allerdings die Eigenverantwortung des einzelnen Menschen die Basis für den wertschätzenden Umgang mit Pflegebedürftigen dar, so dass wir bei einer erneuten Kooperation mit einem professionellen Anbieter auf diesen zentralen Aspekt ein besonderes Augenmerk legen würden.

Wolfgang Trauner

Altenhilfe und ältere MigrantInnen – ein interkultureller Gestaltungsraum

In Österreich hat sich die Zahl der über 50-jährigen ArbeitsmigrantInnen innerhalb der letzten 15 bis 20 Jahre etwa verzehnfacht (Reinprecht 2007). Eine wachsende Zahl jener ArbeitsmigrantInnen der ersten Generation, die seit den 60er Jahren im ehemaligen Jugoslawien und in der Türkei als Arbeitskräfte für einen befristeten Aufenthalt in Österreich angeworben wurden und sich hier dauerhaft niedergelassen haben, befindet sich im Übergang in die nachberufliche Lebensphase oder ist bereits pensioniert.

Christoph Reinprecht (2006, S. 26) beschreibt den Übergang in die nachberufliche Lebensphase als einen Kulminationspunkt verschiedener Dimensionen von Unsicherheit, welche die Lebenswirklichkeit von ArbeitsmigrantInnen im Alter konstituieren und deren Gestaltungs- und Handlungsraum einschränken: Ungesichertheit (in sozialrechtlichem und materiellem Sinne), Ungewissheit (in psychosozialer Hinsicht) und gesellschaftliche Ungeschütztheit (etwa gegenüber Gefährdungen durch Rassismus oder Kriminalität). Dieses Erleben von „komplexer Unsicherheit" (ebd.) spiegelt das unter Migrationsbedingungen deutlich erhöhte Risiko lebenslanger Benachteiligungen und Belastungen in Arbeit und Gesellschaft wider (Hinz 2004, S. 101), das sich bei vielen älteren MigrantInnen zu Problem- und Bedarfslagen verdichtet, die alle relevanten Lebensbereiche betreffen (Reinprecht 2006, S. 19, 48). Anzumerken ist hier, dass Migrations- und Akkulturationserfahrungen das Altern zwar in spezifischer Weise strukturieren, aber auch ältere MigrantInnen keine einheitliche Bevölkerungsgruppe bilden. Lebenssituation, Problemkonstellationen und Bedarfslagen differieren erheblich sowohl nach sozialen und ökonomischen als auch nach Herkunfts- und kulturellen Merkmalen. Reinprecht (2006, S. 90) verweist jedoch darauf, dass ein Drittel bis knapp die Hälfte der älteren MigrantInnen akut deprivationsgefährdet sind, d. h. keinen Zugang zu jenen Gütern, Dienstleistungen und Aktivitäten haben, die von der Gesellschaft als zentral angesehen werden (vgl. Europäische Kommission, zit. nach Lamei und Till-Tentschert 2005, in Reinprecht 2006, S. 18).

Verfestigte Unsicherheit bzw. Instabilität bedeutet Verlust der Kontrolle über die Umweltbedingungen (Reinprecht 2006, S. 65) und damit Verlust von Gestaltungs- bzw. Handlungsraum: „Der Handlungsraum von MigrantInnen ist im Alter in spezifischer Weise durch vielfältige Risiken (Armut, gesundheitliche Beeinträchtigungen, Isolation), Restriktionen (in materieller, gesellschaftlicher, teilweise auch sozialrechtlicher Hinsicht) und Inkonsistenzen (sowohl was Bedürfnisstruktur und Bedürfnisbefriedigung als auch das Verhältnis von objektiver Lebenslage und subjektiver Bewertung betrifft) charakterisiert" (Reinprecht 2006, S. 91).

Unsicherheit geht einher mit verminderten Chancen auf Selbstverwirklichung, Einschränkung der Lebensqualität, Sorgen und Stress insbesondere in Bezug auf das Älterwerden, Angst vor sozialer Isolation, Hilflosigkeit und Abhängigkeit für den Fall von Krankheit und Pflege und Verunsicherung angesichts der Vorstellung, auf institutionelle Versorgungsangebote angewiesen zu sein. Unsicherheit begünstigt Tendenzen zu Rückzug und Inaktivität, was wiederum zusammen mit den vorgenannten Faktoren den zunehmenden Verlust von Mobilität und Selbstständigkeit bewirkt und sowohl den funktionellen gesundheitlichen Status (insbesondere Gebrechlichkeit) wie auch das subjektive Gesundheitsgefühl in negativer Weise beeinflusst. Funktioneller Status und Gesundheit sind ihrerseits Determinanten der Lebensqualität (Lehr 1997, Perrig-Chiello 1997). Die Entwicklung und Sicherung von Gesundheit und Lebensqualität steht also in engem Zusammenhang mit der Bewältigung von Unsicherheit (dazu ausführlich Reinprecht 2006).

Stressreiche Migrationserfahrungen zählen zu den primären Ursachen dafür, dass die ursprünglich überdurchschnittlich gesunde Bevölkerungsgruppe der ArbeitsmigrantInnen (vgl. BMFSFJ 2001, S. 75) im höheren Alter nicht nur früher von altersbezogenen Gesundheitsrisiken betroffen ist, sondern auch insgesamt einen schlechteren körperlichen und psychischen Gesundheitsstatus aufweist und stärker mit Hilfs- und Pflegebedürftigkeit konfrontiert ist als der Durchschnitt der Bevölkerung (Höpflinger o. J.)

Dieser Wandel von *healthy migrants* zu *exhausted migrants* (BMFSFJ 2001, S. 75, Collatz 1998, S. 44 ff., Uzarewicz 2002, Höpflinger o. J.) ist vor allem auf die aus den migrationsbedingten Diskontinuitäten und Instabilitäten resultierende *verwundbare Randstellung* (Kreckel 2004, zit. in Reinprecht 2006, S. 30) älterer MigrantInnen zurückzuführen, welche durch sozialstaatliche Regelungen und Unterstützungssysteme nur teilweise aufgefangen wird.

Ältere MigrantInnen sind nicht nur bei den Einkommensschwachen übervertreten, sie wohnen auch häufiger in kleinen, schlecht ausgestatteten Wohnungen (Hinz 2004, S. 107, Fernández de la Hoz/Pflegerl 2000, S. 459, Mahidi/Vollmann 1999) in strukturell benachteiligter Wohnumgebung (Reinprecht 2006, S. 171, BMFSFJ 2001, S. 75, Palecek 2009, Collatz 1998, S. 44, Troper 1994, S. 425, Selle 1990, zit. in BMFSFJ 1998, Uzarewicz 2002). Wohnqualität und Wohnausstattung sind ein zentraler Indikator für die Integration älterer MigrantInnen (Hirsch 2008) und generell entscheidend für das Fortführen eines selbstbestimmten Lebens sowie das subjektive Wohlbefinden im Alter. Sozialräumliche Segregation bedeutet, dass aktivierende Umweltressourcen weniger gut zugänglich sind. Aktivität stärkt sowohl das subjektive Gesundheitsempfinden als auch die funktionelle Kapazität, die eine wichtige Ressource für Selbstständigkeit im Alter darstellt (Reinprecht 2006, S. 184).

Der Frage nach den Rahmenbedingungen für ein selbstständiges und selbstbestimmtes Älterwerden kommt für Thematiken wie der Gesundheitsversorgung oder der notwendigen Adaption und Öffnung von Einrichtungen und Diensten im Altenbereich besondere Bedeutung zu. In Hinblick auf die Gesundheits- und Autonomieförderung von MigrantInnen im Bereich von Altenarbeit und Gesundheitsförderung stellen sowohl die Förderung von Aktivität als auch die Bekämpfung der sozialräumlichen Segregation zentrale Interventionsziele dar (Reinprecht 2006, S. 184). Die große Bedeutung, die dem Umweltzugang für die Schaffung von Lebensqualität im Alter zukommt, verweist auf die Notwendigkeit strukturverändernder Maßnahmen. Um Handlungsmächtigkeit zu gewinnen, bedarf es demnach neben einer Verbesserung der materiellen Lebensbedingungen einer leichteren Verfügbarkeit von Information als Voraussetzung von Mobilität und verbesserter Zugänglichkeit zu sozialräumlichen Umwelten und den für die Gesundheitsversorgung und Altenhilfe relevanten Einrichtungen.

Die Zahl hochaltriger MigrantInnen ist einstweilen relativ gering (Habermann 2002, Schilling 1999). Jedoch vollzieht sich auch hier ein Altersstrukturwandel, in dessen Folge aufgrund des relativ schlechten Gesundheitszustands der älteren migrantischen Bevölkerung mit einem rasch steigenden und verstärkten Hilfsbedarf sowohl bei der medizinischen als auch bei der pflegerischen Versorgung zu rechnen ist (Hinz 2004, S. 86, Schilling 1999). Im Durchschnitt können ältere MigrantInnen zwar auf ein größeres innerfamiliäres Unterstützungspotenzial zurückgreifen (Dietzel-Papakyriakou 1993 a, b), aufgrund der schwierigen Umweltbedingungen erfüllen die sozialen Netze aber mitunter nicht die ihnen zugeschriebenen Funktionen von emotionaler und instrumenteller Hilfe (Reinprecht 2006). Dies gilt vor allem für allein lebende MigrantInnen sowie bei großer Armut und Deprivation (Adolph 2001).

Nachdem die Zuständigkeit der Altenhilfe für ältere MigrantInnen bisher weder im Bewusstsein der Altenhilfe noch der älteren MigrantInnen wirklich präsent war (Zeman 2003), sind Träger und Wohlfahrtsverbände sowohl personell als auch strukturell nicht auf die in sich sehr inhomogene Zielgruppe älterer MigrantInnen ausgerichtet (vgl. Schilling 1999). Das Wissen um die Lebenswelt und Lebenslagen älterer MigrantInnen ist nach wie vor sehr gering (Presse- und Informationsdienst der Stadt Wien o. J.), repräsentative Daten zur Situation älterer MigrantInnen stehen nicht in ausreichendem Maß zur Verfügung (Razum 2008, Adolph 2001). Zielgruppenmerkmale werden auf der einen Seite oft übersehen oder negiert, auf der anderen Seite aber auch überbewertet (Zeman 2003). Über verschiedene Verständnisweisen von Krankheit und Gesundheit, die ebenso differente Äußerungen der Beschwerden beinhalten, herrscht weitgehend Unkenntnis (Uzarewicz 2002 a). Fachliche Konzepte und bedarfsgerechte Angebote (z. B. der Ausbau transkultureller Altenarbeit, transkultureller Versorgungsdienste und vor allem qualifizierter Dolmetscherdienste) fehlen weitestgehend (Collatz 2002, S. 29, Adolph 2001, Schilling 1999). Die oft noch übliche *Warten-auf-Nachfrage-Struktur* bzw. *Komm-Struktur* des Altenhilfesystems wird der Lebenssituation älterer Menschen im Allgemeinen und älterer MigrantInnen im Besonderen nicht gerecht (Arbeitskreis Charta für eine kultursensible Altenpflege in Kooperation mit dem Kuratorium Deutsche Altershilfe 2002, Schilling 1999). Barrieren, die den Zugang von MigrantInnen zu medizinischen und pflegerischen Leistungen behindern, sind neben sprachlichen, sozialen und kulturellen Verständigungsproblemen unzureichende Informationen und mangelnde Informationsmöglichkeiten über Versicherungsansprüche, über Finanzierungsfragen und über die Versorgungsstrukturen der Altenhilfe. Dazu kommt oft ein – auf schlechten Erfahrungen mit Diensten und Institutionen beruhendes – Misstrauen gegenüber Einrichtungen der Altenhilfe sowie fehlendes Vertrauen in die medizinische bzw. pflegerische Versorgung (Palecek 2009, Habermann 2002, Schilling 1999, PflegeNotTelefon für Migranten in Schleswig-Holstein o. J., Rosa-Luxemburg-Stiftung 1999). Mangelnde interkulturelle Kompetenz blockiert nicht nur die Inanspruchnahme, sondern kann auch die Wirksamkeit der erbrachten medizinischen und pflegerischen Leistungen wesentlich beeinträchtigen oder gar ins Gegenteil verkehren – am deutlichsten wird dies bei Fehldiagnosen, die nicht nur durch sprachliche Verständigungsprobleme, sondern auch durch Fehlinterpretationen der Befindlichkeit aufgrund unterschiedlicher kultureller Hintergründe des Krankheits- und Heilungsverständnisses zustande kommen (Zeman 2005, vgl. Palecek 2009). Soziale Unterschiede und nicht zuletzt die Angst vor möglichen ausländerrechtlichen Konsequenzen stellen ebenfalls große Hindernisse dar, die vorhandenen Dienste in Anspruch zu nehmen (Arbeitskreis Charta für eine kultursensible Altenpflege in Kooperation mit dem Kuratorium Deutsche Altershilfe 2002, Zaugg o. J.).

Derzeitige Defizite und die fortschreitende Entwicklung einer kulturellen und migrationsbezogenen Vielfalt unter der Adressatenschaft und dem Personal lassen somit dic praktische Umsetzung der wiederholt als politisches Leitziel formulierten interkulturellen Öffnung der Altenhilfe als zwingend erscheinen (vgl. Habermann 2002, Adolph 2001).

Handlungskonsequenzen, die sich aus den strukturellen, institutionellen und personenbezogenen Zugangs- und Inanspruchnahmebarrieren ergeben, haben sich im Anschluss an Blakemore und Bonehame (1998, in Reinprecht 2006, S. 206) an fünf Bedürfnisbereichen älterer MigrantInnen zu orientieren – am Bedarf an Bürger- und Wohlfahrtsrechten, an einer Öffnung der institutionellen Einrichtungen und sozialen Dienste, an sozial eingebetteter Information, an aufsuchender Aktivierung sowie am Bedürfnis nach Unabhängigkeit und Selbstbestimmung der Lebensführung. Um älteren MigrantInnen den Zugang zu gesundheitlichen und pflegerischen Versorgungsleistungen zu erleichtern und bestehende Barrieren zwischen den Institutionen der Altenhilfe und den älteren MigrantInnen zu überwinden, muss eine bedarfsgerechte Politik und Unterstützung älterer MigrantInnen also zunächst einmal von Konzepten einer „differenziellen Gerontologie" ausgehen und nicht allein die Zahl, sondern auch das spezifische Profil der Probleme und Ressourcen älterer MigrantInnen berücksichtigen (Zeman 2003, Dogan o. J., Presse- und Informationsdienst der Stadt Wien o. J., Höpflinger o. J.). Eine verbesserte Datenlage kann dazu beitragen, der Zielgruppe der älteren MigrantInnen gleiche Zugangschancen zur Gesundheitsversorgung zu sichern wie der Mehrheitsbevölkerung (Razum et al. 2008), indem an das System der Altenhilfe gerichtete Erwartungen, Vorstellungen und Bedürfnisse der betroffenen MigrantInnen systematisch erfasst und entsprechende bedürfnis- und bedarfsgerechte Beratungs-, Betreuungs- und Pflegemodelle konzipiert werden (Presse- und Informationsdienst der Stadt Wien o. J.). Ein wichtiger Ansatzpunkt ist dabei, sich nicht nur *über* die Zielgruppen zu verständigen, sondern vor allem *mit* ihnen – das heißt, MigrantInnen selbst zu Wort kommen zu lassen und in die Planung spezifischer Angebote einzubinden (vgl. Hinz 2004, S. 127, Adolph 2001, Presse- und Informationsdienst der Stadt Wien o. J., Dogan o. J.).

Für die Schaffung eines solchen bedürfnis- und bedarfsgerechten Unterstützungssystems für ältere MigrantInnen muss eine Altenarbeit an der Schnittstelle zwischen Migrationssozialarbeit, MigrantInnenorganisationen und Altenhilfe entwickelt werden. Dazu bedarf es der systematischen Vernetzung bereits bestehender Dienste und der Schaffung neuer Kooperationen – was wiederum eine bessere Verzahnung der medizinischen, pflegerischen, sozialen, psychosozialen und finanziellen Hilfen durch Beratungs- und Koordinationsstellen voraussetzt (Hinz 2004, S. 88, Adolph 2001). Alten- und Pflegeheime sind gefordert, interkulturelle Angebote mit besonders geschultem Personal zu entwickeln. Die MigrantInnenorganisationen brauchen finanzielle, infrastrukturelle und fachliche Unterstützung, um ihr Selbsthilfepotenzial und Brückenfunktionen zum System der Altenhilfe besser umsetzen zu können (Fernández de la Hoz/Pflegerl 2000, S. 471, Rosa-Luxemburg-Stiftung 1999, Zeman 2003, Arbeitskreis Charta für eine kultursensible Altenpflege in Kooperation mit dem Kuratorium Deutsche Altershilfe KDA 2002). Darüber hinaus bedarf es gezielter Öffentlichkeitsarbeit sowohl in deutschsprachigen als auch in muttersprachlichen Medien, die von älteren MigrantInnen rezipiert werden (Zeman 2003). In Kooperation mit öffentlichen Stellen, Kommunen sowie Migrationsdiensten und MigrantInnenorganisationen müssen die Zielgruppen genauer über die vorhandenen Angebote und ihre Nutzerrechte informiert und zur Inanspruchnahme ermutigt werden (Zeman 2003). Erforderlich sind aufsuchende, zugehende, partizipative, aktivierende und gemeinwesenbezogene Ansätze der Information, Beratung und Betreuung in offenen, ambulanten und stationären Einrichtungen (vgl. WHO 2006). Insbesondere bei Gruppen, deren Situation durch Problemkumulation gekennzeichnet ist, und bei denen – wie etwa im Falle älterer MigrantInnen – Barrieren des Zugangs zu Versorgungsleistungen bestehen, hat sich Case Management bewährt (Adolph 2001).

Im Sinne einer lebenslauforientierten Alterspolitik ist der Fokus auch auf die Verbesserung der Situation der MigrantInnen im jüngeren und mittleren Lebensalter zu richten – sowohl unter dem Gesichtspunkt der Prävention für die kommenden Generationen älterer MigrantInnen, als auch unterstützend in Bezug auf ihre Rolle als Helfer älterer Generationen (Adolph 2001).

Schließlich geht es darum, die in der Altenhilfe tätigen AkteurInnen für kulturspezifische Anforderungen zu sensibilisieren (Adolph 2001, Arbeitskreis Charta für eine kultursensible Altenpflege in Kooperation mit dem Kuratorium Deutsche Altershilfe 2002, Zeman 2003). Bestehende Kommunikationsschwierigkeiten, unterschiedliche moralische Standards und Geschlechtereinstellungen u. a. erfordern – neben den entsprechenden Angebotsstrukturen – eine spezifische interkulturelle Kompetenz der MitarbeiterInnen (Schilling 1999), die einhergeht mit einer Erweiterung der interkulturellen Handlungskompetenz in fachlicher und sozialer Hinsicht (Reuter/Stuhlmüller 2001, vgl. Fischer-Brühl et al. 2001, vgl. Domenig 2001, Scheitza 1996, zit. in Habermann 2002). Interkulturelle Kompetenz, verstanden als Fähigkeit und Fertigkeit, erfolgreich und angemessen kommunizieren zu können, beinhaltet die Wahrnehmung und Reflexion eigener Einstellungen, Werte und Handlungsmuster, die den gesamten Arbeitsalltag bestimmen. (vgl. Zielke-Nadkarni 1997, Uzarewicz 2002 b). Wolfgang Hinz-Rommel macht in diesem Zusammenhang auf die Beobachtung aufmerksam, dass die hohe Überzeugung, richtig zu verstehen mit einer hohen Wahrscheinlichkeit der Misskonzeption korreliert (Hinz-Rommel 1994, S. 69 f.). Damit, so die Schlussfolgerung, wird die *Ungewissheit,* richtig zu verstehen zu einer entscheidenden interkulturellen Kompetenz, da durch sie relevante Fragestellungen erst bewirkt werden. Weiters wird betont, dass ein interkultureller Kompetenzerwerb nicht auf ein umfassendes Verständnis und eine konfliktlose Beziehungsgestaltung zielt. Im Gegenteil: Es gilt gerade zu lernen, mit Uneindeutigkeit und Dissens umzugehen, denn Dissens, nicht Konsens, beschreibt den Normalfall (Habermann 2002).

Um MigrantInnen nicht auf eine vorgeblich homogene Herkunftskultur zu reduzieren, ist eine bedürfnis- und biografieorientierte Pflegebeziehung erforderlich, welche mitunter auch als *Kultursensible* Pflege bezeichnet wird (Sozialwissenschaftliches Forschungszentrum der Universität Erlangen-Nürnberg 2001). Kultursensible Pflege trägt dazu bei, dass eine pflegebedürftige Person entsprechend ihren individuellen Werten, kulturellen und religiösen Prägungen und Bedürfnissen leben kann (Arbeitskreis Charta für eine kultursensible Altenpflege in Kooperation mit dem Kuratorium Deutsche Altershilfe 2002). Wie der Pflegeprozess im Dialog mit den Pflegebedürftigen vor dem Hintergrund der jeweiligen Lebenserfahrung, der Selbstdefinition und des Erlebens der Pflegesituation sicherzustellen ist, kann anhand der Pflegeanamnese veranschaulicht werden. Die Art und Weise der Fragestellung im Rahmen einer Pflegeanamnese vermag unterschiedliche Wissens- und Sinnordnungen bzw. Bedeutungsfelder zu aktivieren oder zu unterdrücken (Uzarewicz 2002, S. 14).

Uzarewicz (ebd.) zeigt, wie mit der Fragestellung „Was haben Sie für Schmerzen?" Definitionsversuche wie „Ich habe Bauch-, Kopf-, Gliederschmerzen" (Idee der Lokalisation von Schmerz) – bzw.: „der Schmerz ist dumpf, stechend, ziehend" etc. (Idee der bestimmbaren Ausdrucksform des Schmerzes) als Antwort evoziert werden. Mit der Frage „Was bedeutet der Schmerz für Sie?" oder „Was macht der Schmerz mit Ihnen?" wird der Schmerz nicht isoliert abgefragt, sondern es wird versucht, den für den Menschen in Bezug auf seinen Schmerz wichtigen Kontext herauszufinden. „Ich spüre mich wieder an der schmerzenden Stelle, ich habe schlechte Laune, ich fühle mich isoliert" etc. Der Erfahrungs- und Empfindungsschatz der lebendigen Person steht hier im Vordergrund (Uzarewicz 2002, S. 14).

Diesen Ansatz einer forschenden, neugierigen Fragehaltung gilt es in die Pflegeanamnese aufzunehmen und in den Pflegeprozess vollständig zu integrieren. Beobachten, Festhalten der sprachlichen und nichtsprachlichen Aussagen, Interpretation, Darstellung, Zusammenfassung der Ergebnisse (vgl. Lux 1999, S. 19) sind die Schritte, die zu einer subjektorientieren Pflege führen und damit grundlegend für interkulturelle Kompetenz sind (Uzarewicz 2002, S. 14). Methodisch können dabei die Strukturfragen von Kleinman Hilfestellung leisten: „Wie bezeichnen *Sie* das Problem? Was ist *Ihrer Meinung* nach die Ursache des Problems? Warum trat das Problem *Ihrer Meinung* nach gerade in dem Moment auf? Wie wirkt sich die Krankheit *Ihrer Meinung* nach aus? Wie funktioniert sie? Wie schlimm ist die Krankheit? Wird sie einen langen oder kurzen Verlauf nehmen? Welche Ergebnisse erhoffen *Sie* sich am meisten von dieser Therapie? Was sind die größten Probleme, die die Krankheit verursacht hat? Wovor haben *Sie* bei dieser Krankheit am meisten Angst?“ (Kleinman 1980, zit. in Uzarewicz 2002, S. 15).

Bei interkultureller Kompetenz geht es nicht so sehr um Wissensvermittlung, als um eine neue Sichtweise auf die zu Betreuenden oder zu Pflegenden. Derzufolge kann Interkulturalität nicht als Begegnung klar konturierter Gegenüber betrachtet werden, sie ergibt sich vielmehr als kommunikativer Prozess der wechselseitigen Deutung und Aneignung.

Fazit

Gesundheit stellt eine wichtige Komponente der Lebensqualität dar – genauso wie die Sicherung der materiellen Versorgung, die Qualität der Wohnverhältnisse, die Arbeitsbedingungen und die Eingebundenheit in soziale Netze (vgl. Nussbaum, 1999, S. 81, zit. in Reinprecht 2006, 77). In der Ottawa-Charta der WHO (1986) schließt Lebensqualität – neben dem Aspekt der Sorge für sich und andere – die Kontrollierbarkeit der eigenen Lebensumstände mit ein. Entscheidend ist, dass der einzelne Mensch befähigt wird, die eigenen Lebensbedingungen selbstbestimmt und bewusst zu gestalten. Gestaltungs- bzw. Handlungsraum als Grundlage für eine selbstständige Lebensführung im Alter setzt rechtliche und sozioökonomische Sicherheiten voraus. Dazu zählen vor allem ein stabiler Aufenthaltstitel, Rechtsanspruch auf Leistungen aus dem sozialen Sicherungssystem sowie ein gesichertes finanzielles Einkommen (Reinprecht 2006, S. 179).

Aufgabe der Politik ist demnach die Schaffung von Rahmenbedingungen im Hinblick auf die Zugänglichkeit von Institutionen, Wissen oder sozialrechtliche Regelungen, die Handlungs- und Entscheidungsfreiheit tatsächlich ermöglicht (Reinprecht 2006, S. 77). Die dringend anstehende interkulturelle Öffnung der Altenhilfe und damit einhergehende Maßnahmen wie die Schaffung bedürfnisorientierter und zielgruppenspezifischer Angebote, eine durchgehende Subjekt- bzw. Lebensweltorientierung und „Biografie-Sensibilität“

der Angebote und Einrichtungen, die Verbesserung des Dialogs zwischen Anbietern und (potenziellen) NutzerInnen, ein niederschwelliger Zugang, die Beteiligung von MigrantInnen bei der Konzipierung und Umsetzung von Gesundheitsförderungsmaßnahmen sowie die muttersprachliche, anschauliche und anwendungsorientierte Vermittlung (vgl. Nationales Forum 2008, Palecek 2009, Hinz 2004, S. 88) hilft, eben diesen Handlungsraum zu eröffnen und älteren MigrantInnen die Einrichtungen der Altenhilfe besser zugänglich zu machen, als dies bislang der Fall ist.

Literatur

Adolph, Holger (2001): Ältere Migranten in Deutschland – Darstellungen im 3. Altenbericht der Bundesregierung. In: Informationsdienst Altersfragen, 9+10/2001. Online-Ausgabe (gekürzt): http://www.dza.de/infodienst/ida_9+10_01.html. [Zugriff 15.09.2004]

Arbeitskreis Charta für eine kultursensible Altenpflege/Kuratorium Deutsche Altershilfe (2002): Für eine kultursensible Altenpflege. Eine Handreichung, Köln: KDA, online: http://www.vincentz.net/download/memorandum.pdf [Zugriff 12.09.2004]

Blakemore, Ken/Boneham, Margaret (1994): Age, Race and Ethnicity, Buckingham: Open University Press

Bundesministerium für Familie, Senioren, Frauen und Jugend (1998): Zweiter Altenbericht: Wohnen im Alter, Bonn: Deutscher Bundestag, Drucksache 13/9750

Bundesministerium für Familie, Senioren, Frauen und Jugend (Hrsg.) (2001): Dritter Altenbericht. Alter und Gesellschaft, Berlin: BMFSFJ, Drucksache 14/5130

Bundesministerium für Familie, Senioren, Frauen und Jugend (2004) (Hrsg.): Lebensituation der älteren alleinstehenden Migrantinnen, Berlin: BMFSFJ

Collatz, Jürgen (1998): Kernprobleme des Krankseins in der Migration – Versorgungsstruktur und ethnozentristische Fixiertheit im Gesundheitswesen. In: David, Matthias/Border, Theda/Kentenich, Heribert (Hrsg.): Migration und Gesundheit, Frankfurt am Main. Mabuse, S. 33–58

Collatz, Jürgen (2002): Was macht Migranten krank? In: Dettmers, Christian/Albrecht, Nils-Jens/Weiller, Cornelius (Hrsg.): Gesundheit, Krankheit, Migration.

Sozialmedizinische Probleme und Aufgaben in der Nervenheilkunde, Bad Honnef: Hippocampus Verlag, S. 29–36

Dietzel-Papakyriakou, Maria (1993 a): Altern in der Migration. Die Arbeitsmigranten vor dem Dilemma: zurückkehren oder bleiben, Stuttgart: Enke

Dietzel-Papakyriakou, Maria (1993 b): Ältere ausländische Menschen in der Bundesrepublik Deutschland. In: Deutsches Zentrum für Altersfragen (Hrsg.): Expertisen zum Ersten Altenbericht der Bundesregierung, Teil III: Aspekte der Lebensbedingungen ausgewählter Bevölkerungsgruppen, Berlin: DZA, S. 1–54

Dogan, Ramis (o. J.): Altern und Migration: Sozialarbeit mit älteren Migrantinnen und Migranten, online: http://www.bas.asn-wien.ac.at/home-beruf/IDOGd1.html [Zugriff 16.01.2004]

Domenig, Dagmar (Hrsg.) (2001): Transkulturelle Pflege. Handbuch für Lehre und Praxis, Bern: Huber

Fassmann, Heinz (Hrsg.) (2007): 2. Österreichischer Migrations- und Integrationsbericht 2001–2006. Rechtliche Rahmenbedingungen, demographische Entwicklungen, sozioökonomische Strukturen, Klagenfurt/Celovec: Drava

Fernández de la Hoz, Paloma/Pflegerl, Johannes (2000): Ältere MigrantInnen in Österreich. In: Bundesministerium für soziale Sicherheit und Generationen (2000): Seniorenbericht 2000: Zur Lebenssituation älterer Menschen in Österreich. „Ältere Menschen – Neue Perspektiven“, Wien: BMSG, S. 454–471

Fischer-Brühl, Brigitte/Praez-Johnsen, Hannelore/Voigt, Gaby (2001): Die themenzentrierten Fortbildungen. In: Sozialwissenschaftliches Forschungszentrum (SFZ) der Universität Erlangen-Nürnberg (Hrsg.): Endbericht des Modellprojekts zur Verbesserung der Pflege von ausländischen Patienten, S. 58–87, online: http://www.sfz.wiso.uni-erlangen.de/voigt-rb/bosch-bericht.pdf [Zugriff 15.09.2004]

Haasen, Christian/Yagdiran, Oktay (2002): Kulturelle Aspekte bei der Diagnostik psychischer Störungen. In: Dettmers, Christian/Albrecht, Nils-Jens/Weiller, Cornelius (Hrsg.): Gesundheit, Krankheit, Migration. Sozialmedizinische Probleme und Aufgaben in der Nervenheilkunde, Bad Honnef: Hippocampus Verlag, S. 151–162

Habermann, Monika (1998): Pflegebedürftig in der Fremde? Zur Theorie und Praxis der interkulturellen Pflege. In: David, Matthias/Borde, Theda/Kentenich, Heribert (Hrsg.): Migration und Gesundheit – Zustandsbeschreibung und Zukunftsmodell, Frankfurt a. M.: Mabuse, S. 153–166

Habermann, Monika (2002): Interkulturelles Management in der Altenpflege. Eine Einführung. Hrsg. v. Dt. Institut für Erwachsenenbildung, Bonn [Text zum Fortbildungsmodul Interkulturelles Management in der Altenpflege], online: http://www.die-frankfurt.de/esprid/dokumente/doc-2002/habermann01_02.htm [Zugriff 13.04.2004]

Hinz, Sandra (2004): Alt werden in der Fremde. In: Hinz, Sandra/Keller, Angela/Reith, Christina: Migration und Gesundheit, Frankfurt am Main: Mabuse, S. 83–134

Hinz-Rommel, Wolfgang (1994): Interkulturelle Kompetenz. Ein neues Anforderungsprofil für die soziale Arbeit, Münster: Waxmann

Hirsch, Rolf D. (2008): Die Wohn- und Lebenssituation alter Migranten: Aspekte zur Gesundheit und Gewalt. http://www.hsm-bonn.de/download/08_migr.pdf [Zugriff 26.09.2009]

Höpflinger, François (o. J.): Alter und Migration – Zur Lebenssituation älterer AusländerInnen, online: http://www.mypage.bluewin.ch/hoepf/fhtop/Alter-Migration.rtf [Zugriff 16.09.2004]

Kentenich, Heribert/Reeg, Peter/Wehkamp, Karl-Heinz (Hrsg.) (1990): Zwischen zwei Kulturen: Was macht Ausländer krank? Frankfurt am Main: Mabuse

Kleinman, Arthur (1980): Patient and Healers in the Context of Culture, Berkley: University of California Press

Kremla, Marion (2005): Interkulturelle Altenpflege in Wien: Angebot und Veränderungsbedarf aus der Sicht von ZuwanderInnen und Trägereinrichtungen. Forschungsbericht, Wien: Asylkoordination Österreich

Lehr, Ursula (1997): Gesundheit und Lebensqualität im Alter. In: Zeitschrift für Gerontopsychologie und -psychiatrie, 10, 4, S. 277–287

Lux, Thomas (1999): Krankheit als semantisches Netzwerk. Ein Modell zur Analyse der Kulturabhängigkeit von Krankheit, Berlin: VWB

Mahidi, Margareta/Vollmann, Kurt (1999): Wohnverhältnisse nach Staatsbürgerschaft. In: Statistische Nachrichten, 1/1999, S. 17–26

Nationales Forum Alter und Migration (2008): Landesweite Erhebung der Situation älterer Migrantinnen und Migranten. Kriterien der Gesundheitsförderung mit älteren MigrantInnen in der Schweiz. Verfasst von Corinna Bisegger und Hildegard Hungerbühler, online: http//www.alter-migration.ch [Zugriff 25.09.2009]

Palecek, Feyza (2009): Ältere MigrantInnen – Soziale Lage und Gesundheit. Hrsg. Heinrich Böll Stiftung Berlin, online: http://www.migration-boell.de/web/integration/47_2111.asp [Zugriff 20.09.2009]

Perrig-Chiello, Pasqualina (1997): Wohlbefinden im Alter. Körperliche, psychische und soziale Determinanten und Ressourcen, Weinheim, München: Juventa

PflegeNotTelefon für Migranten in Schleswig-Holstein (o. J.), online: http://www.pqsg.de/index2.htm [Zugriff 23.06.2003]

Prahl, Hans-Werner/Schroeter, Klaus R. (1996): Soziologie des Alterns: eine Einführung, Paderborn: Schöningh (UTB für Wissenschaft: Uni-Taschenbücher, 1924)

Presse- und Informationsdienst der Stadt Wien (PID) (o. J.): Ältere MigrantInnen im System der Altenhilfe. Werkstattbericht 32A/Strategieplan für Wien – Strategische Projekte (Begleitband zu Werkstattbericht 32/ Strategieplan für Wien), http://www.wien.gv.at/stadtentwicklung/strategieplan/strategische_projekte.rtf [Zugriff 05.09.2002]

Razum, Oliver/Zeeb, Hajo/Schenk, Liane (2008): Migration und Gesundheit: Ähnliche Krankheiten, unterschiedliche Risiken, online: http://www.aerzteblatt.de/v4/archiv/artikel.asp?src=heft&id=62423 [Zugriff 13.09.2009]

Reinprecht, Christoph (2006): Nach der Gastarbeit. Prekäres Altern in der Einwanderungsgesellschaft, Wien: Braumüller

Reinprecht, Christoph (2007): Hier alt zu werden, war nie vorgesehen. derStandard.at-Interview vom 05.07.2007, online: http://derstandard.at/2946501/Hier-alt-zu-werden-war-nie-vorgesehen [Zugriff 26.09.2009]

Reuter, Bärbel/Stuhlmüller, Alex (2001): Die Inhouse-Schulungen. In: Sozialwissenschaftliches Forschungszentrum (SFZ) der Universität Erlangen-Nürnberg (Hrsg.): Endbericht des Modellprojekts zur Verbesserung der Pflege von ausländischen Patienten, S. 19–57, online: http://www.sfz.wiso.uni-erlangen.de/voigt-rb/bosch-bericht.pdf [Zugriff 15.09.2004]

Rosa-Luxemburg-Stiftung (1999): „Gleichstellungspolitik" statt „Ausländerpolitik", online: http://www.rosaluxemburgstiftung.de/Einzel/Eingeb/gleichstellung.htm#_Toc494011551 [Zugriff 19.09.2004]

Schilling, Thomas (1999): Strategien zur Stützung der Potentiale familialer und institutioneller Pflege. In: Friedrich Ebert Stiftung (Hrsg.): 9. Freudenstädter Forum „Solidarität der Generationen – Perspektiven des Älterwerdens der Gesellschaft in Deutschland und Europa, online: http://library.fes.de/fulltext/akademie/freudenstadt/00920001.htm#LOCE9E2 [Zugriff 25.04.2001]

Sozialwissenschaftliches Forschungszentrum (SFZ) der Universität Erlangen-Nürnberg (2001): Endbericht des Modellprojekts zur Verbesserung der Pflege von ausländischen Patienten, online: http://www.sfz.wiso.uni-erlangen.de/voigt-rb/boschbericht.pdf [Zugriff 17.09.2004]

Trauner, Wolfgang (2004): Ansätze zu einem Transkulturellen Management in der professionellen Altenhilfe. Abschlussarbeit Universitätslehrgang Interdisziplinäre Gerontologie, Universität Graz

Troper, Reinhard (1994): Die Wohnversorgung von Gastarbeitern. In: SWS Rundschau, 34, 4, S. 415–436

Unterwurzacher, Anne (2006): Migrantische Armutslagen. In: Till, Matthias/Till-Tentschert, Ursula (Hrsg.): Armutslagen in Wien. Empirische Befunde zur Arbeits-, Geld- und Wohnsituation sowie spezifischen Disparitäten nach Migrationshintergrund und Geschlecht. Schriftenreihe des Instituts für Soziologie Bd. 40. Institut für Soziologie der Universität Wien, S. 87–105

Uzarewicz, Charlotte (2002): Sensibilisierung für die Bedeutung von Kultur und Migration in der Altenpflege. Kurzbeschreibung, Bonn: Deutsches Institut für Erwachsenenbildung, online: http://www.die-bonn.de/esprid/dokumente/doc-2002/uzarewicz02_01.pdf [Zugriff 1.08.2004]

WHO (1986): Ottawa-Charta, Genf: WHO

WHO (Hrsg.) (2006): Gesundes Altern. Aufsuchende Aktivierung älterer Menschen, Kopenhagen: WHO Regionalbüro für Europa

Yagdiran, Oktay/Haasen, Christian (2002): Therapeutische Arbeit mit Migranten in der Praxis und Klinik. In: Dettmers, Christian/Albrecht, Nils-Jens/Weiller, Cornelius (Hrsg.): Gesundheit, Krankheit, Migration. Sozialmedizinische Probleme und Aufgaben in der Nervenheilkunde, Bad Honnef: Hippocampus Verlag, S. 163–172

Zaugg, Helena (o. J.): Einführung in die Transkulturelle Pflege, online: http://www.lindenhof-schule.ch/fachinhalt/dialog14-transkulturelle-pflege.pdf. [Zugriff 20.09.2004]

Zeman, Peter (2003): Ältere Migrantinnen und Migranten in Berlin. In: Informationsdienst Altersfragen, 1+2/2003, Themenheft Ältere Migrantinnen und Migranten, Berlin: Deutsches Zentrum für Altersfragen, Online-Ausgabe (gekürzt) http://www.dza.de/infodienst/ida_1+2_03.html [Zugriff 27.03.2003]

Zeman, Peter (2005): Ältere Migranten in Deutschland. Befunde zur soziodemographischen, sozioökonomischen und psychosozialen Lage sowie zielgruppenbezogene Fragen der Politik- und Praxisfeldentwicklung. Expertise im Auftrag des Bundesamtes für Flüchtlinge und Migration, Deutsches Zentrum für Altersfragen, Berlin

Zielke-Nadkarni, Andrea (1997): Theoretische Grundlagen der interkulturellen Pflege. In: Curare, Zeitschrift für Ethnomedizin und Ethnopsychiatrie, Sonderband 10: Transkulturelle Pflege, Berlin: VWB, S. 99–114

Bärbel Traunsteiner

Diversity & (Health) Care – soziale Vielfalt als Bereicherung in der Pflege

Gerade in Gesundheits- und Pflegeberufen sind MitarbeiterInnen in ihrem Berufsalltag gefordert, unzählige individuelle Bedürfnisse, persönliche Ansprüche und strukturelle Vorgaben unter einen Hut zu bringen. Im besten Fall unterstützen die strukturellen Rahmenbedingungen einer Organisation die Tätigkeiten der MitarbeiterInnen, wie beispielsweise durch klare Richtlinien, verpflichtende Supervisionen und Weiterbildungen sowie durch die Ausstattung mit ausreichenden finanziellen Ressourcen. Ein gesetzlicher Rahmen und die rechtliche Absicherung auf staatlicher Ebene ist für die konkrete organisationale Umsetzung ebenso notwendig. Auf dieser strukturellen und rechtlichen Basis sehen sich MitarbeiterInnen von Gesundheits- und Pflegeeinrichtungen tagtäglich mit der Vielfalt im eigenen Team bzw. unter den KollegInnen konfrontiert und zusätzlich auch noch mit den sozialen Unterschieden zwischen sich und unter ihren KlientInnen, PatientInnen sowie deren Angehörigen. Der Umgang in und mit diesem komplexen sozialen System stellt eine große Herausforderung sowohl für die einzelnen MitarbeiterInnen als auch für die Organisation als Ganzes dar. „Diversity" bzw. „Diversity Managment" bezeichnet diese multidimensionale soziale Komplexität bzw. einen möglichen Umgang damit und bietet eine Orientierungshilfe zur positiven Handhabung der Verschiedenartigkeit innerhalb einer Organisation. Im Folgenden wird zunächst eine Klärung der gesetzlichen Lage und der Begrifflichkeiten Diversity und Diversity Management vorgenommen, die Abgrenzung zu Frauen- und Gender-Forschung bzw. Intersektionalität skizziert, um anschließend das Diversity-Potenzial im (Health) Care Bereich zu beleuchten.

Was bedeutet Diversity/Diversität? Definitionen und rechtliche Rahmenbedingungen

Diversity (deutsch: Diversität) bedeutet Vielfalt oder Mannigfaltigkeit. Der Begriff bezieht sich sowohl auf Unterschiede und Ungleichheiten aber auch auf Gemeinsamkeiten zwischen Menschen, gleichzeitig kann er die Vielfalt innerhalb einer einzelnen Person, also die intrapersonelle Diversity (vgl. Hansen 2007) bezeichnen. Somit werden einerseits Individuen und ihre soziale Verfasstheit ins Blickfeld genommen, andererseits aber auch ihre Zugehörigkeit zu (verschiedenen) Identitätsgruppen fokussiert.

Je nach Konzept werden dabei wenige oder mehrere (Differenzierungs-)Kategorien als gesellschaftliche Unterscheidungs- bzw. gemeinsame Merkmale herangezogen, sprich, enge oder weite Definitionen als Grundlage verwendet: „Current definitions of diversity range from narrow to very broad, expansive conzeptualizations" (Nkomo/Cox 1996, S. 338). Enge Definitionen inkludieren anerkannte gesellschaftliche Merkmale wie:

— Geschlecht,
— Alter,
— physische und psychische Fähigkeiten/Beeinträchtigungen/Behinderung,[1]
— ethnische Herkunft/Ethnizität/Rasse,
— Religion/Weltanschauung,
— sexuelle Orientierung.

Diese Kategorien sind Elemente struktureller Diskriminierungsmechanismen. Die zugrunde liegende hierarchische Gesellschaftsordnung und Ungleichbewertung der genannten Unterscheidungskriterien bedingen Benachteiligungen für einzelne Menschen(gruppen). Im Zuge von Antidiskriminierungsgesetzen wird versucht, diesen Diskriminierungen rechtlich entgegenzuwirken. Insofern orientiert sich auch die europäische Gesetzgebung an solch engen Diversitätsdefinitionen und hat daher – vornehmlich seit dem Jahr 2000 – die sechs genannten Strukturkategorien in Anti-Diskriminierungsrichtlinien fest-

1 Es gibt keine einheitliche Verwendung einzelner Diversitätsbegriffe. Je nach Kontext und Betroffenheit werden unterschiedliche (Selbst-)Bezeichnungen verwendet. Die Entstehungszusammenhänge bzw. Verwendungsdiskurse einzelner Begriffe können an dieser Stelle nicht im Detail dargelegt werden, doch durch Aufzählung mehrerer Begriffe soll existierenden Diskussionen Rechnung getragen werden.

geschrieben. Diese EU-Antidiskriminierungsbestimmungen beziehen sich – mit Ausnahme der Merkmale Geschlecht und ethnische Herkunft/Rasse – ausschließlich auf die Gleichbehandlung von Menschen im Arbeitsleben, so dass nach wie vor ein zivilrechtlicher Diskriminierungsschutz für die Merkmale der sexuellen Orientierung, Behinderung, Religion/Weltanschauung und Alter auf europäischer Ebene fehlt (vgl. Merx/Überacker 2007).

Den vorhandenen EU-Richtlinien wurde in Österreich auf nationaler Ebene in Form folgender Gesetze Rechnung getragen[2]:

- Gleichbehandlungsgesetz (GlBG);
- Gesetz über die Gleichbehandlungskommission und die Gleichbehandlungsanwaltschaft (GBK/GAW-G);
- Bundes-Gleichbehandlungsgesetz (B-GlBG).

Vor allem mit dem GlBG, das auf dem Bundesgesetz über die Gleichbehandlung von Frau und Mann im Arbeitsleben aus dem Jahre 1979 basiert (vgl. Gutschlhofer 2006), wurde ein Gesetz geschaffen, welches Menschen in der Arbeitswelt nicht mehr nur vor geschlechtsspezifischer Diskriminierung sondern nun auch vor Diskriminierungen aufgrund des Alters, der Religion oder Weltanschauung, der sexuellen Orientierung und der ethnischen Zugehörigkeit zu schützen versucht. Der rechtliche Schutz vor Diskriminierung durch das GlBG beschränkt sich in Österreich – mit Ausnahme des zivilrechtlichen Schutzes vor ethnischer und teilweise auch vor geschlechtsspezifischer Diskriminierung – rein auf die Arbeitswelt. Das diskriminierungsrechtliche Defizit der europäischen Gesetzgebung wurde auf österreichischer Ebene übernommen, indem durch die österreichische Gesetzgebung nur die Kategorien ethnische Herkunft/Ethnizität/Rasse und Geschlecht in zivilrechtlicher Form umgesetzt wurde. Daraus ergibt sich ein fehlender rechtlicher Schutz vor Diskriminierungen aufgrund des Alters, der sexuellen Orientierung und der Religion/Weltanschauung außerhalb der Arbeitswelt. Der Fragmentiertheit der österreichischen Rechtsordnung ist es zu verdanken, dass die rechtlichen Bestimmungen bezüglich der Kategorie Behinderung auf einer eigenen gesetzlichen Basis, dem Bundes-Behindertengleichstellungsgesetz (BGStG) und dem Behinderteneinstellungsgesetz (BEinstG), stehen. Diese bieten Diskriminierungsschutz sowohl in der Arbeitswelt als auch in manchen Bereichen des täglichen Lebens. In den einzelnen Landesgesetzgebungen wurden

2 Die jeweiligen Gesetzestexte finden sich unter http://www.ris.bka.gv.at/.

zusätzlich Antidiskriminierungsbestimmungen auf unterschiedliche Weise integriert. Gesamt gesehen kann dem österreichischen Gleichbehandlungsrecht konstatiert werden: „Die zersplitterte Struktur der Regelungen und die sprachliche Komplexität machen es zu einer Materie für SpezialistInnen" (Merx/Überacker 2007, S. 30). Eine solche Situation erschwert mitunter die Umsetzung von gesetzlichen Maßnahmen und stellt eine Barriere für Betroffene von Diskriminierung dar.

Über diese engen, gesetzlich verankerten Diversitätskategorien hinausgehend, gibt es weiter gefasste Definitionen von Diversität, die eine größere Vielzahl sozialer Merkmale mit einbeziehen:

> *„Diversity [...] is not something that is defined by race or gender. It extends to age, personal and corporate background, education, function, and personality. It includes lifestyle, sexual preference, geographic origin, tenure with the organization, exempt or nonexempt status, and management or nonmanagement."* (Thomas 1992, S. 10)

Diese Zugänge beziehen sich auf eine größere Zahl von Unterscheidungskriterien und sozialen Kategorisierungen, worunter soziale Schichten, Parteizugehörigkeiten bis hin zu Familien- und Bildungsstand subsumiert werden.

Heterogenität ist zwar nichts Neues und auch nichts Besonderes in einer sozialen Gemeinschaft. In einer immer durchlässigeren postmodernen Gesellschaft ist soziale und kulturelle Vielfalt eine Lebensrealität. Diversitätskategorien wie Alter, Geschlecht etc. sind soziale „Tatbestände" (Fuchs 2007, S. 18). Jedoch potenzieren miteinander verwobene politische und gesellschaftliche Wandlungsprozesse wie Globalisierung, Migration und soziale Bewegungen den Grad an Differenzierung und Individualisierung in unserer Gesellschaft (vgl. Krell/Riedmüller/Sieben/Vinz 2007, Lepperhoff/Rüling/Scheele 2007). Die daraus resultierenden vielfältigen Lebensweisen und Identitäten von Menschen führen oft zu Konflikten und stellen daher einerseits eine Herausforderung im zwischenmenschlichen Umgang dar, können aber andererseits auch als eine Bereicherung wahrgenommen werden. „Diversity Management" bietet einen Ansatz, um dieses Konfliktpotenzial so handhabbar wie möglich zu machen bzw. möglichst positiv nutzen zu können.

Diversity Management – mit der Vielfalt umgehen

Inwiefern kann nun das Konzept von „Diversity Management" (im weiteren DM) eine Unterstützung im Umgang mit Unterschieden in einer Gesellschaft sein? Grundsätzlich geht es beim DM darum, soziale Unterschiede konstruktiv und produktiv zu nutzen. Historische Basis „ist die US-amerikanische Human-Rights-Bewegung" (Bendl 2004, S. 57) in Form der amerikanischen Bürgerrechts- und Frauenbewegung (vgl. Engel 2004). Damit stellen sozialpolitische Bewegungen und der Kampf gegen Diskriminierungen den Ausgangspunkt für DM dar. Im Laufe der Zeit und im Zuge des Transfers aus den USA seit den 1960er Jahren haben sich mittlerweile mehrere unterschiedliche Ansätze von DM etabliert (siehe dazu auch Engel 2004, Engel 2007, Hansen 2007). Gemein ist allen Ansätzen, dass der Fokus auf Organisationen und deren (produktiven) Umgang mit sozialer Vielfalt liegt.

Diversity Management kann auf mehreren Ebenen ansetzen (vgl. Hardmeier/Vinz 2007):

a) der Ebene der Individuen als Arbeitskräfte und Angestellte
b) der Ebene der Gruppen in Arbeitsprozessen
c) der Ebene der Gesamtorganisation
d) der Ebene gesellschaftlicher Wandlungsprozesse.

Vielfalt finden wir bereits in uns selber. Deshalb betrifft DM an erster Stelle einmal das Individuum selbst. Denn auch eine Person ist bereits ein vielschichtiges Wesen, in welchem mehrere Identitätsmerkmale akkumulieren, wie beispielsweise eine Pflegepatientin nicht nur eine Krankheit oder gesundheitliche Beeinträchtigung vorweist, sondern auch ein Geschlecht, ein bestimmtes Alter, eine ethnische Zugehörigkeit etc. So vereinen sich diverse Identitäten (z. B. Vater, Beamter, Mann, Heterosexueller etc.) bereits in einer Person und je nach Kontext und Rahmen werden unterschiedliche Merkmale zu verschiedenen Zeitpunkten sowohl aus der persönlichen als auch aus Fremdperspektive mehr zum Tragen kommen als andere. Aus pflegerischer oder medizinischer Sicht ist wahrscheinlich primär die gesundheitliche Einschränkung im Fokus, wohingegen für die Patientin oder den Patienten z. B. innerhalb der Gruppe der PatientInnen eventuell die ethnischen Gemeinsamkeiten an diesem bestimmten Ort und zu diesem bestimmten Zeitpunkt im Vordergrund stehen. Auf individueller Ebene des/der (pflegenden) Professionisten/in geht es daher darum sich eigene Werthaltungen, Einstellungen, Verhaltensweisen, Wissen, Fähigkeiten und Eigenschaften bewusst zu machen, zu reflektieren, sensibel dafür zu werden und sich Wissen zu sozialen Kategorien anzueignen.

In Teams, Organisationen und folglich auch in Gesellschaften steigt der Komplexitätsgrad mit der zunehmenden Zahl beteiligter Individuen an. DM ist eine Organisationsentwicklungsmaßnahme mit dem Ziel die jeweilige Organisationskultur dahingehend zu verändern, dass es selbstverständlich ist, als Person nicht aufgrund eines sozialen Merkmals bzw. der Zugehörigkeit zu einer bestimmten Gruppe diskriminiert zu werden. Darüber hinaus soll jedoch die Vielfalt – und die dadurch bedingten Spannungen – in der Organisation erkannt, anerkannt und optimal genutzt werden. Demnach zielt ein sensibler organisationaler Umgang darauf ab, Diversität nicht einfach nur auszuhalten, sondern sie zu begrüßen und willkommen zu heißen (vgl. Hansen 2007).

Die beiden US-amerikanischen Diversity-Pionierinnen Lee Gardenswartz und Anita Rowe haben ein sehr anschauliches Modell von Diversität in Organisationen entwickelt, welches von der deutschen Organisationsberaterin Angelika Plett ins Deutsche übersetzt wurde:

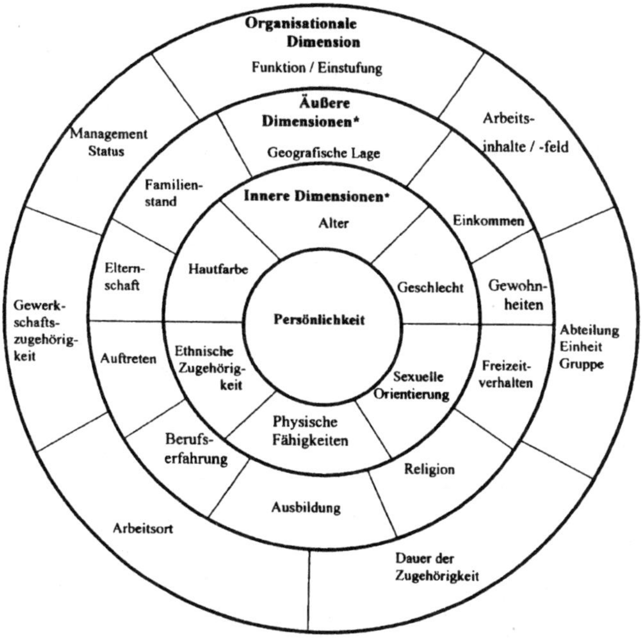

aus: ‚Diversity Teams at Work', Gardenswartz&Rowe, Irwin 1995
mit freundlicher Genehmigung der Autorinnen
© Angelika Plett, Mitte Consult Berlin

• „Innere und äußere Dimensionen" aus: Loden/ Rosener, 1991 Workforce America!, Business One Irwin,

Abbildung 1: Die vier Dimensionen von Diversity
(Gardenswartz/Rowe 1995, zit. n. Plett 2002, S. 111)

Ausgehend von der Ebene der einzigartigen Persönlichkeit, also ob eine Person z. B. eher ruhig und/oder euphorisch ist, erstreckt sich die visualisierte Beschreibung über die inneren Dimensionen, welche für das Individuum kaum oder gar nicht veränderbar sind, über die äußeren Dimensionen, welche veränderbar sind, bis hin zur organisationalen Ebene und den darin möglichen Kategorisierungen.

DM will jedoch nicht ein Schubladensystem (vor-)definieren, in das Menschen eingeteilt werden, da dies einer Stereotypisierung, Stigmatisierung und klischeehaften Einzementierung von Menschen in einzelne Kategorien, z. B. als Migrantin oder Ausländerin, gleichkommen würde. Denn weder gehört ein Mensch nur einer sozialen Gruppe, sondern immer und gleichzeitig mehreren identitätsstiftenden Gruppen an, noch herrscht innerhalb einer sozialen Kategorie Homogenität. Der Versuch der Kategorisierung ist weder essentialistisch zu verstehen, noch ist ein ausschließlicher Fokus auf Individuen intendiert. Hingegen sollen neben individuellen Identitäten auch Identitätsgruppen und deren unterschiedliche Machtressourcen (vgl. Hansen 2007) Beachtung finden. DM bietet damit ein Konzept an, in dem unterschiedliche Identitäten miteinander in Verbindung gebracht und verknüpft werden können. Es geht nicht um eine eindimensionale Ansicht einer Strukturkategorie, sondern um das Erkennen und Reflektieren von multidimensionalen Persönlichkeiten, Gruppen, Organisationen und Gesellschaften.

Gender (Mainstreaming) – Intersektionalität – Diversity (Management)

Die Frauen- und Geschlechterforschung befasst sich seit Jahrzehnten mit hegemonialen Macht- und Herrschaftsstrukturen und dementsprechend auch mit Diskriminierungs- und Unterdrückungsmechanismen, die Strukturkategorie Geschlecht betreffend. Für WissenschafterInnen dieser Tradition stellt sich zunehmend die Frage, ob die Kategorie Geschlecht durch Diversity an Aufmerksamkeit und Relevanz verlieren könnte (vgl. Lepperhoff/Rüling/Scheele 2007, Andresen/Koreuber 2009). Doch auch innerhalb der Frauen- und Geschlechterforschung hat sich die Beschäftigung mit anderen sozialen (Differenz-)Kategorien bereits seit Jahren vertieft. So hat in erster Linie der von Kimberlé Chrensaw im Zuge der Auseinandersetzungen mit Diskriminierungen schwarzer Frauen bereits Ende der 1980er in den USA geprägte Begriff der Intersektionalität und die nachfolgende Intersektionalitätsforschung seine Aufmerksamkeit vornehmlich auf die Interdependenzen der Kategorien *gender*, *race* und *class* (vgl. Lepperhoff/Rüling/Scheele 2007) gerichtet. Auf (institutionell-) politischer und organisationaler Ebene hat sich mit dem Konzept von Gender Mainstreaming seit Mitte der 90er Jahre die Kategorie Geschlecht in Form einer Top-Down-Strategie mit dem Ziel „Chancengleichheit als Querschnittsmaterie" (Bendl 2004, S. 53) zu integrieren etabliert. Frauen- und Gleichstellungsbeauftragte sowie Gender Mainstreaming – VertreterInnen stehen dem DM insofern kritisch gegenüber, als dass sie eine Konkurrenz bzw. eine Verdrängung ihrer Konzepte befürchten (vgl. Hansen 2007).

Vor diesem Hintergrund vollziehen sich die Auseinandersetzungen zumindest auf zwei Ebenen und entlang mehrerer Linien:

— der Wissenschaftsebene, also zwischen der Frauen- und Gender-Forschung und den Diversity Studies;

— der Policy Ebene, also zwischen den beiden Strategien Gender Mainstreaming und Diversity Management.

Auf der Wissenschaftsebene sieht sich der Diversitätsansatz mit seinem traditionell eindeutig praxisorientierten betriebs- bzw. privatwirtschaftlichen Zugang der Kritik mangelnder theoretischer Fundiertheit ausgesetzt. Die Frauen- und Geschlechterforschung kann mit ihrem Ansatz der Intersektionalität eine profunde (ungleichheits-)theoretische Basis nachweisen, die Operationalisierung und Entwicklung empirischer und sozialwissenschaftlicher Analyseinstrumente ist jedoch noch ausbaufähig. Inhaltlich problematisiert Intersektionalität Ungleichheiten (vgl. Hardmeier/Vinz 2007), wohingegen Diversity soziale Unterschiede als Potenziale versteht und diese – klassischerweise im organisationalen Sinne – positiv nutzen will. Mit der Kritik der Beliebigkeit aufgrund der Aneinanderreihung verschiedener sozialer Merkmale oftmals durch „etc." sehen sich jedoch beide Forschungsrichtungen konfrontiert, da sich auch der Rahmen der Intersektionalitätsforschung über die ursprünglichen drei Kategorien *gender*, *race* und *class* erweitert hat. Damit bietet sich ein großes theoriebezogenes interdisziplinäres Betätigungsfeld für WissenschafterInnen aus unterschiedlichen Disziplinen. Auf der Policy-Ebene geht es um die politisch-programmatische Vormachtstellung einer der beiden Strategien: Gender Mainstreaming oder Diversity Management (mehr zu einem Vergleich der verschiedenen Maßnahmen siehe Bendl 2004).

Die Betriebswirtschafterin Gertraude Krell beantwortet die Frage, wie Gender (Mainstreaming) und Diversity (Management) zusammengehen können, mit drei möglichen Varianten der Verknüpfung, wobei keine davon der alleinige und beste Weg der Zusammenführung ist: „Diversity unter dem Dach Gender, Gender unter dem Dach Diversity, Gender & Diversity" (Krell 2009, S. 137). Für Krell sind Kontext und Konstellation (vgl. ebd.) – also etwa Ausgangsperspektive, Rahmenbedingungen und Zielsetzung – für die Wahl der jeweils passenden Verbindung ausschlaggebend.

Die Politologinnen Barbara Hardmeier und Dagmar Vinz (vgl. Hardmeier/Vinz 2007) erwarten, dass die Zukunft der Genderforschung in der Einbeziehung und analytischen Methodenentwicklung bezüglich kategorialer Interdependenzen liegt – also in der Beforschung des Zusammenspiels, den Wechselwirkungen und Spannungen zwischen den sozialen Kategorien aus dem Blickwinkel der Kategorie Gender. Diversity Studies hingegen werden sich zunehmend als eigene Forschungsrichtung etablieren und vermehrt Forschungsergebnisse aus Gender-, Migrations- und Altersforschung bündeln (vgl. Hardmeier/Vinz 2007, Riedmüller/Vinz 2009).

Diversity und (Health) Care

Warum sollte Diversity (Management) als Leitkonzept auch in (Health) Care Systemen integriert werden? Soziale Kategorien entfalten ihre uneingeschränkte Wirkung nicht zuletzt in Bezug auf Gesundheit und Krankheit(en) von Menschen. So zeigen umfassende wissenschaftliche Studien beispielsweise die Zusammenhänge von Gefäßerkrankungen und Arbeitsplatzqualität oder von sozialem Status und Herz-Kreislauferkrankungen (vgl. Dören 2007). Je nach ethnischer Herkunft gibt es etwa auch Unterschiede im Umgang mit Schmerz und der Zugang zu medizinischer Versorgung differiert ebenso je nach Klassen- und Schichtzugehörigkeit (vgl. Danis/Lavizzo-Mourey 2003). Neben der arbeitsrechtlichen Verpflichtung, der Steigerung individueller Sensibilität und Akzeptanz, der diskriminierungsresistenteren Teamarbeit und der höheren Potenzialnutzung für die Organisation ist somit auch ein „ganzheitlicher Blick auf die (Beibehaltung von) Gesundheit und die Entstehung von Krankheiten" (Dören 2007, S. 109) ein ausschlaggebender Grund (Health) Care-Organisationen diversity-kompetent zu gestalten.

In Österreich gibt es im (Health) Care-Bereich bereits seit geraumer Zeit – je nach Diversity-Dimension unterschiedlich viele – Projekte, Forschungen und Initiativen zu einzelnen Diversitätsaspekten. So wird beispielsweise den Kategorien ethnische Herkunft und Religion/Weltanschauung sowohl in der Forschung als auch in der Praxis bereits seit längerem vermehrte Aufmerksamkeit gewidmet. Andreas Heller hat bereits vor zehn Jahren für den Bereich der Palliative Care Interreligiosität – und damit die Kategorie

Religion/Weltanschauung – als leitendes Prinzip eingefordert (vgl. Heller 2007). An beiden bzw. einer der genannten Kategorien sowie dem Fokus auf Pflege bzw. Krankenhaus setzten z. B. auch zwei im Rahmen der europäischen Gemeinschaftsinitiative EQUAL finanzierte Projekte von 2005–2007 in Österreich an: So wurde das Projekt „Marhama – Sozial- und Gesundheitsdienst für Migrantinnen und Musliminnen"[3] mit dem Ziel der transkulturellen Öffnung des Krankenhauses und der Erleichterung des Zugangs für Migrantinnnen/Musliminnen zum Arbeitsmarkt in Graz umgesetzt[4]. Im Projekt „diversity@care – MigrantInnen in der mobilen Pflege und Betreuung"[5] beschäftigte sich eine Kooperationsgemeinschaft großer Trägerorganisationen aus dem Bereich der mobilen Pflege in Wien mit integrationsfördernden Maßnahmen für Menschen mit Migrationshintergrund[6]. Dimensionen hingegen, welche einer größeren Tabuisierung unterliegen, wie beispielsweise die sexuelle Orientierung, werden im österreichischen (Health) Care-Kontext zumeist noch nicht oder kaum fokussiert und damit vorwiegend ausgespart. In Deutschland sind demgegenüber mit der „Village Pflegeetage"[7] für Lesben und Schwule in Berlin oder dem Wohnbereich für schwule Männer im Sozial- und Rehazentrum West in Frankfurt[8] bereits Beispiele zielgruppenorientierter Projekte, Initiativen und Erfahrungen im Bereich der (Alten-)Pflege lesbischer und schwuler Menschen zu finden.
Die intensive Beschäftigung mit einzelnen Diversitätskategorien ist auf dem Weg zu einer diversity-gerechten Gesellschaft notwendig. Nach wie vor fehlt jedoch die umfassende Beschäftigung mit Diversity (Management). Es wäre also die Fokussierung von Diversität in seiner gesamten Vielfalt und der

---

3 Projektbeschreibung siehe http://www.dschanuub.at/homepage_marhama/marhama.htm (22.9.2009).

4 Ein im Rahmen dieses Projektes entwickelter Ratgeber findet sich unter http://www.verwaltung.steiermark.at/cms/dokumente/10953353_31084235/3b81cb42/Musliminnen%20in%20unserem%20Spital%20(Marhama).pdf (22.9.2009).

5 Projektbeschreibung siehe http://www.volkshilfe.at/diversitycare (22.9.2009).

6 Ein im Rahmen dieses Projektes entwickelter Leitfaden mit Empfehlungen zur Implementierung von Managing Diversity findet sich unter „DiversityManagement_Empfehlung_Implementierung" auf http://www.volkshilfe.at/1070,53,,2.html (22.9.2009).

7 Siehe dazu http://www.village-ev.de/pflegeetage/ (22.9.2009).

8 Georg Linde im Rahmen der Podiumsdiskussion „Altern in der Regenbogenvilla: Modelle LesBiSchwuler Wohnprojekte in Europa" in der Reihe der Queeren Stadtgespräche: Lesben, Schwule und Transgenderpersonen im Alter, Wien 2. Juli 2009.

organisationalen Integration dieses konzeptuellen Blickwinkels auf soziale Unterschiede im (Health) Care Bereich weiterzuentwickeln. Inwiefern kann Diversität(smanagement) als Konzept im Gesundheits- bzw. Pflegekontext integriert werden? Hier gilt es auf mehreren Ebenen anzusetzen: In grundlegender Weise ist der Rechtsstaat gefordert mittels aktualitätsbezogener Gesetzgebung zeitgemäße Rahmenbedingungen zu schaffen, die den Umgang mit diversen menschlichen Anliegen im sozial(staatlich)en Gefüge ordnen. Denn sowohl die Organisationen als auch die MitarbeiterInnen sollen ihre beruflichen Tätigkeiten durch den Gesetzgeber abgesichert wissen. So sind beispielsweise homosexuelle Lebensgemeinschaften juristisch in Österreich nach wie vor nicht anerkannt. Diese rechtliche Lücke erweist sich als Schwierigkeit für MitarbeiterInnen im Gesundheitssystem, wenn es um Auskünfte an schwule oder lesbische LebenspartnerInnen von Kranken oder Pflegebedürftigen geht. Die Forschung ist ebenfalls gefordert die Zusammenarbeit und den Austausch von unterschiedlichen Disziplinen zu intensivieren um bereits erarbeitete Expertisen zu verknüpfen bzw. neue wissenschaftliche Ergebnisse zu (Health) Care auf einer breiteren Diversitätsbasis zu entwickeln. Weiters sind die Institutionen im Gesundheitsbereich gefragt Diversity Management organisational zu verankern und damit ihre Diversitätskompetenz zu erhöhen. Dafür ist auch eine vermehrte interdisziplinäre Kooperation in der Praxis notwendig. Ein Pionierprojekt in diesem Bereich in Österreich ist das EU-Projekt „Diversity and Equality in Health Care“[9], welches durch das Zusammenbringen von Beteiligten und ExpertInnen aus (mobiler) Pflege, Krankenhaus- sowie Diversitätsmanagement den Austausch fördert und potenzielle Ansatzpunkte zur Integration von DM im Gesundheitssystem auslotet.

Fazit

Diversität betrifft uns alle. Jede/r von uns ist mit den Herausforderungen einer sich immer stärker differenzierenden Welt konfrontiert. DM bietet ein (organisationales) Konzept mit dieser sozialen Vielfalt auf positive Weise umzugehen. Dies ist jedoch nur in Form eines Miteinanders möglich und bedarf daher

9 Projektbeschreibung siehe http://www.societyfordiversity.at/show_content.php?hid=13 [22.9.2009].

der Einbeziehung aller beteiligten Personen und Institutionen auch und vor allem im (Health) Care Bereich. Nur so kann der Diversitätsansatz weitreichend greifen und einen notwendigen Beitrag hin zu einer diversity-gerechteren und diskriminierungsfreieren Gesellschaft leisten.

Literatur

Andresen, Sünne/Koreuber, Mechthild (2009): Gender und Diversity: Albtraum oder Traumpaar? Eine Einführung. In: Andresen, Sünne/Koreuber, Mechthild/ Lüdke, Dorothea (Hrsg.): Gender und Diversity: Albtraum oder Traumpaar? Interdisziplinärer Dialog zur „Modernisierung" von Geschlechter- und Gleichstellungspolitik, Wiesbaden: VS Verlag für Sozialwissenschaften, S. 19–33

Bendl, Regine (2004): Gendermanagement und Gender- und Diversitätsmanagement – ein Vergleich der verschiedenen Ansätze. In: Bendl, Regine/Hanappi-Egger, Edeltraud/Hofmann, Roswitha (Hrsg.): Interdisziplinäres Gender- und Diversitätsmanagement. Einfürhung in Theorie und Praxis, Wien: Linde Verlag, S. 43–72

Bundesministerium für Arbeit, Soziales und Konsumentenschutz (2009) (Hrsg.): Chancengleichheit. Das Gleichbehandlungsrecht in Österreich, Wien

Danis, Marion/Lavizzo-Mourney, Risa (2003): Respecting Diversity. In: Morrison Sean/Meier, Diane (Hrsg.) (2003): Geriatric Palliative Care, New York: Oxford University Press, S. 79–90

Dören, Martina (2007): Gender, Diversity und Intersektionalität als Herausforderung für die Medizin. In: Krell, Gertraude/Riedmüller, Barbara/Sieben, Barbara/ Vinz, Dagmar: Diversity Studies. Grundlagen und disziplinäre Ansätze, Frankfurt a. M., Campus Verlag: S. 109–122

Engel, Roland (2004): Die ‚Diversität' des Diversity Managements: Geschichte & Landkarten. In: Hernsteiner – Fachzeitschrift für Managemententwicklung des Hernstein (International Management) Institutes 02/2004, 17. Jahrgang, S. 15–18

Engel, Roland (2007): Die Vielfalt der Diversity Management Ansätze – Geschichte, praktische Anwenundgen in Organisationen und zukünftige Herausforderungen in Europa. In: Koall, Iris/Bruchhagen, Verena/Höher, Friederike (Hrsg.): Diversity

Outlooks. Managing Diversity zwischen Ethik, Profit und Antidiskriminierung, S. 97–110

Fuchs, Martin (2007): Diversity und Differenz – Konzeptionelle Überlegungen. In: Krell, Gertraude/Riedmüller, Barbara/Sieben, Barbara/Vinz, Dagmar: Diversity Studies. Grundlagen und disziplinäre Ansätze, Frankfurt a. M.: Campus Verlag, S. 17–34

Gutschlhofer, Birgit (2006): Rechtliche Rahmenbedingungen für Diversitätsmanagement. Erste Erfahrungen mit dem neuen Gleichbehandlungsgesetz in Österreich. In: Bendl, Regine/Hanappi-Egger, Edeltraud/Hofmann, Roswitha (Hrsg.): Agenda Diversität: Gender und Diversitätsmanagement in Wissenschaft und Praxis, München und Mering: Rainer Hampp Verlag, S. 44–51

Hansen, Katrin (2007): Diversity – eine Beitrag zur Geschlechtergerechtigkeit? In: Steinmetz, Bernd/Vedder, Günther (Hrsg.): Diversity Management und Antidiskriminierung, Weimar: Bertuch Verlag, S. 25–35

Hardmeier, Sibylle/Vinz, Dagmar (2007): Diversity und Intersectionality – Eine kritische Würdigung der Ansätze für die Politikwissenschaft. In: Femina Politica. Zeitschrift für feministische Politikwissenschaft. Heft 1/2007, S. 23–33

Heller, Andreas (2007): Die Einmaligkeit von Menschen verstehen und bis zuletzt bedienen. In: Heller, Andreas/Heimerl, Katharina/Husebø, Stein (Hrsg.): Wenn nichts mehr zu tun ist, ist noch viel zu tun. Wie alte Menschen würdig sterben können, Freiburg im Breisgau: Labertus, S. 191–208 (1. Auflage 2000)

Hodasz, Marta/Köhler, Katharina/Liegl, Barbara (2009): Vielfalt. Respekt. Recht. Informationsbroschüre zum Thema Diskriminierungsschutz. Hrsg. vom Bundeskanzleramt, Wien

Krell, Gertraude/Riedmüller, Barbara/Sieben, Barbara/Vinz, Dagmar (2007): Einleitung – Diversity Studies als integrierende Forschungsrichtung. In: Krell, Gertraude/Riedmüller, Barbara/Sieben, Barbara/Vinz, Dagmar: Diversity Studies. Grundlagen und disziplinäre Ansätze, Frankfurt a. M.: Campus Verlag, S. 7–16

Krell, Gertraude (2009): Gender und Diversity: Eine ‚Vernunftehe' – Plädoyer für vielfältige Verbindungen. In: Andresen, Sünne/Koreuber, Mechthild/Lüdke, Dorothea (Hrsg.): Gender und Diversity: Albtraum oder Traumpaar? Interdisziplinärer Dialog zur ‚Modernisierung' von Geschlechter- und Gleichstellungspolitik, Wiesbaden: VS Verlag für Sozialwissenschaften, S. 133–153

Lepperhoff, Julia/Rüling, Anneli/Scheele, Alexandra (2007): Von Gender zu Diversity Politics? Kategorien feministischer Politikwissenschaft auf dem Prüfstand. Einleitung. In: Femina Politica. Zeitschrift für feministische Politikwissenschaft. Heft 1/2007, S. 9–22

Merx, Andreas/Überacker, Jutta (2007): Länderreport Österreich : 2 ½ Jahre neues Gleichbehandlungsrecht: Entstehungsgeschichte – kritische Darstellung der Gesetze – Erfahrungen mit dem Antidiskriminierungsrecht und Diversity in der arbeitsrechtlichen Praxis. In: Infobrief Nr. 8 des Forums gegen Rassismus, S. 27–33

Nkomo, Stella M./Cox, Taylor Jr. (1996): Diverse Identities in Organizations. In: Clegg, Stewart R./Hardy, Cynthia/Nord, Walter R.: Handbook of Organization Studies, London, Thousand Oaks, New Dehli: Sage Publications Ltd, S. 338–356

Plett, Angelika (2002): Managing Diversity – Theorie und Praxis der Arbeit von Lee Gardenswartz & Anita Rowe. In: Koall, Iris/Bruchhagen, Verena/Höher, Friederike (Hrsg.): Vielfalt statt Lei(d)tkultur. Managing Gender & Diversity, Münster: Lit Verlag, S. 99–112

Riedmüller, Barbara/Vinz, Dagmar (2009): Diversity als Herausforderung für die Sozialpolitik. In: Andresen, Sünne/Koreuber, Mechthild/Lüdke, Dorothea (Hrsg.): Gender und Diversity: Albtraum oder Traumpaar? Interdisziplinärer Dialog zur ‚Modernisierung' von Geschlechter- und Gleichstellungspolitik, Wiesbaden: VS Verlag für Sozialwissenschaften, S. 65–78

Thomas, R. Roosevelt Jr. (1992): Beyond Race and Gender. Unleashing the Power of Your Total Work Force by Managing Diversity, New York: Amacom Books

Elisabeth Reitinger

Gender: Care und palliative Kultur in Organisationen der Altenhilfe

Wir leben in einer Welt, in der unserem geschlechtlichen Sein zentrale Bedeutungen zugeschrieben werden. Gender als integrierte Kategorie ist unser Leben lang präsent und wirksam. In unsere weiblichen, männlichen oder intersexuellen Körper hineingeboren, erfahren wir zumeist unmittelbar eine Einteilung in die Dualität „Mädchen" oder „Bub". Intersexuelle Kinder werden in den meisten Fällen sehr bald durch medizinisch-operative Eingriffe einem Geschlecht zugeordnet (vgl. Scharang 2006). Die mit den dualen Geschlechterrollen verbundenen Ungleichheiten und Ungerechtigkeiten sind soziale Tatsachen, die Frauenbewegungen, kritische Männerbewegungen, Frauen- Männer- und Geschlechterforschungen dazu motivieren, Veränderungen zu initiieren, neue Wege zu gehen und Fragen aus der Geschlechterperspektive Aufmerksamkeit zu schenken (vgl. für einen Überblick zu aktuellen Themen der Frauen- und Geschlechterforschung: Becker/Kortendiek 2004 und 2008).

Dass dieser Perspektive im Zusammenhang mit Palliative Care im Alter und Palliative Care in stationären Einrichtungen der Altenhilfe im deutschsprachigen Raum noch vergleichsweise wenig nachgegangen wurde (vgl. demgegenüber Reitinger/Heimerl/Pleschberger 2005, Reitinger/Lehner/Heimerl 2008, Pleschberger 2008), hat unterschiedliche Ursachen. Entwicklungen rund um Hospiz und Palliative Care haben zunehmend anerkannt, dass hochaltrige, oft multimorbide Frauen und Männer an ihrem Lebensende spezielle Aufmerksamkeiten, Behandlungen und Betreuung benötigen. „Better Palliative Care for Older People" (Davies/Higginson – WHO 2004) fassen Erkenntnisse und Empfehlungen für eine bedürfnis- und bedarfsorientierte Entwicklung, das Leben von hochaltrigen Frauen und Männern bis zuletzt gut zu begleiten, zusammen. Im deutschsprachigen Raum erfolgen Forschungsarbeiten und Umsetzungsprojekte zu Palliative Care im Alter sowohl in stationären Einrichtungen als auch in der Hauskrankenpflege (z. B. Heller et al. 2007, Heimerl et al. 2005, Pleschberger 2006, 2008, Wegleitner et al. 2007).

Rund um Marina Kojer, Roland Kunz u. a. hat sich „Palliative Geriatrie" (Kojer 2009, Kunz 2006, Wilkening/Kunz 2003) etabliert. Der Geschlechterdimension wird in diesen Arbeiten selten ein expliziter Stellenwert eingeräumt. Die Innovation für Hospiz- und Palliative Care Engagierte bestand und besteht darin, dass spezialisierte Angebote und Einrichtungen, die traditionellerweise für Menschen mit Krebserkrankungen arbeiten, nun auch hochaltrige, oft multimorbide und demenziell veränderte Frauen und Männer in den Blick nehmen. Die politisch umgesetzten und sich in entsprechenden Angeboten widerspiegelnden Strukturen in Österreich zeigen demgegenüber, dass diese Erkenntnisse bisher nur in einem kleinen Teil der so genannten „Regelversogung" Fuß fassen konnte (vgl. Pleschberger et al. 2009).

Auch die Auseinandersetzung zu Fragen der Geschlechterforschung und Alter(n) kann als junge angesehen werden. Gertrud Backes spricht 2004 von einem „kaum entdeckten Arbeitsfeld der Frauen- und Geschlechterforschung" (S. 8). Erst in den letzten Jahren gewinnt geschlechtersensibler Umgang in der Altenpflege an Aufmerksamkeit und treten strukturelle und interaktionelle Aspekte, die sich in individuellen Lebensläufen widerspiegeln in der Beobachtung, Beschreibung und Analyse hervor (vgl. z. B. Backes/Clemens 2008, Bauer/Gröning 2008, Backes/Amrhein/Wolfinger 2008). Betrachtungen und Untersuchungen von Palliative Care und Gender sind ebenso als neue Entwicklung zu beschreiben (vgl. Beyer 2008, Windisch 2008, Reitinger/Lehner/Heimerl 2008, Back 2002).

Vor diesem Hintergrund werde ich im vorliegenden Beitrag anhand zentraler Themen an der Intersektion von Sterben und Tod, Alter und Pflegebedürftigkeit, Frauen und Pflegearbeit in Organisationen der Altenhilfe grundlegende Orientierungen vorstellen und relevante Aufmerksamkeiten besonders mit Blick auf die Organisation diskutieren. Darauf aufbauend möchte ich die für eine gendersensible Begleitung und Betreuung von alten, pflegebedürftigen Frauen und Männern in Organisationen der Altenhilfe bis an ihr Lebensende zentralen Aspekte anhand der Grunddimensionen einer Palliativen Kultur vorstellen. Multikulturalität und soziale Herkunft, soziale Kategorien, die für eine an Diversitäten orientierte Betrachtung gerade im Bereich der Altenpflege in Österreich ebenso zentrale Bedeutung haben, bleiben hier noch ausgespart. Es sei in diesem Zusammenhang v. a. auf den in dieser Publikation verfassten Beitrag von Wolfgang Trauner verwiesen. Als Basis dieser Ausführungen dienen Erfahrungen, Wahrnehmungen und Erkenntnisse aus Forschungsprojekten sowie Literatur v. a. aus dem deutschsprachigen Raum.

Betroffenenorientierung: Ausgangssituation in Alten- und Pflegeheimen in Österreich

Palliative Care als Betreuungs- und Versorgungskonzept für Frauen und Männer bis an ihr Lebensende geht von der „radikalen Betroffenenorientierung" (Heller 2007, S. 191 u. 199 f.) aus. Die Lebenserfahrungen, Sichtweisen, Gedanken, Gefühle, Wünsche und Bedürfnisse der chronisch kranken oder sterbenden Person sind die Perspektiven, aus denen heraus Kontakte möglich werden, Beziehungen und Angebote zur Unterstützung entstehen können.

> *„Betroffenenorientierung meint nicht mehr und nicht weniger, als den Anderen, den Fremden, den Kranken, den Sterbenden als Subjekt seines Lebens zu betrachten und mit ihm in eine Beziehung einzutreten. Die Anerkennung des Anderen um seiner selbst willen, ist die angemessene ethische Haltung in dieser Beziehungsaufnahme. ... Die Qualität der Beziehung besteht ja immer darin, dass sich die Helfenden riskieren, dass sie sich aussetzen, dass sie wahrnehmbar werden in ihrer eigenen Gebrochenheit und Begrenzung."* (Heller 2007, S. 199)

Gehe ich nun als Forscherin in Österreich in Einrichtungen der stationären Altenhilfe – Altenpflegeheime, Geriatriezentren oder Soziale Kompetenzzentren – so ist die Dominanz von Frauen an diesen Orten und sozialen Lebensräumen augenscheinlich: Sowohl die Personen, die in stationären Altenpflegeeinrichtungen leben, als auch die professionell Pflegenden und Betreuenden sowie Angehörige, die zu Besuch kommen, sind vor allem weiblich. Diese „Frauenwelt Pflegeheim", wie dies Ursula Koch-Straube (1997) in ihrer ethnografischen Studie, auch in der Reflexion ihrer eigenen Rolle als Frau in diesem Feld, beschreibt, lädt dazu ein, sich Gedanken darüber zu machen, wie diese Situation entsteht, was sie kennzeichnet und bedeutet, welche Wirkungen Gender hat und welche Aufmerksamkeiten daher insbesondere in der Betreuung und Begleitung bis ans Lebensende notwendig sind.

Ein Blick auf die Zahlen macht die Bedeutung von Altenpflegeheimen als „Orte zum Leben und Sterben" (Heimerl 2008) und die Geschlechterverhältnisse in ihrer Größenordnung deutlich. In Österreich starben im Jahr 2008

75.083 Personen, 35.156 Männer und 39.927 Frauen. Mehr als ein Drittel (rund 35 %) der Verstorbenen sind älter als 85 Jahre. Mit 7.562 Männern und 18.280 Frauen in dieser Gruppe wird sichtbar, dass ein deutlich höherer Anteil an weiblichen Verstorbenen hochaltrig ist (vgl. Tab. 1).

2008	***gesamt***	***<15***	***15-29***	***30-44***	***45-59***	***60-74***	***75-84***	***85 und älter***
Männer	35.156	251	549	1102	4176	10112	11404	7562
Frauen	39.927	170	212	514	2173	5863	12715	18280
gesamt	75.083	421	761	1616	6349	15975	24119	25842

Tabelle 1: In Österreich Verstorbene im Jahr 2008
Statistik Austria, 2009 a (eigene Berechnung)

Altenpflegeheime haben im Zeitraum von 1988 und 2008 als Sterbeorte an Bedeutung gewonnen, der Anteil an Verstorbenen stieg von 5,20 % im Jahr 1988 auf 14,69 % im Jahr 2008 (vgl. Tab. 2).

Sterbe-ort	*1988*	*1990*	*1995*	*2000*	*2005*	*2006*	*2007*	*2008*
Spital	60,30 %	59,10 %	56,80 %	55,60 %	54,60 %	53,78 %	53,93 %	53,70 %
Zu Hause	27,90 %	28,40 %	28,10 %	26,70 %	13,00 %	27,46 %	27,64 %	26,93 %
Pflege-heim	**5,20 %**	**5,80 %**	**8,40 %**	**11,40 %**	**27,00 %**	**13,54 %**	**13,70 %**	**14,69 %**
andere	6,50 %	6,70 %	6,70 %	6,30 %	5,40 %	5,22 %	4,73 %	4,68 %

Tabelle 2: Sterbeorte in Österreich 1988-2008
(eigene Berechnung sowie Pleschberger 2008, S. 545,
basierend auf Daten der Statistik Austria 2009 a)

In Österreich lebten im Jahr 2008 7 % (46.300) der Gesamtpopulation der über 75-Jährigen in stationären Altenhilfeeinrichtungen. 8,8 % (38.100) der über 75-jährigen Frauen und 3,6 % (8.200) der über 75-jährigen Männer leben in Altenpflegeheimen (Statistik Austria 2009 b). Nahezu drei Viertel der Personen, die in Alten- und Pflegeheimen versterben, sind Frauen (im Jahr 2008: 72,50 %). Der Anteil der in Alten- und Pflegeheimen verstorbenen Männer hat im Zeitraum von 1988 bis 2008 von 23,43 % auf 27,50 % zugenommen (siehe Tabelle 3).

Sex/ Gender	1988	1990	1995	2000	2005	2006	2007	2008
Männer	23,43 %	22,82 %	24,72 %	25,77 %	27,50 %	26,86 %	27,64 %	27,50 %
Frauen	76,57 %	77,18 %	75,28 %	74,23 %	72,50 %	73,14 %	72,36 %	72,50 %

Tabelle 3: Anteil an Frauen und Männern die in den Jahren 1988 bis 2008 in österreichischen Alten- und Pflegeheimen verstorben sind (Statistik Austria 2009 a, eigene Berechnung)

Diese Zahlen machen deutlich, wie wichtig es ist, besonderes Augenmerk auch auf die Geschlechterdimension zu legen, wenn Betroffenenorientierung als Grundorientierung für Palliative Care in Alten- und Pflegeheimen ernst genommen wird.

Care: Bezogenheit und ihre Brüche

Das grundsätzliche Angewiesensein auf andere, die Bezogenheiten, in denen wir uns Zeit unseres Lebens bewegen, unterliegen meist Veränderungen während des Lebenslaufs. Der Blickwechsel von „Autonomie" zu „relationaler Autonomie" markiert eine ganz zentrale Wendung im Verständnis von „Mensch-sein" und Beziehungen (siehe dazu den Beitrag von Angelika Walser in diesem Buch).

Sorgebeziehungen fordern besondere Achtsamkeit und haben immer etwas mit Berührung zu tun. Unter Achtsamkeit verstehe ich mit Tronto (1994, S. 128 f.) die generelle Aufmerksamkeit, Bedürfnisse von Menschen, die uns umgeben, erkennen zu können. Dafür ist es notwendig, das eigene Denken und Fühlen ruhen zu lassen, „leer zu werden", eigene Ziele und Absichten in den Hintergrund zu stellen und sich zu öffnen für die Gegenwart der anderen. Zuhören, mit den Händen und Körpern wahrnehmen und beobachten werden damit zu ursprünglichen Fähigkeiten und Kompetenzen im Umgang mit alten, gebrechlichen, auf Unterstützung angewiesene Frauen und Männer. Sowohl das körperliche Berühren, das ja augenscheinlich auch zum „Handwerk" von professioneller Sorgearbeit gehört, als auch das Berühren auf der zwischenmenschlichen Ebene wie das Schenken eines liebevollen Blicks oder Gesten der Empathie und des Trostes können als zentrale Elemente von Care-Interaktionen beschrieben werden.

> *„Die geglückte Begegnung entpuppt sich als diejenige, bei der ich eine Chance habe, ..., in einer Art kreatürlichen Solidarität die Daseinslast des Anderen mitzutragen.“* (Gürtler 1999, S. 109)

Gleichwohl sind in diesen durch Asymmetrie gekennzeichneten Beziehungen Machtdynamiken mit entsprechender Klarheit zu benennen und in ihren unterschiedlichen Wirkungen zu analysieren. So ist es notwendig, die im Fürsorge-Gedanken immer schon immanente Gefahr, im besten Wissen und Gewissen gegen die Interessen und Bedürfnisse der mir anvertrauten Personen zu handeln, deutlich zu machen. Einerseits befinden sich alle Sorgenden in der oben schon beschriebenen widersprüchlichen Situation, Bedürfnisse von anderen wahrnehmen und verstehen zu sollen, die – aus einer bestimmten Sichtweise heraus – prinzipiell unverständlich sind. Eine Verwechslung der eigenen Bedürfnisse mit denen der zu Pflegenden und damit eine Projektion des Eigenen in die andere Person kann leicht passieren. Eine der deutlichsten Varianten dieses Mechanismus wird von Klaus Dörner (2002) als „tödliches Mitleid“ beschrieben. Im besten Glauben, anderen etwas Gutes zu tun, werden aus diesem Gefühl heraus Menschen getötet.

Gespräche und das Wahrnehmen von Wünschen und Bedürfnissen sind oft schwierig und erfordern besondere Feinfühligkeit und Kompetenzen wie etwa in Validation oder basaler Stimulation. Die Verantwortung für gelingende Kommunikation liegt damit immer mehr bei den pflegenden oder sorgenden Personen. Appelle werden vielleicht undeutlicher und unklarer, oftmals sind Details aus den Lebensgeschichten der Bewohnerinnen für ein Verständnis ihrer Äußerungen, die sich ja auch in aggressivem und abwehrendem Verhalten zeigen können, hilfreich. Konflikte sind immer wieder auch an Grenzen zu Gewalt auf beiden Seiten – der der Pflegenden genauso wie der Gepflegten – zu balancieren.

> *„Die Formen der Negierung des Angesichts sind niemals harmlos. Sie lassen sich gewissermaßen als ein Mord auf Raten beschreiben, der mit dem Überhören des Anderen und der Ignoranz gegenüber seinem Appell beginnt. Die Unterwerfung des Anderen unter das Bild, das ich mir von ihm mache, suspendiert die ethische Beziehung und ist darin schon der Auftakt zur Gewalt.“* (Gürtler 1999, S. 203)

Geschlechterstereotypen kommen demnach auch in Sorge-Beziehungen und Interaktionen besondere Bedeutung zu. In der Unausweichlichkeit des „doing gender" bestimmen meine eigenen Erfahrungen und Bilder von „typisch männlichem" und „typisch weiblichem" Sein und Verhalten immer auch eine Rolle. Darüber geschieht oft auch diese Unterwerfung der oder des anderen unter eine Vorstellung, die ich mir von ihm oder ihr aufgrund seiner oder ihrer Geschlechtszugehörigkeit mache.

Gender: Soziale Konstruktion und Körperlichkeit

Gender verstehe ich als soziales Geschlecht. Die duale Geschlechter-Unterscheidung erscheint als ein Strukturmerkmal unserer Gesellschaft, spiegelt sich in individuellen Lebensläufen wider und reduziert Komplexität im alltäglichen Leben. Ob eine „naturgegebene" zweigeschlechtliche Ordnung notwendig ist, zweifle ich an.

> *„Es gibt nichts wesenhaft Weibliches oder Männliches beim Menschen, keine essentielle Weiblichkeit oder Männlichkeit, aber sobald ein gender zugewiesen ist, werden die Individuen von der sozialen Ordnung nach stark vergeschlechtlichten Normen und Erwartungen konstruiert und auf sie festgelegt."* (Lorber 2003, S. 70 f.)

Als soziale Konstruktion und Institution besteht diese Unterscheidung darauf, dass das, was Frauen und Männer tun, unterschiedlich wahrgenommen wird. Als Komponenten von Gender als sozialer Institution können u. a. folgende beschrieben werden:

- Der Gender-Status in seinen Ausprägungen: Normen und Erwartungen, die sich an Verhalten, Gestik, Sprache, Gefühlen, Physis knüpfen.
- Vergeschlechtlichte Arbeitsteilung: Zuweisung von Erwerbsarbeit und Hausarbeit an Angehörige eines bestimmten Gender-Status.
- Vergeschlechtlichte Persönlichkeiten: Persönlichkeitsmerkmalskombinationen, die einem Gender-Status zugeschrieben werden.
- Vergeschlechtlichte soziale Kontrolle: formale und informale Bestärkungen und Bestrafungen bei nichtkonformen Verhalten (vgl. Lorber 2003, S. 70 f.).

Die sich daraus ergebende „Zweigeschlechtlichkeit als Wissenssystem" (Wetterer 2004, S. 125) gehört immer wieder auch dem wissenschaftlich begründeten Argumentationskanon an. Ein dem gegenüber stehendes Verständnis, das in diesem Beitrag leitend sein möchte, geht von einem Kontinuum „männlich – weiblich" aus, das transitiv bezeichnet werden kann (vgl. Frey 2003). Das bedeutet, dass sich die Gegenüberstellung von weiblich – männlich insofern auflöst, als sowohl Männer „weibliche" Eigenschaften und Verhaltensweisen haben können als auch Frauen „männliche" und eindeutige Zuordnungen nicht mehr möglich sind.

Dieser Auffassung scheinbar gegenüber stehen Erfahrungen, Beobachtungen und Analysen, die Körper und Körperlichkeit ins Zentrum von Gender-Analysen rücken. Gerade im Begreifen und Verstehen von Geschlechtern in Sorge- und Pflegebeziehungen geht es um das Berühren von Körpern, angenehme und unangenehme sinnliche Wahrnehmungen, Sexualität und Intimität, Schmerzen, Einbußen der Mobilität. Nach Barbara Duden

> *„ist das Wort ‚Körper' janusköpfig: mal benennt es ein definierbares Objekt und die entsprechende sozial erwünschte Vorstellung (Perzeption) und mal die Selbstwahrnehmung (Autozeption). Wer ‚Körper' sagt, spricht von soma, von Fleisch und Blut, von den Eingeweiden und vom Herzen als Erlebnisecho und in diesem Sinne deutet ‚Körper' auf das Innigste und Persönlichste hin, das konkrete Anwesendsein."* (Duden 2004, S. 505)

Dieses konkrete Sein im Körper und mit dem Körper in der – auch sozialen – Welt lässt geschlechtlichen Ausprägungen und Formen und ihre Bedeutungen wahrnehmbar werden. Die „Natürlichkeit" der Zweigeschlechtlichkeit wird immer wieder vom Körper, von den biologischen Gegebenheiten, den genetischen Ausstattungen und besonders auch der Gebärfähigkeit und damit in Zusammenhang gebrachte Aufgaben argumentiert. Dies ist, vor dem oben dargestellten Zugang der sozialen Konstruktion, in Frage zu stellen. Dennoch: Wir sind die Körper, die vielleicht – in ihrer Leiblichkeit – auch mehr bedeuten als „Materialität". Ohne auf die Diskussion über das Verhältnis von „Sein" und „sozialer Konstruktion" hier auch nur annähernd eingehen zu können (vgl. hierzu z. B. Beyer 2008, S. 15 ff.), soll über das Benennen dieses Spannungsfeldes deutlich werden, dass die offene Fragen im „Körperdiskurs" in Sorge-Beziehungen unmittelbar wirksam werden. Beispielsweise erfolgen über Geschlechterkonstruktionen Unterschiede in Erwartungen an Körper-Sorge-Aufgaben:

> *„... men and women are often presented within asymmetrically valued set of dichotomies in which women are associated with the body, emotion, the private sphere,*

> *and men with mind, rationality and the public world. These links are used to explain how bodywork is considered to belong ‚naturally' to women. ... Bodywork is thus naturalised in the characters and bodies of women."* (Twigg 2006, S. 148 ff.)

Diese Zuschreibung von Körperarbeit als Frauenarbeit erfolgt, wie das Zitat zeigt, auf Basis unterschiedlicher Bewertungen der Geschlechter und „ihrer" Eigenschaften. Diese spiegelt sich in der Organisation der Arbeiten innerhalb von Alten- und Pflegeheimen wider.

Organisation: Notwendige Aufmerksamkeiten

Sind nun die Sorge-Beziehungen und Körperarbeit eingebettet in Organisationen, wie etwa stationären Altenhilfeeinrichtungen, müssen die Widersprüche und Spannungsfelder, die in sozialen Systemen und Institutionen immer zu prozessieren sind, erkannt und bearbeitet werden. Ein zentraler Widerspruch hier ist der zwischen Individuum und Organisation.

> *„Die einen, die BewohnerInnen, produzieren Chaos: sie lassen sich gehen, sie sind inkontinent, sie finden sich im Alltag nicht zurecht, erkennen andere und sich selbst nicht wieder. Die anderen, die MitarbeiterInnen, versuchen mit Strukturen und Regelungen diese einzudämmen oder abzuwenden."* (Koch-Straube 1997, S. 185)

Gerade in Organisationen der Altenhilfe werden die Spannungen, die sich aus der Balancierung der Bedürfnisse und Aufgaben der unterschiedlichen Beteiligten – der BewohnerInnen, der MitarbeiterInnen, der Angehörigen, der Führungskräfte, der freiwillig Engagierten – ergeben besonders deutlich. Regelungsmechanismen der Organisation – wie etwa interdisziplinäre Teambesprechungen, Angebote in Validation oder Angehörigenberatung – nehmen Anforderungen in Richtung Individualisierung und Bedürfnisorientierung auf. Gleichzeitig gehören „Routinen" wie Körperpflege oder Essen zum Tagesablauf, der sich oft auch mehr an den Erfordernissen der Koordination und Ökonomie orientiert als den Eigenzeitlichkeiten der alten Menschen. Ein anderes Spannungsfeld, das mit Ressourcen und Ökonomie in Zusammenhang steht, ist der Zeitdruck, der immer wieder zu unerträglichen Situationen sowohl für BewohnerInnen als auch für Mitarbeitende und Führungskräfte führt.

> *„Macht und Kontrolle als Problem sind abgelöst worden von einem extremen Zeitmangel, der dazu führt, dass Bewohner, die sich nicht selbst ein Anwalt sein können, schlicht übersehen werden."* (Gröning 2005, S. 72)

Zuwendung, Aufmerksamkeit und achtsames Eingehen auf die Wünsche einzelner bedürftiger Frauen und Männer werden unmöglich in einem Zeitregime, in dem nicht einmal mehr die nötigsten Handgriffe in Ruhe durchgeführt werden können (vgl. Zimpel 2004). Verantwortung dafür ist vor allem auch auf gesellschaftlicher Ebene zu suchen. Werthaltungen und die damit in Zusammenhang stehende Ressourcenausstattung einer zentralen menschlichen und gesellschaftlichen Aufgabe kommen darüber in den Blick.

Andere hierarchische Elemente in den Arbeitsbeziehungen sind in der Zunahme qualitätssichernder Maßnahmen zu sehen, die jedenfalls zum Teil auf einem auf Kontrolle aufbauenden System basieren. Auch traditionelle Hierarchien zwischen Berufsgruppen wie etwa der Pflege und der Medizin müssen balanciert werden. Entsprechend eigener Forschungsarbeiten und Erkenntnissen aus Projekten der Abteilung können hier im deutschsprachigen Raum unterschiedliche Typen von Alten- und Pflegeheimen unterschieden werden (vgl. Heller et al. 2003, Reitinger 2006). An der Funktionslogik der Medizin orientierte Geriatriezentren in Österreich beispielsweise haben anders mit dem Spannungsfeld Pflege-Medizin umzugehen als pflegedominierte Altenpflegheime. Interdisziplinäre Zusammenarbeit, ein zentrales Prinzip von Palliative Care, ist daher immer auch vor möglichen gender- und hierarchischen Spannungen zu sehen.

„Gendered Organization" (Wilz 2004, S. 443) beschreiben diese Hierarchisierung, die auch wirksam wird, wenn männliche Mitarbeiter eher Führungspositionen übernehmen oder übertragen bekommen (vgl. Borutta/Giesler 2006). Organisationsprinzipien, die ursprünglich aus der bürokratischen Ordnung von Max Weber stammen und nach wie vor in manchen Aspekten Gültigkeit besitzen, fordern eindeutige Anordnung von Hierarchien und Kompetenzen, durch Formalität, Regelhaftigkeit, Sachlichkeit, Rechenhaftigkeit, Aktenförmigkeit und Unpersönlichkeit. Gleichzeitig erfolgen Zuschreibungen von Aufgaben an männliche und weibliche Organisationsmitglieder:

> *„Über mit Körperlichkeit verbundene Zuschreibungen werden spezifische Verbindungen von Organisation und männlichen oder weiblichen Organisationsmitglie-*

> *dern und Diskurse von Heterosexualität konstruiert, die differenzierend und, je nach Kontext, hierarchisierend wirken."* (Wilz 2004, S. 447)

Das bedeutet für die Organisation und hier dann besonders für die Leitungskräfte, dass diese zumeist nicht explizit formulierten Werthaltungen bewusst gemacht und hinterfragt werden können.

Conclusio für eine geschlechtersensible palliative Kultur

Für eine palliative Kultur in stationären Einrichtungen der Altenhilfe sind nach Katharina Heimerl (2006, S. 112) Veränderungen in Richtung Palliative Care Haltung, Palliative Care Wissen und Kompetenz, implizite und explizite Werte der Organisation sowie entsprechende Kommunikationsstrukturen und Entscheidungsprozesse notwendig. Werden in diesen vier Dimensionen geschlechtersensible Aspekte aufgenommen, so bedeutet dies:

- Palliative Care Haltung, die Betroffenenorientierung ernst nimmt, begibt sich auf die Suche nach geschlechterrelevanten Erlebnissen, Wünschen und Bedürfnisse der hochbetagten Frauen und Männer.
- Palliative Care Wissen und Kompetenz umfasst auch Gender-Kompetenz, die beginnt bei einer kritischen Reflexion der eigenen Geschlechterstereotypien, im Wissen über entsprechende Strukturen und medizinisches, pflegerisches oder aus anderen Disziplinen kommende Erkenntnisse in Bezug auf Gender sowie im angemessenen geschlechtersensiblen konkreten Umgang in Betreuungssituationen.
- Implizite und explizite Werte innerhalb der Organisation sind auf einen geschlechtergerechten Umgang mit Sprache, Tätigkeiten und Segregation von Arbeitsaufgaben, wie z. B. Körperarbeit zu hinterfragen.
- Kommunikationsstrukturen und Entscheidungsprozesse sind daraufhin zu überprüfen, ob eine Teilnahme und Teilhabe aller Beteiligten gleich möglich ist. Geschlechtersensibler Umgang in Team-Besprechungen, Moderation, die auf gleichmäßig verteilte Wortbeiträge achtet oder das bewusst machen von unterschiedlichen Bewertungen von Bedürfnissen, Zielen oder Wünschen je nachdem, wer spricht, sind erste Schritte in Richtung höhere Aufmerksamkeit.

Literatur

Back, Annette (2002): Hospizarbeit und Gender-Debatte. In: Schriftenreihe des Kurt Eisner-Vereins für politische Bildung in Bayern e. V. (kev) Heft 3/Neue Kritik aus Schule und Hochschule

Backes, Gertrud (2004): Alter(n): Ein kaum entdecktes Arbeitsfeld der Frauen- und Geschlechterforschung. In: Becker, R./Kortendiek, B. (Hrsg.) Handbuch Frauen- und Geschlechterforschung. Theorie, Methoden, Empirie, Wiesbaden: Verlag für Sozialwissenschaften, S. 395–401

Backes, Gertrud/Amrhein, Ludwig/Wolfinger, Martina (2008): Gender in der Pflege. Herausforderungen für die Politik. Expertise im Auftrag der Friedrich-Ebert-Stiftung, Bonn

Backes, Gertrud/Clemens, Wolfgang (2008): Lebensphase Alter: Eine Einführung in die sozialwissenschaftliche Alternsforschung, Weinheim: Juventa (3. Auflage)

Bauer, Annemarie/Gröning, Katharina (2008) (Hrsg.): Gerechtigkeit, Gesellschaft und demografischer Wandel, Frankfurt am Main: Mabuse

Becker, Ruth/Kortendiek, Beate (2004) (Hrsg.): Handbuch Frauen- und Geschlechterforschung. Theorie, Methoden, Empirie, Wiesbaden: Verlag für Sozialwissenschaften

Becker, Ruth/Kortendiek, Beate (2008) (Hrsg.): Handbuch Frauen- und Geschlechterforschung. Theorie, Methoden, Empirie, Wiesbaden: Verlag für Sozialwissenschaften (2. Auflage)

Beyer, Sigrid (2008): Frauen im Sterben. Gender und Palliative Care, Freiburg im Breisgau: Lambertus

Borutta, Manfred/Giesler, Christiane (2006): Karriereverläufe von Frauen und Männern in der Altenpflege. Eine sozialpsychologische und systemtheoretische Analyse, Wiesbaden: DUV

Davies, Elizabeth/Higginson, Irene (2004): Better Palliative Care for Older People, Copenhagen: World Health Organisation

Dörner, Klaus (2002): Tödliches Mitleid: Zur sozialen Frage der Unerträglichkeit des Lebens, Neumünster: Paranus Verlag (4. Auflage)

Duden, Barbara (2004): Frauen- „Körper“: Erfahrung und Diskurs (1979–2004). In: Becker, Ruth/Kortendiek, Beate (Hrsg.). Handbuch Frauen- und Geschlechterforschung, Wiesbaden: Verlag für Sozialwissenschaften, S. 504–518

Frey, Regina (2003): Gender im Mainstreaming. Geschlechtertheorie und -praxis im internationalen Diskurs, Königstein/Taunus: Ulrike Helmer Verlag

Gröning, Katharina (2005): Wenn die Seele auswandert. Belastung, emotionale Entleerung und Gewalt in der professionellen Pflege alter Menschen. In: Forum Supervision. Heft 26, Jg. 13. S. 64–75

Gürtler, Sabine (1999): Ethik des Angesichts – Ethik des Hörens. Sonnemann und Lévinas. In: Klenke, Claus-Volker/Lehmann, Johann, Georg/Schafstedde, Maria/Schmied-Kowarzik, Wolfdietrich, Warsitz, Peter (Hrsg.): Existenz, Negativität und Kritik bei Ulrich Sonnemann, Würzburg: Könighausen und Neumann

Heimerl, Katharina (2008): Orte zum Leben – Orte zum Sterben. Palliative Care in Organisationen umsetzen, Freiburg: Lambertus

Heimerl, Katharina (2006): Palliative Care in Organisationen umsetzen. Habilitationsschrift zur Erlangung der venia legendi in Palliative Care und Organisationsentwicklung, Wien

Heimerl, Katharina/Heller, Andreas/Kittelberger, Frank (2005): Daheim Sterben – Palliative Kultur im Pflegeheim, Freiburg im Breisgau: Lambertus

Heller, Andreas (2007): Palliative Versorgung und ihre Prinzipien. In: Heller, Andreas/Heimerl, Katharina/Husebø, Stein (Hrsg.): Wenn nichts mehr zu machen ist, ist noch viel zu tun. Wie alte Menschen würdig sterben können, Freiburg im Breisgau: Lambertus, S. 191–208

Heller, Andreas/Dinges, Stefan/Heimerl, Katharina/Reitinger, Elisabeth/Wegleitner, Klaus (2003): Palliative Kultur in der stationären Altenhilfe. In: Zeitschrift für Gerontologie und Geriatrie, 36: 360–365

Heller, Andreas/Pleschberger, Sabine (2008): Palliative Versorgung im Alter. In: Kuhlmey, A./Schaeffer, D. (Hrsg.): Alter, Gesundheit und Krankheit, Bern: Verlag Hans Huber, S. 382–399

Koch-Straube, Ursula (1997): Fremde Welt Pflegeheim. Eine ethnologische Studie, Bern: Huber

Kojer, Marina (2009) (Hrsg.): Alt, krank und verwirrt. Einführung in die Praxis der Palliativen Geriatrie, Lambertus: Freiburg im Breisgau (3. überarbeitete und erweiterte Auflage)

Kunz, Roland (2006): Schmerztherapie in der Geriatrie. In: Knipping, Cornelia (Hrsg.): Lehrbuch Palliative Care, Bern: Verlag Hans Huber, S. 226–233

Lorber, Judith (2003): „Die Nacht zu seinem Tag“: Die soziale Konstruktion von Gender. In: Lorber, Judith (Hrsg.): Gender-Paradoxien. 2. Auflage. Reihe Geschlecht und Gesellschaft. Opladen, Band 15, S. 55–83.

Pleschberger, Sabine (2006): Palliative Care in Pflegeheimen. Forschungsstand und Perspektiven. In: Zeitschrift für Gerontologie und Geriatrie 39: S. 376–381

Pleschberger, Sabine (2008): Leben und Sterben in Würde. Palliative Care und Hospizarbeit. In: Bundesministerum für Soziales und Konsumentenschutz (Hrsg.): Hochaltrigkeit in Österreich. Eine Bestandsaufnahme, Wien, S. 447–479

Pleschberger, Sabine/Reitinger, Elisabeth/Wegleitner, Klaus/Hornek, Sandra/Heimerl, Katharina (2009): Interdisziplinäres Glossar Geriatrie und Gerontologie in Österreich. Hrsg. vom Bundesministerium für Gesundheit, Wien

Reitinger, Elisabeth (2006): Bedürfnismanagement in der stationären Altenhilfe. Systemtheoretische Analyse empirischer Evidenzen, Systemische Forschung im Carl-Auer Verlag, Heidelberg

Reitinger, Elisabeth/Heimerl, Katharina/Pleschberger, Sabine (2005): Leben und Sterben in der Frauenwelt Pflegeheim: Erste Blitzlichter auf graue Schatten? In: Koryphäe 38/05, 22–25

Reitinger, Elisabeth/Lehner, Erich/Heimerl, Katharina (2008): Gender in Palliative Care und Organisationsethik – Spurensuche im transdisziplinären Dialog. In: Berger, W./Mertlitsch, K. (Hrsg.): Quer zu den Disziplinen. Gender in der inter- und transdisziplinären Forschung, Wien: Turia und Kant, S. 117–140

Scharang, Elisabeth (2006): Tintenfischalarm. Kinofilm, Wien: Wega-Filmproduktion

Statistik Austria (2009 a): Todesursachenstatistik 1984–2008. Tabelle zu Sterbeorten, erstellt im November 2009, Wien

Statistik Austria (2009 b): Statistik der natürlichen Bevölkerungsbewegung. http://www.statistik.at/web_de/statistiken/index.html. Tabelle erstellt am: 03.06.2009, Wien

Tronto, Joan C. (1994): Moral boundaries. A political argument for an Ethic of Care,New York: Routledge

Twigg, Julia (2006): The Body in Health and Social Care. Palgrave, London: Macmilian

Wegleitner, Klaus/Heimerl, Katharina/Wild, Monika (2007): Palliative Care in der Hauskrankenpflege – oder das Überwinden traditioneller Versorgungsmuster. In: Heller, Andreas/Heimerl, Katharina/Husebø, Stein (Hrsg.) (2007): Wenn nichts mehr zu machen ist, ist noch viel zu tun. Wie alte Menschen würdig sterben können, Freiburg im Breisgau: Lambertus-Verlag, S. 524–541 (3. Aufl.)

Wetterer, Angelika (2004): Konstruktion von Geschlecht: Reproduktionsweisen der Zweigeschlechtlichkeit. In: Becker, Ruth/Kortendiek, Beate (Hrsg.). Handbuch Frauen- und Geschlechterforschung, Wiesbaden: Verlag für Sozialwissenschaften, 122–131

Wilkening, Karin/Kunz, Roland (2003): Sterben im Pflegeheim. Perspektiven und Praxis einer neuen Abschiedskultur, Göttingen: Vandenhoeck und Ruprecht, 271 Seiten

Wilz, Sylvia (2004): Organisation: Die Debatte um „Gendered Organizations". In: Becker, Ruth/Kortendiek, Beate (Hrsg.): Handbuch Frauen- und Geschlechterforschung, Wiesbaden: Verlag für Sozialwissenschaften, S. 443–449

Windisch, Ingrid (2008): Die Würde des Körpers ist antastbar. Reflexionen und Geschichten einer palliativ orientierten Hausärztin am Beispiel des Körpers von Frauen im Alter, MAS-Abschlussarbeit

Zimpel, Viviane (2004): Belastende Situationen in der Altenpflege. In: Henze, Karl-Heinz/Piechotta, Gudrun (Hrsg.) Brennpunkt Pflege, Frankfurt a. M.: Mabuse, S. 173–180

Sigrid Beyer

Gendersensibilität in Alten- und Pflegeheimen Chance und Ressource

Sorge und Fürsorge als Gesellschaftsprinzip

In Alten- und Pflegeheimen wird sehr viel an gesellschaftlich notwendiger Fürsorgeleistung erbracht, in verwunderlichem Selbstverständnis nahezu ohne Hinweis auf die erbrachten Leistungen von Fürsorgekompetenz und den gesellschaftlich bemerkenswerten Beitrag zu einem ethischen Leben, einer Mitmenschlichkeit, einer allgegenwärtigen achtsamen Verantwortlichkeit und sozialen Verbindlichkeit. Alten- und Pflegeheime verweisen auf die gesellschaftliche Verantwortung ALLER von Sorge und Fürsorge, die eine Basis einer gerechteren, menschlicheren Gesellschaft sein könnte (vgl. Sevenhuijsen 1997), einer gesellschaftlichen Praxis, die auf dem ethischen Anspruch einer Verbundenheit im Interesse ALLER Menschen aufbaut. Es bedarf einer Fürsorgeethik, für die nicht nur Autonomie und Selbstbestimmung zählt, sondern die Zuwendung, Achtsamkeit, Bezogenheit (vgl. Conradi 2003) genauso integriert wie die Gefühle (vgl. Nussbaum 2000).

Dieser gesellschaftliche Auftrag, diese Chance wird derzeit gesellschaftspolitisch weder ernsthaft wahrgenommen noch gelebt. Sorge und Fürsorge sind im privaten wie im öffentlichen Bereich zum überwiegenden Teil auch im 21. Jahrhundert nach wie vor auf der Seite der Frauen (vgl. Breidenbach 2000). Damit gehen unbezahlte Arbeit/schlecht bezahlte Arbeit, fehlende Karriere/geringe Karrierechancen, kein Einkommen/geringes Einkommen, fehlende Absicherung/wenig Absicherung, extreme Zeitnot, Gefangenheit in einer Sandwichposition (vgl. Merdinger 1996) und Überlastung einher.

Fürsorge, Sorge und Zuwendung werden derzeit nicht als ethische Basis eines Gesellschaftsvertrages gesehen. Sie ist minderbewertete und mindergeschätzte Arbeit, und wer es sich leisten kann bzw. entsprechend andere Qualifikationen hat, arbeitet nicht in einem Alten- und Pflegeheim. Das zeigt sich auch darin, dass im Bereich von Pflege und Betreuung alter Menschen der

Anteil an ausländischen Betreuungspersonen, die weniger Optionen haben, sehr groß ist.

Der (bewusst gesteuerte) Mangel an Erkenntnis, wie bedeutsam Fürsorgekompetenz für alle gesellschaftlichen Bereiche ist, vor allem auch für die Wirtschaft und die Politik, bedingt eine zunehmende Verrohung der Gesellschaft, wo undurchschaubare Finanzmärkte und verantwortungslose Spekulanten ihr Spiel treiben, das Klima vor allem mit Katastrophen assoziiert wird, die Armen noch ärmer werden, armutsgefährdete Gruppen wie Alleinerziehende, alte Frauen, MigrantInnen kaum genug zum Leben haben.

Gender und Sex

Mit Gender, dem sozialen Geschlecht, ist die komplexe gesellschaftlich wirksame Konstruktion von „weiblich" und „männlich" gemeint (vgl. Braun 2000). Sie ist verbunden mit bestimmten Rollenzuweisungen, Regieanweisungen für die Identitätsfindung (vgl. Lasch und Backes 2006), Platzanweisungen, Wertungen und Ausschließungen. Aber auch Sex, das biologische Geschlecht, entzieht sich nicht der gesellschaftlichen Konstruktion (vgl. Nussbaum 2000). Ein Blick in die Werbung, in die Modelbranche oder zu den Schönheitsoperationen eröffnet klischeehaft die Bedeutung von Beinen, Brüsten und Po einerseits und jene eines muskulösen Körpers, eines Waschbrettbauches … andererseits, bei gleichzeitig unterschiedlicher gesellschaftlicher Bedeutung und Wertigkeit.

Mit der Konstruktion von Weiblichkeit und Männlichkeit wird alles, was sich nicht in diesen Kategorien festschreiben lassen will, ausgeschlossen und negiert, nicht der Norm entsprechend abqualifiziert, nicht ernst- und wahrgenommen. Über diese Konstruktion, mit der sich symbolische und kulturelle Zuschreibungen verbinden, werden Unterscheidungen getroffen, Ungleichheit und Ungerechtigkeiten produziert und reproduziert. Mit der Konstruktion der Geschlechter verbindet sich z. B. ein geteilter Arbeitsmarkt, eine unterschiedliche Fürsorgezuständigkeit, Unterschiede was Geld, Macht, Besitz und Absicherung betrifft, aber auch Unterschiede in der Art und Weise sich zu kleiden und darzustellen (vgl. Quinn Ammicht 2002). Die Zuordnungen wirken sich auf die Produktion von Wissen, von Kultur und auf die Verteilung von politischer Macht aus (vgl. Braun 2000).

Es entstehen Frauen- und Männerrollen, die in all ihrer Differenziertheit auffallend klischeehaft sind und die öffentlich und bis ins Private hinein in allen Lebensbereichen ihre Wirkung entfalten. Es gibt Grenzen und Unmöglichkeiten, diesen Rollen, Manipulationen und Prägungen zu widerstehen ebenso wie ihnen zu entsprechen – das Dilemma ist vorprogrammiert.

Reflexion und Bewusstheit ermöglicht in diesem Irrgarten zumindest immer wieder die eigene (Neu-) Positionierung. Sie schafft ein Mehr an Möglichkeiten und Aussicht auf Wege, auf Spielräume. Genau der Aspekt des persönlichen wie öffentlichen Betroffenensein macht es im Individuellen wie auf der Ebene der Organisation so schwer, sich Gender zuzuwenden. Es bedeutet u. a. sich Ungerechtigkeiten, Enttäuschungen zu stellen, Verletzungen wahrzunehmen, von denen man betroffen war oder ist. Es braucht Differenziertheit, auch Gemeinschaftlichkeit oder professionelle Begleitung, um diesen Weg emotional, entschlossen, sachlich und nüchtern zugleich gehen zu können, ohne sich in individuelle Schuldzuweisungen zu verstricken.

Das gesellschaftliche Konstrukt von „Frauen" und „Männer" vernebelt die Sicht auf die Vielfalt an Differenzen wie auch an Gemeinsamkeiten, die es innerhalb der Männer, der Frauen gibt und zwischen diesen. Transgender, Transsexuelle, Intersexuelle verweisen auf die vielen Schattierungen, stellen diese Konstruktion in Frage, wenngleich sie, in dieser Gesellschaft lebend, sich meist einem der existierenden Schemata zuordnen oder zwischen diesen pendeln.

Es braucht ein Denken, das die Konstruktion von „weiblich" und „männlich" in Frage stellt und immer wieder reflektiert, das kein selbstverständliches Wir-Frauen/Wir-Männer akzeptiert, sondern nach Gemeinsamkeiten und Unterschieden innerhalb der Geschlechter wie zwischen ihnen fragt. Parallel dazu müssen die gesellschaftlichen Bilder, die sich in diesen Festschreibungen zeigen, untersucht, aufgedeckt und reflektiert werden hinsichtlich ihrer gesellschaftlichen Wirkung, ihren Bereicherungen, horizonterweiternden Aspekten ebenso wie auch in ihren Gefängnissen, Beschränkungen und Benachteiligungen.

Alten- und Pflegeheime

Alten- und Pflegeheime sind wenig anerkannte Institutionen am Rande der Gesellschaft, ein beschämendes Bild für eine Gesellschaft, die sich im Reichtum weiß. Es ist aufgrund dieser Position wenig verwunderlich, dass Alten- und Pflegeheime die Auseinandersetzung mit genderspezifischen Fragen scheuen, da diese die vorhandenen Strukturen beleuchten und den Handlungsbedarf deutlich machen. Alten- und Pflegeheime entscheiden sich meist für einen anderen Weg. Sie suchen die gesellschaftliche Aufwertung, indem sie negieren, dass sie stark frauenbesetzt sind, sowohl auf der Ebene des Betreuungspersonals wie jener der BewohnerInnen, der Angehörigen und nahen Personen, der Ehrenamtlichen. Die Sprache in den Alten- und Pflegeheimen, bei Vorträgen, Forschungen, Büchern, Pflegekonzepten vermittelt ein Bild vom Mitarbeiter, von der Arzt-Patient-Beziehung, vom Angehörigen usw. Verstärkt wird die Sprache durch die Bilder. Alten- und Pflegeheime zeigen gerne einen pflegenden Mann auf ihrer Website, ihrem Folder. Eine vorgetäuschte Geschlechterparität soll das Heim, den Berufsstand aufwerten.

In Alten- und Pflegeheimen sind jene, die in der direkten Pflegearbeit stehen, zumeist weiblich, während jene, die in der indirekten Arbeit auf der Leitungsebene beschäftigt sind, männlich sind, meist auch mit höherer Qualifikation und besseren Aufstiegschancen (vgl. Backes et al. 2008). Die BewohnerInnen sind zu 70 bis 80 % weiblich, die Angehörigen zu einem überwiegenden Teil ebenfalls. Die „Fremde Welt Pflegeheim" (vgl. Koch-Straube 1997) ist eine Frauenwelt (vgl. Reitinger 2005), in der jedoch die klassisch-familiär häusliche Rollenverteilung von Frauen, die versorgen, und Männern, die versorgt werden, reproduziert wird (vgl. Backes et al. 2008).

Weibliche Betreuungspersonen und Frauen sind u. a. auch mit der Paradoxie konfrontiert, dass sie viel Lebenszeit dafür aufwenden, andere zu versorgen und zu betreuen und auch viele andere Frauen erleben, die dasselbe tun, aber gleichzeitig realisieren müssen, dass sie im Fall der eigenen Pflegebedürftigkeit auf fremde Betreuung und Begleitung angewiesen sein werden. Das Bewusstsein, dass die Investition von Fürsorge, Liebe und Zuwendung nicht im selben Ausmaß zurückfließt, kann verändernd wirken, z. B. mehr Selbstsorge zu üben. So wie viele Männer in einer Fürsorgeinkompetenz verharren, bleiben viele Frauen in einer mangelnden Selbstsorgekompetenz gefangen.

Alten- und Pflegeheimen ist es zu wünschen, dass sie den Blick zu ihrer gesellschaftlich verankerten Position wenden bei gleichzeitigem Realisieren, dass dieser zugewiesene Platz jeder Grundlage entbehrt. Es gilt, in organisationaler Größe und Selbstbewusstsein jenen anzustreben, der einem Ort der Fürsorgekompetenz angemessen ist. Es bedeutet, auf Ungerechtigkeiten aufmerksam zu machen und ihre Veränderung anzustreben.

Auf politischer Ebene muss die herrschende, soziale und ökonomische Ordnung hinterfragt werden mit dem Ziel weibliche Lebensrealitäten mit einzubeziehen anstatt sie auszuschließen, und Widersprüche, die sich daraus ergeben, wahrzunehmen und entsprechend zu handeln.

Wenn Alten- und Pflegeheime ihr Bewusstsein dahingehend nicht schärfen, so bleiben sie in der unbewussten Wunde des angenommenen geringen Selbstwertes stecken und kreisen als Organisation in ihren Verteidigungs- und Rechtfertigungsstrategien. Auf der Ebene der MitarbeiterInnen bleibt die Arbeit verbunden mit geringer Qualifikation, unterbezahlt, auch verherrlicht bei gleichzeitiger Minderbewertung, fehlender Sichtbarkeit, hoher Fluktuation, wenig Qualifikation, Perspektivenlosigkeit und schlechterer Bezahlung. Für die BewohnerInnen, vor allem für viele alte Frauen – aber auch für alte Männer – wird dadurch eine individuelle Begleitung und Betreuung geschmälert. Alten- und Pflegeheime sprechen gerne vom Menschen, den sie betreuen, und übersehen, dass sie sich damit an einem männlichen Bild von Wünschen und Bedürfnissen orientieren, so wie es lange in der Medizin war und teilweise noch gehandhabt wird (vgl. Rieder et al. 2004).

Als ein Beispiel unter vielen, das zeigt, wie zentral ein Wissen zu genderspezifischen Fragen ist, möchte ich den Zugang zu Körper und Sexualität nehmen, auch deshalb, weil Pflegetätigkeiten sehr stark körperorientiert sind (vgl. Twigg 2004). Die palliativ-orientierte Ärztin Ingrid Windisch hat sich in ihrer Masterarbeit mit der Würde des Körpers alter Frauen auseinandergesetzt. Sie schreibt:

> *„Besonders in der Pflege und medizinischen Behandlung von alten Frauen und Männern, ist der Körper das ‚Hauptobjekt', mit dem wir als Pflegende und Ärztinnen zu tun haben. Der Körper wird gedreht, gewendet, Kleidung wird ausgezogen, er wird gewaschen, eingecremt, gelagert, angezogen, Wunden werden gereinigt, behandelt, verbunden, technische Maßnahmen am Körper wie Katheder legen, Spritzen geben, Kanülen und Sonden legen, werden verrichtet. Medikamente werden verabreicht, Essen wird eingegeben, der Körper wird von Kot und Urin gesäu-*

> *bert, Erbrochenes wird abgewischt, Schleim wird abgesaugt.“* (Windisch 2008, S. 37 f.)

Die Verbindung von Frauen und Körper, Emotion, Natur, Sterblichkeit, Abnormität und jene der Männer mit Geist, Vernunft, Kultur, Unendlichkeit, Norm (vgl. Braun und Stephan 2000) usw. hat eine sehr lange Tradition. Frauen werden mehr in der körperlichen Sphäre wahrgenommen, die kulturelle Assoziation ist eine andere, über und an ihrem Körper repräsentieren sie auch die Wünsche „männlicher“ Konstrukte, auch in Hinblick auf „männliche“ Sexualität. Roberta Maierhofer weist auf die kulturelle Konstruktion von Alter hin.

> *„Aufgrund der zugewiesenen Geschlechterrolle wird Alter traditionell in Bezug auf das Fehlen von etwas (‚nicht mehr jung‘) definiert, während Männer durchaus im Alter Prestigegewinn erfahren können.“* (Maierhofer 2007, S. 111)

Der alte Frauenkörper fällt aus allem raus, da er gar nicht zu existieren scheint. Seine Beschreibung und Darstellung kommt einem Tabubruch gleich in einer an Jugend und Schönheit orientierten Kultur (vgl. Windisch 2008). Sichtbar gemacht wird er nur über Krankheit, Anfälligkeit und über den finanziellen Aufwand, den er zu verursachen scheint (vgl.Twigg 2004). Im Zusammenhang mit dem alten Frauenkörper wird das Negative überbetont, positive Aspekte werden übersehen und ausgelassen (vgl. Kühne 2007), obwohl die Zufriedenheit der Frauen mit ihrem Körper im Alter steigt (vgl. Öberg 1999). Gesprochen und geschrieben wird über den Körper alter Frauen in einer distanzierten, objektiven Sprache, es sind die anderen, nicht man selber.

> *„These old remain eternally Other; and the sense of them as a wholly separate and as a fundamentally different category of being lies at the heart of how ageism operates.“* (Twigg 2004, S. 64)

In meiner eigenen empirischen Forschung an zwei Palliativstationen zu Gemeinsamkeiten und Differenzen im Sterbeprozess von Frauen (vgl. Beyer 2008) zeigte sich der Körper als zentrale Kategorie, verbunden u. a. mit Schönheit und Attraktivität. Der Verlust von körperlicher Schönheit und Attraktivität ist oftmals mit Schmerz, Emotion und Scham verbunden, bei jungen wie bei alten Frauen. Es gibt im Umgang und Ausdruck der Intimbereiche von Frauen und Männern Unterschiede. Viele Frauen brauchen mehr Schutz für ihren Intimbereich, da sie ihn als gefährdeter, ausgesetzter empfinden, oftmals assoziiert mit Eroberung und/oder Gewalt. Es gilt zu bedenken, dass jene Menschen, die jetzt ins hohe Alter kommen, auch den Zweiten Weltkrieg erlebt haben und auch aus dieser Zeit traumatisiert sind. Das bedeutet aber nicht, dass es keine Sehnsucht nach für sie positiv besetzter Sexualität gibt. Es braucht die Möglichkeit des Rückzugs, Offenheit und Aufgeschlossenheit, damit sowohl heterosexuelle wie homosexuelle Sexualität gelebt werden kann. Bezüglich Sexualität taucht in Alten- und Pflegeheimen manchmal auch der Umgang mit Prostituierten auf, die selten als Betreuende Erwähnung finden, und doch in jedem Alten- und Pflegeheim präsent sind. Die Diskussionen kreisen dann mehr darum, wer den Kontakt zu den Sexualarbeiterinnen herstellt, der Bewohner selber oder die Betreuenden bzw. beschäftigt Alten- und Pflegeheime die Umsetzung einer möglichst unsichtbaren Präsenz von Prostituierten. Die sexuelle Verfügbarkeit von Frauen für Männer jeglichen Alters, vermittelt über die Anwesenheit von Sexualarbeiterinnen oder der Erwartung, dass diese vermittelt werden, geht an Zumutbarkeitsgrenzen bei weiblichen Pflegenden, auf die zu achten ist und worüber kommuniziert werden muss.

Es ist für Pflege und für die Medizin eine große Herausforderung, die Würde des Körpers, von alten zu pflegenden Frauen und Männern zu wahren in der Sprache, in den Handlungen und in der Haltung. Ein Bewusstsein über die Konstruktion der Geschlechter mit all ihren Auswirkungen befördert einen würdevolleren Umgang in den pflegenden und medizinischen Handlungen und in der Haltung und der Kultur des Heimes.

> *„Für mich als Ärztin bedeutet das, dass ich mir bewusst bin oder sein sollte, dass ich z. B. nicht einfach nur eine Rektaluntersuchung machen sondern, dass ich einen Menschen in einer Intimzone untersuche und mich auf ein Feld begebe, das mit Tabus, Scham, Peinlichkeit, Angst besetzt ist und zwar nicht nur mit den jeweiligen Gefühlen der Patientin, sondern auch mit meinen eigenen. Es macht einen Unterschied, ob ich als Ärztin einen jungen Migranten untersuche, als Arzt einen schwulen Patienten, ob ich als Arzt eine alte Frau untersuche oder einen alten Mann ... Ich kann mir eine Haltung aneignen, die es mir erlaubt, jede Person als einzigartig anzusehen, und ich kann ihre persönlichen und kulturellen Eigenheiten erfragen und soweit es mir möglich ist, mit in mein Vorgehen einbeziehen. Und ich kann mich mit meinen eigenen Gefühlen von Scham, Ekel, Angst, Wut, Ohnmacht auseinandersetzen und über diesen Weg Verständnis für die Lage vieler PatientInnen entwickeln."* (Windisch 2008, S. 38 f.)

Sigrid Beyer

Hospiz und Palliative Care in Alten- und Pflegeheimen

In Deutschland, der Schweiz und auch in Österreich gibt es seit mehreren Jahren Auseinandersetzungen, Diskussionen, Modellprojekte, die sich mit der Integration von Hospiz- und Palliativkultur in Alten- und Pflegeheimen beschäftigen. Diese Entwicklung ist sehr zu begrüßen, da alte Menschen, die in ein Alten- und Pflegeheim kommen, meist auch dort nach einem längeren oder kürzeren Aufenthalt versterben. Es geht um Lebensqualität bis zuletzt und um ein Sterben in Würde. Hospizliches und palliatives Denken und Handeln, das Teil der Organisationskultur geworden ist, kann in diesem Zusammenhang sehr viel befördern, z. B. eine Abschiedskultur, die Auseinandersetzung mit ethischen Fragen, die Kommunikation auf allen Ebenen, interdisziplinäre und interprofessionelle Zusammenarbeit, den Umgang mit einem ganzheitlichem Schmerzverständnis usw. Hospizliche und pallliative Betreuung und Begleitung in Alten- und Pflegeheimen schafft Bewusstsein und gibt den intern und extern Betreuenden ein Mehr an Sicherheit, stärkt das interdisziplinäre Team, orientiert sich an den BewohnerInnen und bezieht die An- und Zugehörigen in den Ablauf und die Entscheidungen mehr ein.

Dass Alten- und Pflegeheime es wagen, sich mit Hospiz- und Palliativkultur auseinanderzusetzen, hat auch mit dem mittlerweile großen Bekanntheits- und auch Anerkennungsgrad der Hospiz- und Palliativbewegung zu tun. Das Sterben ist seit den achtziger Jahren aus der Ecke des Tabus zu einem vieldiskutierten und bearbeiteten Thema geworden. Verbunden mit großem bürgerInnenschaftlichen Engagement wurden viele stationäre, ambulante und ehrenamtliche Hospiz- und Pallaitiveinrichtungen gegründet, die Aus-, Fort- und Weiterbildungen sind mittlerweile auf dem Niveau des Doktorats für Palliative Care angesiedelt. Für Alten- und Pflegeheime ist die Umsetzung und Entwicklung von Hospiz und Palliative Care ein Gewinn an Anerkennung und Ansehen.

Hospizkultur und Palliative Care verbindet sich in ihrem Denken und Handeln mit vielen Aspekten einer gendersensiblen Pflege und Betreuung, vor allem in der Bedeutsamkeit der Betroffenenorientierung (vgl. Heller 2007), der Wichtigkeit dem eine individuelle Betreuung und Begleitung beigemessen wird. Bei den ersten Modellprojekten wurde Gender bewusst/unbewusst ausgespart bzw. ist die Aufnahme und Umsetzung von genderrelevanten

Aspekten nicht geglückt. Das ist insofern nicht verwunderlich, da die Hospiz- und Palliativbewegung im deutschsprachigen Raum sich erst seit einigen Jahren beginnt mit Gender zu beschäftigen und die Auseinandersetzung und Diskussion diesbezüglich noch in den Anfängen ist. Erst langsam entsteht das Bewusstsein, dass die Hospiz- und Palliativbewegung ihren Ansprüchen nur gerecht werden kann, wenn sie Gender, Kultur, Alter, sexuelle Orientierung, soziale Herkunft, Religion … in ihre Diskussion, ihr Denken und Agieren integriert.

Das Alter – den Blick öffnen

Wenn von alten Frauen und Männern gesprochen wird, so fallen oft Begriffe wie Multimorbidität, Demenz, Alzheimer, Vulnerabilität, Gebrechlichkeit, Einsamkeit, Bedürftigkeit. Es sind alles Beschreibungen und Benennungen, die ihre Berechtigung haben, wenngleich sie auch verweisen auf die Überbetonung von Autonomie und Selbstbestimmung in unserer Kultur und auf die Nachrangigkeit von Achtsamkeit, Zuwendung, Angewiesensein und Fürsorge.

Die Lücke liegt darin, Alter als Gewinn, als Leistung, als Zuwachs zu sehen, wahrzunehmen und zu beschreiben. Meine eigene Hellhörigkeit wurde geschult durch einen Kollegen, der lange in der Katastrophenhilfe gearbeitet hatte, und der von einem Mann aus Afrika erzählt hat, für den die Alten- und Pflegeheime, die er in Europa gesehen hat, unvorstellbare Konstrukte waren, gekoppelt an die Frage: Wie kann eine Gesellschaft existieren, wenn sie diese Schätze an Erfahrung, an Wissen, an Information, die alte Menschen in sich tragen, wegsperrt?

Daraufhin habe ich meinen Blick im nähersten An- und Zugehörigenkreis geöffnet und meine eigene Einseitigkeit festgestellt. In diesem nahen Umfeld sind alte Frauen und Männer zwischen siebenundsiebzig und vierundneunzig, die im Wald für sich und die gesamte Familie Holz machen, die Wildschweine jagen und für zwanzig BesucherInnen aufwändig kochen, kleine und große Häuser mit dazugehörigen Gärten selber versorgen, am Computer die neuesten Flugsimulationsprogramme spielen, sich ihrer Spiritualität und Weisheit widmen, sich lieben – und das alles trotz schwersten Herz-Kreislaufstörungen, Rheuma, Schwerhörigkeit, Hüftoperationen, schwerster Osteoporose, Blindheit usw. Ich wurde erinnert, dass es auch im westlichen Kulturkreis möglich ist, Alter in den Dimensionen von Erfahrung, Weisheit, Stärke, Selbstbewusstsein, Authentizität zu beschreiben.

Alten- und Pflegeheime sind einerseits Orte von konzentrierter, spezialisierter (derzeit noch vorwiegend weiblicher) Fürsorgekompetenz, auf die sie stolz sein könnten im Sinne des großen gesellschaftlichen Engagements und Beitrags, der geleistet wird. Wenn sie sich des Weiteren in Orte verwandeln könnten, in denen alte Frauen, Männer, Transgender, Transsexuelle leben, die gebrechlich, bedürftig, vergesslich, dement, aber auch weise, authentisch, selbstbewusst, stark, spirituell und schön sein dürfen, so wäre das ein weiterer großer, gesellschaftlicher Fortschritt, ein Schritt näher zu einem ganzheitlichen Leben, das sich auch in Lebensfülle bis ans Lebensende beschreiben ließe.

Literatur

Backes, Gertrud/Amrhein, Ludwig/Wolfinger, Martina (2008): Gender in der Pflege Herausforderungen für die Politik, Bonn: Friedrich Ebert Stiftung

Beyer, Sigrid (2008): Frauen im Sterben Gender und Pallliative Care, Freiburg im Breisgau: Lambertus

Braun von, Christina/Stephan, Inge (2000): Gender Studien. Eine Einführung, Stuttgart, Weimar: Metzler

Breidenbach, Sonja (2000): Frauen gestalten soziale Arbeit. Soziale Arbeit zwischen geistiger Mütterlichkeit und Professionalität, Münster: Lit

Conradi, Elisabeth (2003): Vom Besonderen zum Allgemeinen. Zuwendung in der Pflege als Ausgangspunkt einer Ethik. In: Wiesemann, Claudia/Erichsen, Norbert/Behrendt, Heidrun/Biller-Adorno, Nikola/Frewer, Andreas (Hrsg.): Pflege und Ethik. Leitfaden für Wissenschaft und Praxis, Stuttgart: Kohlhammer

Heller, Andreas (2007): Palliative Versorgung und ihre Prinzipien. In: Heller, Andreas/Heimerl, Katharina/Husebø, Stein (Hrsg.): Wenn nichts mehr zu machen ist, ist noch viel zu tun. Wie alte Menschen würdig sterben können, Freiburg im Breisgau: Lambertus

Koch-Straube, Ursula (1997): Fremde Welt Pflegeheim. Eine ethnologische Studie, Bern: Huber

Kühne, Bärbel (2007): Ganz schön alt. Zum Bild des (weiblichen) Alters in der Werbung. Eine semiotische Betrachtung In: Pasero, Ursula/Backes, Gertud M./ Schroeter, Klaus R.: Altern in Gesellschaft Ageing-Diversity-Inclusion, Wiesbaden: VS Verlag

Maierhofer, Roberta (2007): Der gefährliche Aufbruch zum Selbst: Frauen, Altern und Identität in der amerkanischen Kultur. Eine anokritische Einführung In: Pasero, Ursula/Backes, Gertud M./Schroeter, Klaus R.: Altern in Gesellschaft Ageing-Diversity-Inclusio, Wiesbaden: VS Verlag

Lasch, Vera/Backes, Gertrud M. (2006): Geschlecht, Altern und Gesundheit: die Notwendigkeit der Verbindung von Fach- und Forschungsperspektiven. In: Zeitschrift für Frauenforschung und Geschlechterstudien, 2+3 (24), S. 3–14

Öberg, Peter/Tornstam, Lars (1999): Body images among men and women of different ages. Ageing and Society (19). S. 629–644

Quinn Ammicht, Regina (2002): Jung, schön und fit – Körperkult und Körperverachtung aus theologischer Perspektive. In: Bowald, Béatrice/Binnenkade, Alexandra/Büchel-Thalmaier, Sandra/Jakobs, Monika: KörperSinnE. Körper im Spannungsfeld von Diskurs und Erfahrung, Wettingen: eFeF-Verlag, S. 64–81

Merdinger, Joan M. (1996): Women, Death and Dying. In: Parry, Joan K./Ryan, Angela Shen (Hrsg.): A Cross-Cultural Look at Death, Dying, and Religion, Chicago: Nelson-Hall Publishers, S. 1–8

Nussbaum, Martha C. (2000): Konstruktion der Liebe, des Begehrens und der Fürsorge. Drei philosophische Aufsätze, Stuttgart: Reclam

Reitinger, Elisabeth/Heimerl, Katharina/Pleschberger, Sabine (2005): Leben und Sterben in der Frauenwelt Pflegeheim: Erste Blitzlichter auf graue Schatten? In: Koryphäe Medium für feministische Naturwissenschaft und Technik. Nur alt oder auch weise? Nr. 38 November, Wien

Rieder, Anita/Lohff, Brigitte (2004): Gender Medizin. Geschlechtsspezifische Aspeke für die klinische Praxis, Wien New York: Springer

Sevenhuijsen, Selma (1997): Feministische Überlegungen zum Thema Care und Staatsbürgerschaft. In: Braun, Helga/Jung, Dörte (Hrsg.): Globale Gerechtigkeit. Feministische Debatte zur Krise des Sozialstaats, Hamburg: Konkret Literatur Verlag, S. 74–95

Twigg, Julia (2004): The body, gender and age: Feminist insight in social gerontology. In: Journal of Aging Studies 18, Pergamon, Canterbury S.

Windisch, Ingrid (2008): Die Würde des Körpers ist antastbar. Master-Thesis zur Erlangung des akademischen Grades MAS, Alpen Adria Universität Klagenfurt IFF- Interkulturelle Fakultät für Forschung und Fortbildung Abteilung Palliative Care und OrganisationsEthik, Wien

Autorinnen und Autoren

Backes, Gertrud M., geb. 1955, Dr. phil., Habilitation (Venia Legendi Soziologie), Diplom-Soziologin und Alter(n)swissenschaftlerin, Universitätsprofessorin, Lehrstuhl Altern und Gesellschaft und Direktorin des gleichnamigen Forschungszentrums (ZAG) der Hochschule Vechta – Universität, Sprecherin und Mitgründerin der Sektion „Alter(n) und Gesellschaft“ der DGS.
gertrud.backes@uni-vechta.de

Beyer, Sigrid, Dr.in Mag.a; Soziologin; Pädagogin; Projektmanagement; Genderexpertin, Freie Mitarbeiterin der IFF – Fakultät für Interdisziplinäre Forschung und Fortbildung der Alpen Adria Universität Klagenfurt– Palliative Care und OrganisationsEthik; Projektleiterin und wissenschaftliche Mitarbeiterin im Dachverband Hospiz Österreich.
sigrid.beyer@hospiz.at

Eisl, Christof, S. MMag. MAS, Sozialmanager, Theologe, Werkerzieher, Geschäftsführer der Hospiz-Bewegung Salzburg, Vorstandsmitglied im Dachverband Hospiz Österreich, Lehrender am Ausbildungszentrum der Caritas für Sozialbetreuungsberufe.
geschaeftsfuehrung@hospiz-sbg.at

Feichtner, Angelika, MAS (Palliative Care), Krankenpflege-Diplom 1975, Ausbildung in Palliative Care an der International School of Cancer Care in Oxford, Lehrtätigkeit im Bereich von Hospiz und Palliative Care, Pflegedienstleitung des Sozialen Kompetenzzentrums in Rum.
angelika.feichtner@gmx.net

Gröning, Katharina, Dr. phil., Professorin für pädagogische Beratung an der Universität Bielefeld. Forschung zur häuslichen Pflege, zur Beratung, Supervision und Geschlechterforschung.
katharina.groening@t-online.de

Hamm, Christian, Dipl.-Ing., geb. 1962, von Beruf Architekt und Initiator von kulturellen und sozialen Projekten, Mitbegründer von Village e. V. und verantwortlicher Vertreter des Vereins Village e. V. als Kooperationspartner in der Umsetzung der Village-Pflegeetage.
www.village-ev.de, www.hamm-architektur.de

Heimerl, Katharina, Dr.[in], MPH, Medizinerin, Gesundheitswissenschaftlerin, ao. Univ. Prof.[in] an der Abteilung Palliative Care und OrganisationsEthik der IFF. Lehrt, forscht, publiziert und ist als Organisationsberaterin im Bereich Umsetzung und Evaluierung von Palliative Care tätig.
katharina.heimerl@uni-klu.ac.at

Heller, Birgit, Prof. Dr. theol., Dr. phil. habil.: studierte Philosophie, Theologie, Altorientalistik und Indologie. Professorin am Institut für Religionswissenschaft der Universität Wien; Konsulentin und Lehrbeauftragte der Abt. Palliative Care und OrganisationsEthik, IFF-Fakultät der Universität Klagenfurt, Graz, Wien.
birgit.heller@univie.ac.at

Höfler, Anne-Elisabeth, Mag.[a], Historikerin mit sozialwissenschaftlichem Zugang; Forschungsschwerpunkt: Leiten in Institutionalisierungsprozessen am Beispiel der Hospizbewegung; Arbeitsschwerpunkte: Selbständige (Organisations-) Beratung in Veränderungsprozessen (nationale und transnationale Projekte); Trainings in Qualifizierungslehrgängen für Führungskräfte im Gesundheits- und Sozialbereich.
office@aehoefler.at

Hofmann, Rebekkka, geb. 1955, Tanzpädagogik M. Mahler, Bern CH; Tanz- und Bewegungstherapie A. Halprin, San Francisco USA; Esalen Massage „The Center", Zürich CH; Psychoenergie „Snow Lion School of Healingart" R. Steiner, Trimurti FR; 2002–2005 Lehrbeauftragte „Arts of Touch" R. Swartley, Paris FR; seit 2006 Lehrbeauftragte „Massage Academy" Paris FR, Fortbildung in Palliativpflege, Caritas-Akademie für Gesundheits- und Sozi-

alberufe, Freiburg, D; In meiner Arbeit geht es mir darum, Lebensräume zu schaffen, in denen sich die Menschen verbunden und berührt fühlen.
rebekka.hofmann@t-online.de

Kooij, Cora van der, Dr., Pflegefachfrau, Expertin für die Versorgung von Menschen mit Demenz und Langzeitpflege. Historikerin, Autorin, Urheberin des mäeutischen Pflege- und Betreuungsmodells, Leiterin der Akademie für Mäeutik, inhaltlich und didaktisch Verantwortliche der IMOZ-Akademie für Mäeutik Deutschland und des IMOZ-Vereins Österreich und Vorstandsmitglied des Niederländischen IMOZ.
coravanderkooij@tip.nl und www.akademiefuermaeeutik.eu.

Langehennig, Manfred, Prof. Dr., lehrt und forscht am Fachbereich „Soziale Arbeit und Gesundheit" der FH Frankfurt/Main. Aktuelle Arbeitsschwerpunkte: Interpretative Alternsforschung, Case Management, lebensweltliche Ethnografien.
langehennig@t-online.de

Lehner, Erich, Mag. Dr., Psychoanalytiker in freier Praxis, Männer- und Geschlechterforschung, Palliative Care, Konsulent an der IFF – Palliative Care und OrganisationsEthik, Wien.
erich.lehner@univie.ac.at

Pleschberger, Sabine, Dr.[in], MPH, Diplomkrankenschwester; Assistenzprofessorin an der Abteilung Palliative Care und OrganisationsEthik der Interdisziplinären Fakultät für Forschung und Fortbildung der Universität Klagenfurt in Wien. Forscht, lehrt und schreibt zu Themen der Hospizarbeit und Palliative Care sowie zu Fragen der Versorgung im Alter, sabine.pleschberger@uni-klu.ac.at

Reitinger, Elisabeth, MMag.[a] Dr.[in] ist Psychologin und Sozial- und Wirtschaftswissenschafterin. Sie arbeitet als Assistenzprofessorin an der IFF – Fakultät für interdisziplinäre Forschung und Fortbildung, Abteilung Palliative Care und OrganisationsEthik der Alpen-Adria Universität Klagenfurt.
elisabeth.reitinger@uni-klu.ac.at

Schnabl, Christa, ao. Univ.-Prof., Dr. theol., geboren 1964 in Niederösterreich, ist Sozialethikerin an der Katholisch-theologischen Fakultät der Uni Wien und seit 2007 Vizerektorin der Uni Wien. Ihre Forschungsschwerpunkte sind: Grundlagen politischer Ethik, Handlungstheorie Hannah Arendts, feministische Ethik und Care-Ethik. Die Habilitation „Gerecht sorgen. Grundlagen einer sozialethischen Theorie der Fürsorge" ist 2005 im Herder-Verlag erschienen.
christa.schnabl@univie.ac.at

Straschil, Lucia, Mag.[a], geboren 1973 in Steyr/Oberösterreich. Psychologin, Fachsozialbetreuerin Altenarbeit. Lehrtätigkeit/Referentin (Schwerpunkte: Palliative Care, Demenz, Ausbildung von Altenpflegekräften) seit 1998 Koordinatorin „aktivtreff- Erfahrungsaustausch für Menschen mit Demenz und deren Angehörige" pro mente OÖ seit 2006.
l.straschil@gmx.at

Trauner, Wolfgang, Mag. Psychologe, Gerontologe, Coach und Supervisor; Lehrtätigkeit an verschiedenen Ausbildungseinrichtungen des Gesundheits- und Sozialbereichs. Arbeitsschwerpunkte: Gender, Migration, Alter, Handicap, psychische Störungen, Organisations- und Personalentwicklung.

Traunsteiner, Bärbel, Mag.[a], Politologin; Forschung, Beratung, Aus- und Fortbildung im Bereich Gender und Diversity (Management); Mitarbeiterin des Vereins EfEU mit dem Schwerpunkt gender- und diversitysensible Pädagogik und Bildung(sorganisationen) (www.efeu.or.at).
baerbel.traunsteiner@reflex.at

Walser, Angelika, Dr. theol; Studium der katholischen Theologie und Germanistik in Würzburg und München. Dissertation zu Schuld und Schuldbewältigung in der Wendeliteratur – ein Dialogversuch zwischen Theologie und Literatur. Ethik-Koordinatorin des EU-Netzwerks „Geneskin". Religionslehrerin, Erwachsenenbildnerin, Publizistin und Journalistin. APART-Stipendiatin der Österreichischen Akademie der Wissenschaft mit dem Forschungsschwerpunkt „Gender und Bioethik" am Institut für Moraltheologie der Universität

Wien (Habilitationsprojekt). Thema: „Die Autonomie von Frauen in bioethischen Konfliktfeldern als Anfrage an die Moraltheologie“.
angelika.walser@univie.ac.at

Wegleitner, Klaus, Mag., Studium der Soziologie, Wissenschaftsforschung, Philosophie, Politikwissenschaft und Sozialpädagogik in Graz und Wien. Dissertant am Institut für Soziologie in Wien. Wissenschaftlicher Mitarbeiter und Lehrbeauftragter an der IFF, Abteilung Palliative Care und OrganisationsEthik. Arbeitsschwerpunkte: Versorgungsforschung, Implementierung der Palliative Care in Regionen und Organisationen, Organisationsentwicklung im Sozial- und Gesundheitsbereich, Medizin- und Gesundheitssoziologie.
klaus.wegleitner@uni-klu.ac.at

Wenzel, Claudia, Mag.[a] phil., Klinische- und Gesundheitspsychologin sowie Craniosacrale Osteopathin in freier Praxis. Sie ist als wissenschaftliche Mitarbeiterin an der Abteilung für Palliative Care und OrganisationsEthik an der Fakultät für Interdisziplinäre Forschung und Fortbildung der Alpen-Adria-Universität Klagenfurt in Wien tätig.
claudia.wenzel@uni-klu.ac.at

Windisch, Ingrid, Dr.[in], Hausärztin, MAS Palliative Care, Referentin im Bereich Altenpflege, langjährige Mitarbeit in einer Familienberatungsstelle mit Schwerpunkt Frauengesundheit und Jugendberatung.
ingrid.windisch@brennercom.net

Wolfinger, Martina, geb. 1973, Diplom-Sozialgerontologin, wissenschaftliche Mitarbeiterin am Lehrstuhl „Altern und Gesellschaft“ und am gleichnamigen Forschungszentrum (ZAG) der Hochschule Vechta – Universität. Davor Tätigkeit als Gerontologin in der ambulanten und stationären Altenhilfe und Demenzberatung.
martina.wolfinger@uni-vechta.de

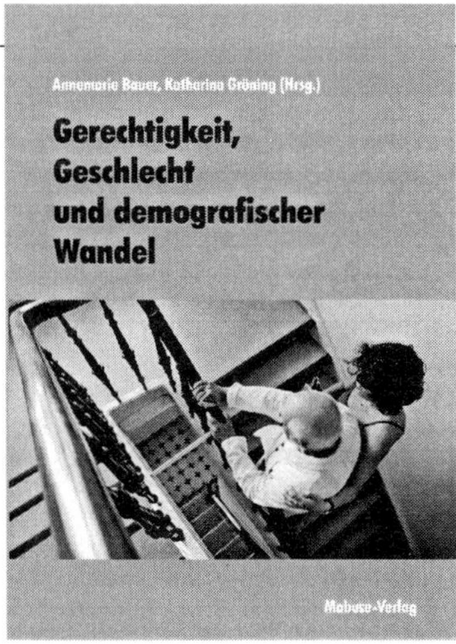
Annemarie Bauer, Katharina Gröning (Hrsg.)
Gerechtigkeit, Geschlecht und demografischer Wandel
Mabuse-Verlag